山东第一医科大学第一附属医院医联体疼痛诊疗丛书
总主编　刘方铭

四肢关节疼痛典型病例

主　编　王　颖　陈明芬　张允旭　杨希重

上海科学技术文献出版社
Shanghai Scientific and Technological Literature Press

图书在版编目（CIP）数据

四肢关节疼痛典型病例 / 王颖等主编 . -- 上海：
上海科学技术文献出版社，2022.3
ISBN 978-7-5439-8517-9

Ⅰ . ①四… Ⅱ . ①王… Ⅲ . ①关节疾病—疼痛—病案
Ⅳ . ① R684

中国版本图书馆 CIP 数据核字（2022）第 026916 号

策划编辑：张　树
责任编辑：应丽春
封面设计：李　楠

四肢关节疼痛典型病例
SIZHI GUANJIE TENGTONG DIANXING BINGLI
主　　编　王　颖　陈明芬　张允旭　杨希重
出版发行　上海科学技术文献出版社
地　　址：上海市长乐路 746 号
邮政编码：200040
经　　销：全国新华书店
印　　刷：朗翔印刷（天津）有限公司
开　　本：787mm×1092mm　1/16
印　　张：17.25
版　　次：2022 年 3 月第 1 版　2022 年 3 月第 1 次印刷
书　　号：ISBN 978-7-5439-8517-9
定　　价：158.00 元
http://www.sstlp.com

山东第一医科大学第一附属医院
医联体疼痛诊疗丛书

总主编
刘方铭

《四肢关节疼痛典型病例》

编委会

主　编
王　颖　　陈明芬　　张允旭　　杨希重

副主编
徐　凯　　王树兵　　任成强　　彭　昕　　赵雪莲

编　委

（按姓氏笔画排序）

于胜文	王　静	王玉静	王雅妹	方建腾
卢梓沛	庄作全	刘庆段	刘志娴	刘秋霞
刘璐璐	孙　华	苏　悦	李向梅	李旭晨
李振秀	吴　梦	吴滨滨	张　兰	张　弟
张茂全	张金锋	季翠杰	柳丽娟	秦军丽
耿的玉	贾　勇	栾晓丽	麻　洁	隋乾坤
董志伟	谢汶姗	管恩超	潘丕春	戴云燕

主编简介

第一主编简介

王颖，副主任医师，骨科硕士研究生，就职于青岛市中医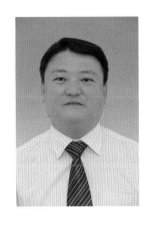
院关节外科。兼任山东省医师协会针刀专业委员会副主任委员、
山东省中医药学会针刀专业委员会委员、中华中医药学会针刀
专业委员会委员。

2009年荣获"四方区十大杰出青年"称号；2009年荣获
"山东省卫生厅援川先进工作者"称号；荣获2010年、2011年、
2012年、2013年、2014年"青岛大学优秀教师"称号；2011
荣获青岛市政府"青岛市先进工作者"称号；2013年荣获青
岛大学医学院教学中文教学授课比赛一等奖；2014年荣获青
岛大学医学院教学英文教学授课比赛一等奖；2017年荣获青岛市传统医学达人称号（针
刀专业）。

近年来先后主持或参与市级科研课题5项，已完成4项，获青岛市科技进步奖3项；
山东省中医药科学技术奖二等奖1项。主编或合作出版规划教材、学术专著3部（套），
公开发表学术论文10余篇。

从事医学教学、科研和临床工作20余年，长期从事骨外科临床工作，擅长运用
中医微创小针刀技术治疗腰腿痛、颈肩痛、肩周炎、腱鞘炎、跟痛症、早期膝关节炎、
早中期股骨头坏死、关节畸形矫正等疾患，疗效显著，受到患者欢迎。长期开展关节
外科的科研临床工作等研究。

第二主编简介

陈明芬，本科，副主任护师。1984年毕业一直从事临床护理工作，曾在骨科、门诊导医等科室任护士长，熟练掌握骨科常见病护理及危重患者的急救，具有丰富科室管理经验。现在青岛市海慈医疗集团护理部负责护理质控，是青岛市护理学会护理质量管理专业委员会委员，多年来发表核心期刊论文多篇，参与出书2部，曾多次获青岛市海慈医疗集团先进，并获青岛市"三八"红旗手。

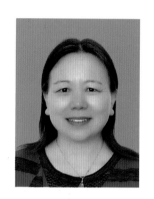

第三主编简介

张允旭，主治医师，就职于青岛市海慈医院针推康复科。兼任山东省康复医学会会员，山东省康复医学会运动康复分会委员，国际姿势运动科学会认证会员。从事康复工作多年，在神经康复、骨科康复及心肺康复方面经验丰富。

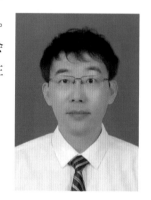

第四主编简介

杨希重，山东大学医学博士，主任医师，青岛市海慈医疗集团骨伤诊疗中心主任、脊柱外科主任。兼任中国中西医结合学会委员，山东省老年医学会脊柱微创学组副组长，山东省老年医学会骨质疏松学组常务委员，山东省康复医学会腰腿痛学组委员，青岛市数字医学会副主任委员，青岛市医学会脊柱外科学会委员，青岛市医学会骨科感染学组委员。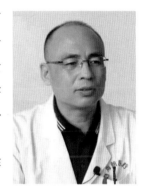

发表SCI文章第一作者3篇，核心期刊10余篇，参编著作5部，获得科技发明专利3项。荣获青岛市即墨区科技拔尖人才第十三及十五批科技拔尖人才。

擅长脊柱外科疾病的诊断及微创治疗，特别是开展椎间孔镜技术，显微镜下微创通道技术及微创通道减压技术治疗腰椎间盘突出、腰椎椎管狭窄、腰椎滑脱、腰椎侧弯，微创手术量在整个青岛脊柱外科界名列前茅。从事脊柱外科20余年，每年完成脊柱微创手术500余台，完成门诊量一万多人次。

序

　　临床医学是一种将医学理论和临床实践相结合的科学。我们大多是通过阅读和学习前人总结的医学原理来指导临床诊疗工作的，但是我们所阅读的书籍，其与疾病相关的阐述，多由疾病的共性而来的。但是在不断的临床实践中，我们发现在同一疾病的不同患者，临床多存在着很大的个性差异，甚至部分临床表现与医学理论所描述的大相径庭。虽然随着医疗相关技术的不断完善，许多疑难杂症都已被解决，但医学理论和临床带来的差异，仍给医务工作者的日常医疗工作带来了很大的困难和挑战。随着生活节奏的加快，人们生活方式和理念的改变，疼痛类疾病在疾病谱中的位置也日益重要，医学科学的发展，使这一类疾病的种类也大大增加，由于缺乏对该类疾病的认识，给临床的诊断和治疗造成了一定难度。

　　《四肢关节疼痛典型病例》采用病案荟萃的方式，将导致四肢疼痛的常见内外科疾病的典型病例进行汇总，供基层的临床医师参考。书中对典型病案的临床表现、诊断经过和治疗有着较为详尽的阐述，结合图文，能更好地模拟真实的医学诊疗过程，可以通过这种形式，拉近读者医学理论和临床实践的距离。同时本书中也提供了医学相对少见疾病的病案，在普通的工具书中一般较少提及，能对开拓基层医务工作者的诊疗思路有所裨益。

　　针刀作为一种新型的技术，近年来在临床得到了较为广泛的应用。针刀技术结合了现代医学和传统医学的优点，其治疗过程简单、受环境限制小、切口不用缝合、创伤小、不易引起感染，对于基层医院外治疗法的展开是一个很好的选择。针刀治疗虽是新型的技术，但内容庞杂，希望此书中和针刀治疗有关的病案，可以作为一扇窗户，让更多的医务工作者认识到这项技术的优点，进一步推广针刀治疗，增加针刀治疗的适应证。

　　一种理论，一种技术，或是一本书都不是完美的，希望本书成为一个契机，可以与广大杏林同道学习交流，更好地为患者缓解病痛。

编　者

2021 年 8 月

前　言

　　疼痛与疾病是密切相关的，1995 年世界疼痛学会就曾将疼痛列为除体温、心率、血压、呼吸之外的第五大体征。四肢关节疼痛作为疼痛类疾病常见的表现之一，相关的疾病涵盖了风湿免疫、骨伤等多学科的范畴，其治疗和诊断的手段殊异，与患者预后也密切相关，因此提高对疼痛类疾病的认识，对于相关疾病的诊治有着重要的意义。

　　针刀是新兴的治疗方法，本质为一种闭合性松解术，介于手术方法和非手术疗法之间。针刀的理论基础是建立在中医针灸理论、经络学说和西医的外科学理论上的，而小针刀是针刺疗法的针和手术疗法的刀融为一体产生的、具有双重作用的新治疗器械。从传统医学的角度，针刀的治疗可以疏通静脉，调理气血，破瘀导滞，使机体"通则不痛"，达到镇痛、解痉的作用。从现代医学的角度，针刀可以松解人体局部肌肉、骨骼、韧带、关节的粘连和挛缩；对病变处进行轻松的切割，以达到止痛祛病的目的。

　　本书汇集了医联体在日常诊疗过程中较为典型的医案，着重介绍了类风湿关节炎、强直性脊柱炎、骨关节炎、痛风性关节炎、感染性关节炎等风湿免疫科常见的四肢疼痛疾病；以及双膝关节半月板损伤、前交叉韧带断裂、踇外翻、腕管综合征等外科疾病。在记录病案的同时，本书对疾病的病因、治疗、转归、预后等，进行了较为详尽的分析，结合图文和现代医学研究的最新进展，可以使读者对该类疾病有更直观的认识。本书中有 8 则病案是以"针刀"为治疗方法的，希望典型病案有助于临床医师扩展临床思维，推广针刀治疗的应用。

　　本书内容丰富，贴近临床，集诊断、治疗、分析为一炉，阐述详尽，图文并茂。希望能对从事疼痛科以及医联体的同道有所帮助，对疼痛科的发展，以及针刀技术的推广起到积极作用，为广大的患者带来福音。

编　者

2021 年 8 月

目　录

病例 1 　靶向针刀松解髌下脂肪垫挤夹征

一、一般资料

患者张某，男性，72 岁。

主诉：双膝疼痛，行走困难 3 年余。

现病史：患者 3 年前无明显诱因出现双膝疼痛，进行性加重，行走困难，下楼时尤为明显，在当地医院行双膝正侧位片示"双膝关节退行性变，内侧关节间隙变窄"，建议关节置换，患者拒绝，行膏药外敷、关节腔玻璃酸钠注射治疗，症状无明显缓解，为求治疗，今来诊，门诊以"双膝关节退行性变伴髌下脂肪垫挤夹征"收入院。患者食欲正常，睡眠可，大小便无异常。

流行病学史：否认乙肝接触史，否认脑炎、结核等传染病接触史，否认不洁饮食及注射史，否认输血史，否认疫区疫水接触史。

既往史：否认高血压、糖尿病、冠心病病史，否认药物、食物过敏史，否认重大外伤史，预防接种史随当地。

个人史、婚育史、家族史：生于当地，无长期外地旅居史，无吸烟饮酒史。适龄结婚，育有 1 子，其配偶及子均体健。父母双亡。否认有家族疾病史及遗传性疾病史。

二、体格检查

T：36.5℃，P：78 次 / 分，R：17 次 / 分，BP：126/76mmHg。患者老年男性，发育正常，营养良好，神智清晰，语言流利，自主体位，跛行步态，步入病房，查体合作，对答切题，全身皮肤及黏膜无黄染，全身表浅淋巴结未触及肿大。头颅五官无畸形，眼睑无水肿、下垂，巩膜无黄染，双侧瞳孔等大等圆，对光反射灵敏，耳郭无畸形，外耳道通畅，无分泌物，鼻外观无畸形，鼻唇沟存在，对称。口唇无发绀，口角不歪，伸舌居中。双侧颈静脉无怒张，气管居中，甲状腺无肿大、未闻及血管杂音。胸廓对称无畸形，双侧呼吸运动对称，双肺叩诊清音；双肺呼吸音清，未闻及干、湿啰音。心前区无异常隆起或凹陷，心界不大，心率 78 次 / 分，律齐，心音有力，各瓣膜区未闻及病理性杂音，脉搏规整，无水冲脉、枪击音、毛细血管搏动征。腹部平坦、无腹壁静脉曲张，未见肠胃型蠕动波，腹部见手术瘢痕。腹软，无压痛及反跳痛，无腹肌紧张。肝颈静脉回流征阴性。脾脏未触及，未触及腹部肿块，麦氏点无压痛及反跳痛，墨菲征（－），肝浊音界正常，肝肾无明显叩击痛，腹部叩诊清音，移动性浊音（－），肠鸣音正常，4～5次/分，无气过水声，振水音阴性，未闻及血管杂音，肛门及外生殖器未见异常。双侧肱二、三头肌腱反射正常，双侧巴宾斯基征、克尼格氏征均阴性。

三、专科检查

跛行步态，双膝内翻畸形，双膝稍有肿胀，右膝外侧关节间隙有压痛，左膝霍法氏试验（＋），右膝霍法氏试验（＋＋），浮髌试验阴性，髌骨研磨试验阴性，伸膝抗阻试验阴性，肢端血运感觉正常。

四、辅助检查

1. 双膝关节正侧位片 双膝关节退行性变，内侧关节间隙变窄（2018年10月23日）。

2. 膝关节磁共振 T_1W_1 及 T_2W_1 序列见广泛性斑片状、条片状低信号，T_2W_1 抑脂为广泛性斑片状、条片状高信号，边缘模糊（2018年11月7日）。

3. 其他 心电图、实验室等相关化验检查均无明显异常。

五、初步诊断

1. 双膝关节退行性变。
2. 双膝髌下脂肪垫挤夹征。

六、诊断依据

1. 病史 患者老年男性，双膝疼痛3年，呈进行性加重，行走困难。

2. 查体 跛行步态，双膝内翻畸形，双膝稍有肿胀，右膝外侧关节间隙有压痛，左膝霍法氏试验（＋），右膝霍法氏试验（＋＋），双膝关节骨摩擦音（＋）。

3. 辅助检查 双膝关节正侧位片：双膝关节退行性变，内侧关节间隙变窄。膝关节磁共振：T_1W_1 及 T_2W_1 序列见广泛性斑片状、条片状低信号，T_2W_1 抑脂为广泛性斑片状、条片状高信号，边缘模糊。

患者老年男性，关节症状持续时间超过6个月，关节骨摩擦音阳性，查体阳性，影像学显示退行性变，双膝关节退行性变诊断较为明确。

七、鉴别诊断

1. 半月板损伤 膝关节有外伤史，膝关节疼痛，弹响，绞锁。半月板损伤处关节间隙有压痛。Mc-Murray试验阳性。超声检查、MRI检查、关节镜检查可检查半月板病变。

2．髌骨软骨软化　有长期慢性劳损史，如膝关节长期半屈曲位运动或活动。膝关节疼痛以半屈曲位，上下楼时加重。压痛点在髌骨周围，以髌骨内侧缘为多，髌骨下有摩擦音或捻发感。抗阻力实验阳性，X线显示髌骨关节面硬化、粗糙、囊样变、骨质增生。

3．股骨髁剥脱性骨软骨炎　膝关节疼痛，绞锁，膝关节半屈曲位疼痛加重，髌骨下方、髌腱及其两侧无压痛，X线片检查、CT检查及关节镜检查可以鉴别。

八、诊疗经过

入院后第1天及时完善相关辅助检查，排除治疗禁忌。第1天，患者签署针刀治疗知情同意书后，在局麻下行右髌下脂肪垫挤夹征针刀松解术，手术顺利，无出血，术后创可贴外敷，行膝关节被动屈伸数次。患者术后第3天出院。患者相关影像资料见病例1图1至病例1图5。

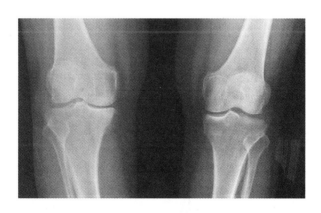

病例1图1　双膝正位片

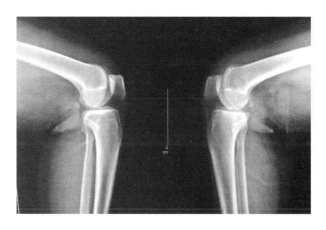

病例1图2　双膝侧位片

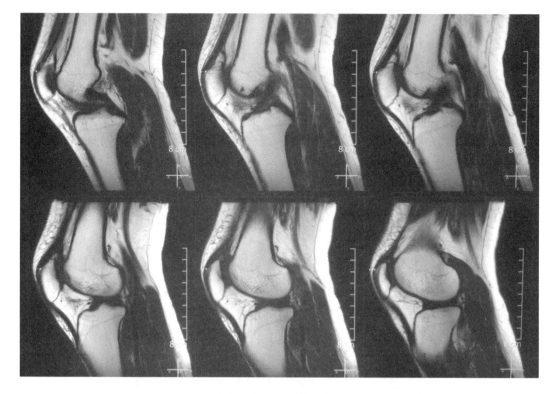

病例 1 图 3   双膝磁共振

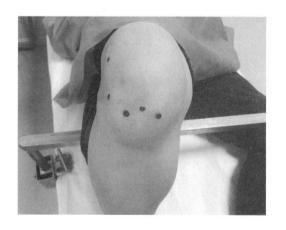

病例 1 图 4   治疗前确定治疗点

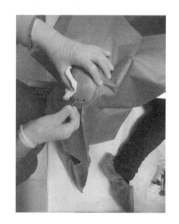

病例 1 图 5   针刀治疗

治疗方法：患者取仰卧位，患膝抬高屈曲 90°用我院自行设计可调式膝关节治疗固定器（病例 1 图 6）固定，治疗点区域皮肤行骨外科手术常规消毒，手术者及助手穿戴无菌衣帽、口罩、手套，铺无菌洞巾，使治疗点正对洞巾中间。用预先配置 2%利多卡因注射液混悬液 5ml＋生理盐水 3ml 共计 8ml，逐步浸润麻醉注入，其中 4ml 注入髌间窝内，髌韧带下脂肪垫上缘及下缘各注入 2ml，等待 2 分钟后，使用汉章 I

型针刀。治疗点：髌韧带两侧突起压痛明显处；定向：刀口线方向与髌韧带纵轴平行，针刀刺进皮肤，通过皮下脂肪组织，针刀进入髁间窝，先行髁间窝处粘连松解，再将针刀后退，使刀锋与髌韧带平面平行，到达髌韧带和脂肪垫之间，使用通透剥离法，先在脂肪垫的正中线上，由上而下扇形纵行切开剥离脂肪垫3～4刀，再将刀锋提至脂肪垫两侧游离缘，行粘连松解，出针，按压针孔止血，再于髌韧带对侧重复上述手法。术毕，无菌敷料覆盖针刀口，手法按摩松解后固定。

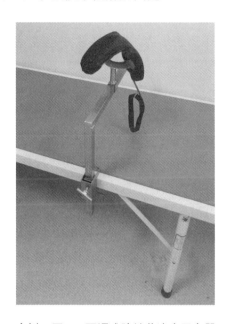

病例1图6 可调式膝关节治疗固定器

随访：患者出院后分别于3个月、6个月随访，通过视觉模拟量表（VAS）评估疼痛及膝关节活动度测量，均达到满意效果。

九、最后诊断

1. 双膝关节退行性变。
2. 双膝髌下脂肪垫挤夹征。

十、相关知识

髌下脂肪垫挤夹征，也称为髌下脂肪垫损伤、hoffa's病，是由①急性损伤：主要是活动时外伤、摔倒、跌倒等；②慢性劳损：随年龄增长，股四头肌力量减弱，脂肪垫移动度下降，脂肪垫受到股胫关节面反复夹挤则造成慢性劳损，久而久之造成膝部动力平衡失调；③关节炎症：如滑膜炎、半月板撕裂；④膝关节畸形：先天性膝反张畸形导致纤维变；⑤膝关节退行性变：导致无菌性炎症，引起髌下脂肪垫增生、水肿，与周围组织粘连，脂肪垫在胫股关节前方或髌股关节下方的挤夹和撞击下出现一系列症状。

临床表现及其特征：膝前疼痛、弹响、膝无力，下楼时尤为明显。体征为伸膝或膝过伸时髌韧带两侧（膝眼）饱满、隆起，压痛明显，屈膝 45° 后压痛减轻或消失，霍法氏试验（+）。此病临床常见，多发于老年人，女性为主。但在实际临床中，医师对此病认识不足，加之本病缺乏特异性影像学表现，容易误诊为膝关节骨性关节炎，而导致治疗不及时，病情加重，严重影响患者生活质量。

治疗方法：目前治疗髌下脂肪垫挤夹征方法较多，主要有针灸、小针刀、按摩、推拿、药物治疗、手术、综合治疗。

我们使用靶向针刀松解髌下脂肪垫挤夹征，有效避免传统针刀治疗多经髌韧带垂直进针，损伤髌韧带，造成不同程度医源性损伤，造成髌韧带生理功能的缺陷。而且根据髌下脂肪垫生理解剖及病理特点，靶向针刀松解，做到精准定位，除常规松解髌韧带与髌下脂肪垫之间粘连外，同时进行髌下脂肪垫起点、止点及两侧游离缘松解，做到松解彻底，最大限度消除或改善脂肪组织水肿、与周围组织粘连、钙化、挛缩、缺血等病理变化，从而加快循环、促进代谢、使炎症消失。不仅可以解除膝关节疼痛，而且能明显改善膝关节功能活动，有效地阻止疾病的发展变化，减少复发概率，改善患者生活质量。

参考文献

[1] 泰勒，科尼格，韦伯，等 . 膝关节创伤及疾病的 MRI 图谱 . 北京：中国协和医科大学出版社，2005

[2]Sivrioglu AK, Ozyurek S, Incedayi M, et al.A rarely diagnosed cause of anterior knee pain:Hoffa's disease.Bmj Case Rep, 2013, 2013（apr23 1）：624-628

[3] 国家中医药管理局 . 中医病证诊断疗效标准 . 南京：南京大学出版社，1994：197-198

[4] 李积明，王向日，谢建华，等 . 髌下脂肪垫损伤的 MRI 诊断价值 . 湘南学院学报：医学版，2012，14（3）：46-48

[5] 南登昆，缪鸿石 . 康复医学 . 北京：人民卫生出版社，1993：159-211

[6] 国家中医药管理局 . 中医病证诊断疗效标准 . 南京：南京大学出版社，1994：197-198

[7] 朱汉章 . 针刀医学原理 . 北京：人民卫生出版社，2002：412-418

病例 **2** 小针刀治疗"幼儿扳机指术后复发"

一、一般资料

患儿信某，女，2岁。

主诉：右手拇指屈曲畸形术后3个月余，复发2个月余。

现病史：大约1年前家长发现患儿右手拇指屈曲畸形，在社区诊所行推拿治疗，效果欠佳。大约3个月前到某三甲医院小儿外科住院在全麻下行右手拇指狭窄性腱鞘炎腱鞘切开、粘连肌腱松解术，术后屈曲畸形纠正，但拇指屈伸有弹响，大约术后2周，右手拇指再次出现屈曲畸形。

既往史：否认冠心病、高血压病等重大疾病病史，否认肝炎、肺结核等传染病史，否认重大外伤、手术及输血史，否认药物及食物过敏史，预防接种史不详。

个人史、婚育史、家族史：出生于当地、无外地久居史，无不良嗜好，饮食无特殊嗜好。否认家族遗传病史。

二、体格检查

T：36.4℃，P：80次/分，R：17次/分，BP：110/80mmHg。患者幼儿女性，发育正常，营养中等，形体偏胖，神志清，精神可，查体合作。全身皮肤、黏膜无黄染，无出血点，皮肤色泽正常，弹性好，无蜘蛛痣，皮疹及皮下结节，浅表淋巴结未触及肿大。双眼睑无水肿下垂，眼结膜无充血水肿及出血点，眼球无突出震颤，巩膜无黄染，双瞳孔等大等圆，对光反射正常存在。耳郭无畸形，各鼻窦无压痛。唇无发绀，口腔黏膜无溃疡，牙龈无出血，腭垂居中，咽无充血。颈两侧对称，无抵抗，无颈静脉怒张及颈动脉搏动，气管居中，甲状腺无肿大，胸廓对称无畸形，胸骨无压痛。两侧呼吸动度正常，语颤一致，无胸膜摩擦感，双肺叩音清。肺下界大致相同、呼吸音清，未闻及干湿性啰音及胸膜摩擦音。心前区无局限性隆起，心尖冲动不明显，无抬举性波动，未触及震颤及心包摩擦感，心浊音界无扩大，心率80次/分，律齐，各瓣膜听诊区未闻及病理性杂音。腹平软，无腹壁静脉曲张及胃肠型，无压痛及反跳痛。未触及包块，肝脾肋下未及，肝脾区无叩击痛，肝浊音界无扩大，无移动性浊音，肠鸣音正常，双肾区无叩痛，二阴未查。

三、专科检查

右手大小及皮肤未见明显异常，右手拇指末节指间关节屈曲畸形，不能伸直，主动活动和被动活动均受限，右拇指掌指关节掌侧可触及一黄豆大小的痛性结节，压痛（+），质韧，表面光滑，活动度可，皮温正常，右手拇指皮肤无感觉功能障碍，末梢血运良好。

四、辅助检查

1. 右手正斜位示　右手骨质未见明显异常（2019年2月5日，我院）。

2. 右手拇指B超示　右手拇指掌指关节掌侧可见直径8mm腱鞘结节，包膜完整，中央拇指屈指肌腱通过受压，呈"8"字形，肌腱最细处直径0.8mm，屈伸拇指，未见拇指屈指肌腱在腱鞘内滑动（2019年2月7日，我院）。

3. 其他　心电图、化验检查均无明显异常。

五、初步诊断

1. 扳机指（右手拇指，3期）。

2. 右拇指屈肌腱挛缩。

六、诊断依据

1. 病史　右手拇指屈曲畸形1年。大约3个月前到某三甲医院小儿外科，在全麻下行右手拇指狭窄性腱鞘炎腱鞘切开、粘连肌腱松解术，术后2周，右手拇指再次出现屈曲畸形。

2. 查体　右手拇指指间关节屈曲畸形，不能伸直，主动活动和被动活动均受限，右拇指掌指关节掌侧可触及一黄豆大小的痛性结节，压痛（+），质韧，表面光滑。

3. 肌骨B超检查　右手拇指掌指关节掌侧可见直径8mm腱鞘结节，包膜完整，中央拇指屈指肌腱通过受压，呈"8"字形，肌腱最细处直径0.8mm，屈伸拇指，未见拇指屈指肌腱在腱鞘内滑动。

查体示患者右手拇指指间关节屈曲畸形，扳机指诊断较为明确，患者右手拇指不能主动伸直，被动伸直时有弹响，应属于扳机指畸形3期。

七、鉴别诊断

1. 指骨陈旧性骨折　患儿家长否认右手拇指有明显的外伤史，拍片检查未见明显骨折迹象。

2. 锤状指　多发于成年人，多有明显的外伤史，患指的伸指肌腱止点处断裂，多需要手术吻合断裂的肌腱。

3. 烧伤后瘢痕导致手指畸形　患者无烧伤病史。

八、诊疗经过

入院第 1 天行术前相关检查，第 2 天在局麻下行右拇指扳机指 V 型小针刀腱鞘切开＋粘连肌腱松解术，手术顺利，出血约 1ml，术后创可贴外敷，按压 20 分钟。患者术后口服抗生素 1 天预防感染，第 3 天出院。术前、术后右手拇指外观见病例 2 图 1，病例 2 图 2。

手术经过、术中发现的情况及处理：患者取平卧位，右上肢外展，右手术区常规消毒铺巾，取右手拇指掌指关节掌侧，0.5％利多卡因局部麻醉。取 4 号直径 1.0mm×50mm "V" 型小针刀，于硬结近端纵向切割剥离右手拇指掌指关节屈指肌腱腱鞘，边剥离，边让患儿屈伸拇指，直至右手拇指屈伸正常，无弹响，取出针刀，无菌纱布压迫止血。再次探查右手拇指屈伸正常，无弹响，检查右手拇指末梢血运良好，创可贴外敷针眼，压迫针眼 20 分钟，手术顺利，术中出血 1ml。术后患者安返病房。

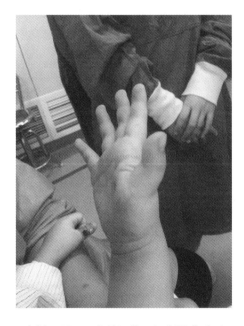
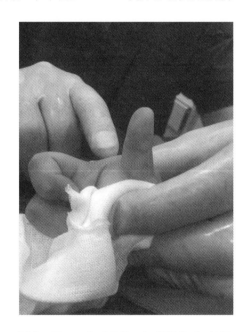

病例 2 图 1　术前图片：拇指屈曲畸形　　　病例 2 图 2　术后图片：拇指屈曲畸形纠正

术后首次病程记录：患儿信某，女，2 岁，因"右手拇指屈曲畸形术后 3 个月余，复发 2 个月余"收入院。入院诊断：扳机指（右手拇指，3 期）；右拇指屈肌腱挛缩。局麻下行右手拇指扳机指小针刀腱鞘切开＋粘连肌腱松解术，术后患者右手拇指屈曲畸形纠正，屈伸功能恢复正常，观察治疗 1 天，明日出院。

随访：患者出院后半年随访，述说右手拇指屈曲畸形纠正，屈伸功能恢复正常。

九、最后诊断

1. 扳机指（右手拇指，3期）。
2. 右拇指屈肌腱挛缩。

十、相关知识

小儿"弹响指"又称狭窄性腱鞘炎或扳机指。手部的肌腱就像刚好穿过针眼（称纤维环或腱鞘）的一束线，中间有点增粗时，每当结穿过针眼时就会发生磕绊。"弹响指"就是这个道理，是小儿常见的先天性畸形，由于屈指肌腱因不合理的摩擦或其他原因使近侧肌腱增粗或呈结节状，受腱鞘纤维软骨环病变的束窄，轻时使指屈伸时发出响声；严重时关节呈屈曲位，不能主动伸直，被动伸展时引起疼痛或弹响。

在掌骨头掌侧有一浅沟，与鞘环状韧带构成一狭窄坚硬的骨纤维管。在手指屈伸活动中，韧带与肌腱相互摩擦（隔着腱鞘），容易发生炎症、粘连和纤维增生，逐渐形成骨纤维管狭窄。另外，部分人群因先天发育的异常，该管就比较狭小，形成该病发病的基础。肌腱也因骨纤维管狭窄而摩擦，肌腱及腱鞘发生炎症反应，肌腱在修复过程中，体积逐渐增大，形成椭圆形的膨体。膨体通过狭窄的骨纤维管时，是"硬挤"过去，因此发出弹响声，故称之为弹响指。

弹响指的小儿一般出生时并不出现症状，常见于6个月至2岁才表现为手指屈曲不能伸直，好发部位在大拇指、第二、第三指的掌指关节处，可触及圆形隆起硬结，轻压痛，伸屈时有弹跳感，而指间关节呈固定屈曲状态，移动伸展时有弹响感。

根据多年医学专家的临床观察和治疗经验结果：由于先天性腱鞘狭窄不能自愈，日后易影响手和屈拇肌肉的发育，应尽早给予治疗。一般保守治疗效果不佳，手术效果好。开放手术宜做掌指关节掌侧横纹处横切口，将狭窄的腱鞘纵向切开，使膨大的肌腱可以通过，术中一定要将狭窄松解彻底，避免损伤血管神经，术后需加强功能锻炼，以免再次复发粘连。

本病例大约3个月前在全麻下行狭窄的腱鞘切开＋粘连肌腱松解术，术后再次发生粘连，屈曲畸形，弹性固定，二次手术，在局麻下采用4号直径1.0mm×50mm"Ⅴ"型小针刀行狭窄的腱鞘切开＋粘连肌腱松解术，术后屈曲畸形矫正，右手拇指屈伸恢复正常。

参考文献

[1] 项攀,张玲芝. 针刀疗法治疗狭窄性腱鞘炎疗效观察. 中医正骨,2014,26(5):31-32

[2]Tresley J, Subhawong TK, Singer AD, et al. Incidence of tendon entrapment and dislocation with calcaneus and pilon fractures on CT examination. Skeletal Radiol, 2016, 45（7）：977-988

病例 3　小针刀治疗膝关节髌骨外侧高压综合征

一、一般资料

患者王某，女性，73 岁。

主诉：右侧膝关节疼痛 1 年余，加重 1 周。

现病史：患者 1 年前无明显原因及诱因出现右侧膝关节疼痛，活动后加重，曾到外院多次就诊，行膝关节 X 线检查结果示：双膝关节退变，膝关节骨性关节炎。近 1 周出现下蹲困难，右膝屈曲活动受限，为求进一步诊治来我院就诊，门诊以"膝关节病（右）"收入院。患者自发病以来无发热，无胸痛、咯血，无明显胸闷、憋气，无腹痛、腹泻，饮食睡眠可，大便、小便正常。体重较前无明显变化。

既往史：无糖尿病，无高血压，无冠心病，无结核病史，无肝炎病史，无其他传染病史，预防接种史不详，无过敏药物及食物，无手术史，无重大外伤史，无输血史。

个人史、婚育史、家族史：生于山东省，否认疫区、疫情、疫水接触史，否认吸毒史，否认冶游史，否认吸烟、饮酒史。适龄结婚，育一子，配偶及子体健，否认家族遗传病史。

二、体格检查

T：36.9℃，P：90 次 / 分，R：20 次 / 分，BP：123/85mmHg。老年女性，发育正常，营养良好，神志清楚，精神正常。语言正常，表情自如，自主体位，正常面容，安静状态，查体合作。皮肤、黏膜颜色正常，皮肤弹性良，无皮下结节，无皮下出血，无肝掌蜘蛛痣，无皮疹，无水肿，无瘢痕，全身浅表淋巴结未触及肿大。头颅正常，无畸形，毛发分布均匀。眼睑正常，球结膜正常，巩膜无黄染，双侧瞳孔等大等圆，直径左：右约 3mm：3mm，对光反射正常。耳郭外观正常，外耳道无分泌物，乳突无压痛。鼻外观正常，鼻翼无煽动，鼻腔无分泌物，口唇红润，口腔黏膜正常，伸舌居中，咽部正常，咽反射正常，扁桃体无肥大，颈部抵抗无，气管居中，甲状腺未触及肿大，颈动脉搏动正常，颈静脉正常。胸廓对称，无畸形，无隆起，无塌陷，乳房无异常，肋间隙正常，无三凹征，呼吸动度两侧对称，节律规则。触诊无胸膜摩擦感，语音震颤有，叩诊清音，听诊双肺呼吸音清，无干湿性啰音。心前区无隆起，心尖冲动正常，心浊音界正常，心率 90 次 / 分，律齐，各瓣膜听诊区杂音未闻及病理性杂音。腹部平坦，呼吸运动正常，无肠胃型蠕动波，无局部隆起，全腹柔软，无压痛、无反跳痛，未触及腹部包块，肝脾肋下未触及，腹部叩诊鼓音，双肾区（无）叩痛，移动性浊音阴性，肠鸣音正常。肛门、直肠检查未查，外生殖器未查。双下肢无水肿。腹壁反射正常，膝腱反射正常，跟腱反射正常，巴宾斯基征阴性、脑膜刺激征无。

三、专科检查

脊柱无明显畸形，双下肢等长。右膝关节无明显肿胀，右膝关节间隙不明显，右髌骨外侧支持带走形压痛，髌骨轻度外倾。右浮髌试验（－），麦氏征阴性，右膝关节屈曲活动受限，双下肢伸、屈肌群肌力Ⅴ级。双侧膝腱反射正常，双侧跟腱反射正常。病理征未引出，双侧足背动脉搏动良好，双足末梢血运良好。

四、辅助检查

1. 右膝关节MRI 结果示：①右膝关节腔积液；②右侧膝关节内外侧半月板后角1～2级信号（我院）（病例3图1）。

2. 其他 心电图、化验检查均无明显异常。

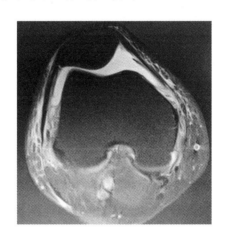

病例3图1 膝关节髌骨外侧高压

五、初步诊断

1. 右侧膝关节病。

2. 右膝关节髌骨外侧高压综合征。

六、诊断依据

1. 病史 右侧膝关节疼痛1年，活动后加重，近1周出现下蹲困难，右膝屈曲活动受限。

2．查体　右膝关节间隙不明显，右髌骨外侧支持带走形压痛，髌骨轻度外倾。右膝关节屈曲活动受限，双下肢伸、屈肌群肌力Ⅴ级。

3．辅助检查　右膝关节MRI结果示：①右膝关节腔积液；②右侧膝关节内外侧半月板后角1～2级信号。

患者关节症状呈持续性的前膝关节疼痛，关节受力时加重；查体示髌骨外侧缘或外侧支持带有局限压痛点，髌骨向外侧倾斜。诊断考虑为右膝关节髌骨外侧高压综合征。

七、鉴别诊断

1．膝关节游离体　患者有膝关节疼痛，膝关节交锁，屈曲活动受限，MRI可资鉴别。

2．膝关节半月板撕裂　患者可有明确的外伤病史，膝关节疼痛，膝关节交锁，屈曲活动受限，MRI可资鉴别。

八、诊疗经过

完善入院检查后，于2019年7月28日10：00在局麻下行右侧膝关节髌骨外侧高压综合征小针刀肌肉松解术。

手术经过、术中发现的情况及处理：患者取仰卧位，右膝关节屈曲45°位，于右股四头肌外侧头髌骨外缘处标记2个点，外侧支持带走形标记3个点，髂胫束股骨止点标记3个点，常规碘伏消毒3遍，1%利多卡因局麻。取4号小针刀逐一针刺松解，直至针感松弛，出针，无菌纱布按压止血。创口贴外敷。

术后首次病程记录：患者王某，女，73岁，因"右侧膝关节疼痛1年"入院，术前诊断：右侧膝关节病；右膝关节髌骨外侧高压综合征。

于2019年7月6日行髌骨外侧高压综合征小针刀肌肉松解术，术后患者诉右膝部疼痛减轻，饮食睡眠可，大小便正常。查体：神志清，精神可，心肺听诊未见异常。脊柱无明显畸形。双下肢等长。右膝关节无明显肿胀，右髌骨外侧支持带走形压痛较前减轻，髌骨轻度外倾。右浮髌试验（-），麦氏征阴性，右膝关节屈曲活动度较术前明显改善，双下肢伸、屈肌群肌力Ⅴ级。双侧膝腱反射正常，双侧跟腱反射正常；病理征未引出双侧足背动脉搏动良好，双足末梢血运良好。

随访：患者出院后2个月随访，述说右侧膝关节疼痛明显减轻，可下蹲，膝关节屈曲活动基本正常。

九、最后诊断

1. 右侧膝关节病。
2. 右膝关节髌骨外侧高压综合征。

十、相关知识

髌骨外侧高压综合征（lateral patellar compression syndrome，LPCS）是由于髌骨长期向外侧倾斜，外侧支持带适应性紧缩以及内外侧关节面长期应力不平衡而造成的一种以外侧髌股关节压力增高为病理表现的肌肉骨骼疾病。临床表现主要为髌股关节疼痛、髌骨轨迹异常及关节软骨损伤。目前，膝关节前疼痛的患病率达 8.5%～17.0%，且女性高于男性，LPCS 已经成为膝关节前疼痛的主要原因之一。

患者多有持续性膝关节前疼痛，尤其在髌股关节明显受力（如上下楼梯、蹲起和跑步）时更为明显，疼痛不能通过药物、物理治疗缓解，并且在膝关节活动时出现关节摩擦感，部分患者出现膝关节活动受限、膝关节僵硬等表现，也有患者表现为打软腿，这可能与股四头肌一过性的抑制有关。

LPCS 手术方法主要包括：外侧支持带松解术，外侧支持带松解术联合髂胫束旋转瓣修复术，外侧支持带延长术和髌骨外侧成形术等。目前认为 LPCS 手术适应证如下：①经过 3 个月规范的非手术治疗，如佩戴护膝和股四头肌肌肉力量训练，前膝疼痛的症状没有明显缓解；②术前检查提示髌骨外侧支持带缩紧；③影像学检查提示髌骨向外侧倾斜且 Q 角正常的患者可进行外侧支持带松解术，外侧支持带松解术联合髂胫束旋转瓣修复术或外侧支持带延长术，且术后可获得较好的手术疗效。当 LPCS 进展为骨关节炎后，可行髌骨外侧支持带松解或延长术联合髌骨外侧成形术。

综上所述，LPCS 手术治疗的方法很多，诸多研究已经证实髌骨外侧松解术（或联合髂胫束旋转瓣修复术）、髌骨外侧延长术、髌骨外侧成形术的有效性。从目前已有的研究来看，对于挛缩的外侧支持带及劳损的髌骨软骨进行干预可以有效缓解患者的症状，改善患者膝关节功能。目前关节镜下闭合松解具有操作精确、创伤小。

笔者认为各种原因所引起的髌股外侧关节支持带和（或）斜束支持带等软组织的紧张或挛缩，使髌骨内移活动度减少所致膝关节的疼痛不适皆可行针刀治疗。紧张挛缩范围越小，甚至（压痛点）局限于一点者效果越佳；对于那些病程较长、髌骨内外侧活动度皆明显减小，挛缩严重、广泛者，针刀力度有限，治疗效果较差，必要时手术松解。针刀通过切割针刺紧张、挛缩的外侧支持带和（或）斜束支持带等组织，减少其张力，增加髌骨的活动度，减少髌骨外移，从而恢复髌骨两侧软组织力量的平衡，解除在运动状态下髌股外侧关节的高压所致疼痛。治疗的机制主要是通过松解，解除过大张力，从而降低髌股外侧关节的高压。因此，可当即评定患者病痛是否解除。但也有相当部分患者对疼痛较为敏感，有时中途需局部麻醉方能完成治疗。在此特别提出，在外侧松解后，髌下脂肪垫炎所导致的外膝眼下楼时疼痛症状常常也会随之消失，一般无须再另行处理。需要指出的是：由于膝关节的解剖结构复杂且关节附属结构多，因而引起疼痛的原因也较多，治疗时首先应明确诊断，选好适应证，在以针刀作为主要治疗方法的基础上，还应该配合药物、理疗、按摩、休息等，才能取得最佳疗效。

参考文献

[1]Saper MG, Shneider DA.Diagnosis and treatment of lateral patellar compression syndrome. Arthrosc Tech, 2014, 3 (5): e633-e638

[2]Wu T, Tang S, Fei W.Treatment for lateral patellar impingement syndrome with arthroscopic lateral patelloplasty: a bidirectional cohort study. J Orthop Surg Res, 2017, 12 (1): 173-176

[3] 崔利华. 髌股疼痛综合征病因与治疗的研究进展. 中国骨伤, 2017, 30 (7): 680-684

[4]Oakes JL, Mccandless P, Selfe J.Exploration of the current evidence base for the incidence and prevalence of patellofemoral pain syndrome. Phys Ther Rev, 2009, 14 (6): 382-387

[5]Suganuma J, Mochizuki R, Sugiki T, et al.Reconstruction of the medial patellofemoral ligament using a synthetic graft with arthroscopic control of patellofemoral congruence. Arthroscopy, 2016, 32 (11): 2259-2268

[6] 黄灿, 刘振龙, 袁慧书. 髌骨外侧高压综合征的 MRI 表现与 T1ρ 序列对其诊断的意义. 中国 CT 和 MRI 杂志, 2015, 13 (6): 84-87

[7]Unal B, Hinckel BB, Sherman SL, et al.Comparison of lateral retinaculum release and lengthening in the treatment of patellofemoral disorders.Am J Orthop, 2017, 46 (5): 224-228

病例 **4** 小针刀治疗膝关节骨性关节炎伴鹅足肌腱炎

一、一般资料

患者王某，女性，63 岁。

主诉：左侧膝关节疼痛 2 个月余，加重 1 周。

现病史：患者 2 个月前无明显原因及诱因出现左侧膝关节疼痛，活动后加重，曾到外院多次就诊，行膝关节 X 线检查结果示：双膝关节退变，膝关节骨性关节炎。近 1 周出现膝前疼痛，为求进一步诊治来我院就诊，门诊以"膝关节病（左）"收入院。患者自发病以来无发热，无胸痛、咯血，无明显胸闷、憋气，无腹痛、腹泻，饮食睡眠可，大便、小便正常。体重较前无明显变化。

既往史：无糖尿病，无高血压，无冠心病，无结核病史，无肝炎病史，无其他传染病史，预防接种史不详，无过敏药物及食物，无手术史，无重大外伤史，无输血史。

个人史、婚育史、家族史：生于山东省，否认疫区、疫情、疫水接触史，否认吸毒史，否认冶游史，否认吸烟、饮酒史。适龄结婚，育一子，配偶及子体健。否认家族遗传病史。

二、体格检查

T：36.8℃，P：88 次 / 分，R：20 次 / 分，BP：130/85mmHg。老年女性，发育正常，营养良好，神志清楚，精神正常。语言正常，表情自如，自主体位，正常面容，安静状态，查体合作。皮肤、黏膜颜色正常，皮肤弹性良，无皮下结节，无皮下出血，无肝掌蜘蛛痣，无皮疹，无水肿，无瘢痕，全身浅表淋巴结未触及肿大。头颅正常，无畸形，毛发分布均匀，眼睑正常，球结膜正常，巩膜无黄染，双侧瞳孔等大等圆，直径左：右约 3mm ：3mm，对光反射正常。耳郭外观正常，外耳道无分泌物，乳突无压痛。鼻外观正常，鼻翼无煽动，鼻腔无分泌物，口唇红润，口腔黏膜正常，伸舌居中，咽部正常，咽反射正常，扁桃体无肥大，颈部抵抗无，气管居中，甲状腺未触及肿大，颈动脉搏动正常，颈静脉正常。胸廓对称，无畸形，无隆起，无塌陷，乳房无异常，肋间隙正常，无三凹征，呼吸动度两侧对称，节律规则。触诊无胸膜摩擦感，语音震颤有，叩诊清音，听诊双肺呼吸音清，无干湿性啰音。心前区无隆起，心尖冲动正常，心浊音界正常，心率 90 次 / 分，律齐，各瓣膜听诊区杂音未闻及病理性杂音。腹部平坦，呼吸运动正常，无肠胃型蠕动波，无局部隆起，全腹柔软，无压痛、无反跳痛，未触及腹部包块，肝脾肋下未触及，腹部叩诊鼓音，双肾区无叩痛，移动性浊音阴性，肠鸣音正常。肛门、直肠检查未查，外生殖器未查。双下肢无水肿。腹壁反射正常，膝腱反射正常，跟腱反射正常，巴宾斯基征阴性、脑膜刺激征无。

三、专科检查

脊柱无明显畸形。双下肢等长。左膝关节无明显肿胀，左膝关节间隙轻度压痛，左"鹅足"处压痛明显，浮髌试验（−），麦氏征阴性，膝关节屈曲活动轻度受限，双下肢伸、屈肌群肌力Ⅴ级。双侧膝腱反射正常，双侧跟腱反射正常；病理征未引出双侧足背动脉搏动良好，双足末梢血运良好。

四、辅助检查

1. 左膝关节 MRI　结果示：①左膝关节腔积液；②左侧膝关节内外侧半月板前角3级信号；③左胫骨骨髓水肿（我院）（病例4图1，病例4图2）。

2. 其他　心电图、化验检查均无明显异常。

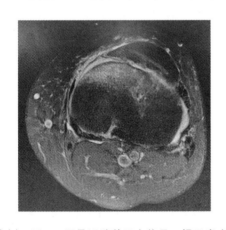 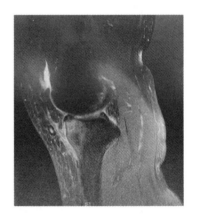

病例4图1　胫骨近端鹅足高信号，提示炎症　　　病例4图2　胫骨近端高信号，髌上囊积液

五、初步诊断

1. 左侧膝关节病。

2. 左膝关节骨性关节炎。

3. 左膝下鹅足肌腱炎。

六、诊断依据

1. 主诉　左侧膝关节疼痛2个月余，加重1周。

2. 查体　左"鹅足"处压痛明显,膝关节屈曲活动轻度受限。

3. 辅助检查　左膝关节 MRI 结果示:左膝关节腔积液;左侧膝关节内外侧半月板前角 3 级信号;左胫骨骨髓水肿。

七、鉴别诊断

1. 膝关节游离体　患者有膝关节疼痛,膝关节交锁,屈曲活动受限,MRI 可资鉴别。

2. 膝关节半月板撕裂　患者可有明确的外伤病史,膝关节疼痛,膝关节交锁,屈曲活动受限,MRI 可资鉴别。

八、诊疗经过

完善入院检查后,于 2019 年 10 月 10 日 10:00 在局麻下行左侧膝关节骨性关节炎伴鹅足肌腱炎小针刀肌肉松解术。

手术经过、术中发现的情况及处理:患者取仰卧位,左膝关节屈曲 45°,标记笔依次画出关节间隙线及鹅足肌腱走形,于左股四头肌内外侧头髌骨内外缘处标记 2 个点,髌腱两侧关节间隙标记 2 个点,鹅足腱标记 3 个点(病例 4 图 3)。常规碘伏消毒 3 遍,1% 利多卡因局麻,取 4 号小针刀逐一针刺松解,直至针感松弛,出针,无菌纱布按压止血。创口贴外敷。

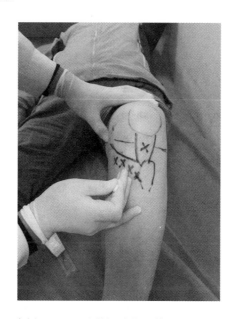

病例 4 图 3　关节间隙线及鹅足肌腱走形

术后首次病程记录:患者王某,女,63 岁,因"左侧膝关节疼痛 2 个月"入院,术前诊断:①左侧膝关节病;②左膝关节骨性关节炎;③左膝下鹅足肌腱炎。于 2019

年 10 月 10 日行左侧膝关节骨性关节炎伴鹅足肌腱炎小针刀肌肉松解术。术后患者诉左膝部疼痛减轻，饮食睡眠可，大小便正常。查体：神志清，精神可，心肺听诊未见异常。脊柱无明显畸形。双下肢等长。左膝关节无明显肿胀，鹅足肌腱处压痛较前明显减轻，浮髌试验（−），麦氏征阴性，膝关节屈曲活动度较术前明显改善，双下肢伸、屈肌群肌力Ⅴ级。双侧膝腱反射正常，双侧跟腱反射正常；病理征未引出双侧足背动脉搏动良好，双足末梢血运良好。

随访：患者出院后 1 个月随访，述说左侧膝关节疼痛明显减轻，鹅足处已无明显疼痛，膝关节屈曲活动基本正常。

九、最后诊断

1．左侧膝关节病。
2．左膝关节骨性关节炎。
3．左膝下鹅足肌腱炎。

十、相关知识

膝部"鹅足炎"是骨科的常见病、多发病，以中老年患者居多，是缝匠肌、股薄肌及半腱肌的联合腱止点与胫骨内侧副韧带之间的慢性、损伤性肌膜炎，临床上多以非手术治疗为主。

"鹅足"位于缝匠肌、股薄肌及半腱肌的联合腱止点与胫骨内侧副韧带之间，由于三个肌腱有致密的纤维膜相连，形同鹅足而得名。局部长期反复的不正确活动、劳损、小创伤（在北方多以骑马、骑牲口为病因）及风寒等因素，导致附着处肌腱轻度撕裂和局部轻微出血、充血、渗出、水肿、钙化，在自我修复过程中，产生瘢痕、粘连，个别还形成滑囊、挤压该处血管神经束，使分布于该处的神经感受器产生刺激性反应，以局部血液循环障碍与供氧障碍为其主要病理变化，引起疼痛，久而产生无菌性炎症，从而导致膝关节内侧疼痛，局部压痛，影响膝关节活动。

传统治疗中多采取外用消炎止痛、活血的霜剂、药贴、药油、中药外敷及口服药物等，治疗效果不佳或效果短暂，症状反复，治标不治本。另有行单纯局部痛点封闭，阻断了交感神经兴奋所致局部血供障碍的恶性循环，使组织营养状况得以改善、加速致害物质的排除，增强组织抗炎能力，暂时解决了患处的无菌性炎症，但无法从根本上解除血管、神经束的卡压及粘连。而我们采用小针刀治疗的方法能解决软组织的瘢痕粘连及血管神经束的卡压，使机体恢复原有状态，重新达到动态和静态平衡，同时，由于粘连松解，使局部血液循环改善，降低局部致痛物质浓度，提高新陈代谢能力，促进病变组织修复。

针刀治疗的注意事项：操作者应熟悉局部解剖层次，小针刀分离时注意勿损伤"鹅足"后缘的隐神经的缝匠肌支，否则出现新的疼痛。

参考文献

[1] 胥少丁，葛宝丰，徐印坎．实用骨科学（第2版）．北京：人民军医出版社，2000：1419

[2] 张德清，王刚，段晓文，等．小针刀加封闭治疗肱骨外上髁炎48例体会．现代康复杂志，2000，4（7）：1091

[3] 陈志洪，何轶键，冯树雄，等．封闭配合小针刀治疗膝部"鹅足炎"130例疗效观察．海南医学，2009，20（6）：102

病例 5 股骨头坏死—针刀治疗

一、一般资料

患者田某，女性，69岁。

主诉：右髋关节疼痛不适半年，加重1周。

现病史：患者半年前无明显诱因的感右侧髋关节疼痛不适，下地活动时疼痛加重，曾于2019年7月31日在青岛市××医院拍片检查，考虑右侧股骨头缺血性坏死，行休息、避免负重等对症治疗后疼痛未见明显缓解。1周前患者感右侧髋关节疼痛加重，髋关节活动受限，为求进一步系统治疗来诊，门诊以"股骨头缺血性坏死（右）"收入病房。患者自发病以来，无明显发热，无腹痛、恶心、呕吐，饮食睡眠可，大小便正常。体重较前无明显变化。

既往史：患者既往体健。否认高血压、糖尿病、冠心病等疾病史，否认肝炎、肺结核等传染病史，否认重大外伤、手术史及输血史，否认药物及食物过敏史，预防接种史不详。

个人史、婚育史、家族史：出生于当地、无外地久居史，无不良嗜好，饮食无特殊嗜好。已绝经，适龄结婚，育一子，配偶及子体健。否认家族遗传病史。

二、体格检查

T：36.9℃，P：78次/分，R：19次/分，BP：133/74mmHg。患者老年女性，发育正常，营养良好，神志清，精神可，查体合作。全身皮肤、黏膜无黄染，无出血点，皮肤色泽正常，弹性好，无蜘蛛痣，皮疹及皮下结节，浅表淋巴结未触及肿大。双眼睑无水肿下垂，眼结膜无充血水肿及出血点，眼球无突出震颤，巩膜无黄染，双瞳孔等大等圆，对光反射正常存在。耳郭无畸形，各鼻窦无压痛。唇无发绀，口腔黏膜无溃疡，牙龈无出血，腭垂居中，咽无充血。颈两侧对称，无抵抗，无颈静脉怒张及颈动脉搏动，气管居中，甲状腺无肿大，胸廓对称无畸形，胸骨无压痛。两侧呼吸动度正常，语颤一致，无胸膜摩擦感，双肺叩音清。肺下界大致相同、呼吸音清，未闻及干湿性啰音及胸膜摩擦音。心前区无局限性隆起，心尖冲动不明显，无抬举性波动，未触及震颤及心包摩擦感，心浊音界无扩大，心率78次/分，律齐，各瓣膜听诊区未闻及病理性杂音。腹平软，无腹壁静脉曲张及胃肠型，无压痛及反跳痛。未触及包块，肝脾肋下未及，肝脾区无叩击痛，肝浊音界无扩大，无移动性浊音，肠鸣音正常，双肾区无叩痛，二阴未查。

三、专科检查

骨盆无明显畸形，右侧髋关节周围压痛（+），右侧髋部主动、被动活动受限，4字试验（+），左侧正常。股动脉、腘动脉、足背动脉搏动正常，末梢血运存在，双侧巴氏征阴性。

四、辅助检查

髋关节MRI：考虑右侧股骨头缺血性坏死（2019年9月6日，我院）（病例5图1）。

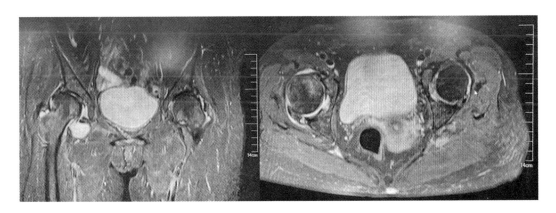

病例5图1　髋关节MR

五、初步诊断

1. 髋关节病（右）。

2. 股骨头无菌性坏死（右）。

3. 骨质疏松。

六、诊断依据

1. 右髋关节疼痛不适半年，加重1周。

2. 查体　右侧髋关节周围压痛（+），右侧髋部主动、被动活动受限，4字试验（+）。

3. 髋关节MRI　考虑右侧股骨头缺血性坏死。

髋关节MRI示右侧股骨头缺血性坏死。诊断较为明确。

七、鉴别诊断

1. 髋关节撞击综合征　患者髋关节周围疼痛不适，久坐及穿脱袜子等动作诱发疼痛。查体：髋关节前方撞击试验（+），"C"字征阳性，髋关节MRI检查可辅助鉴别诊断。

2. 股骨颈骨折　患者有髋关节外伤病史，伤后患者感髋关节疼痛，活动障碍。查体：患肢缩短、外旋畸形，髋关节活动障碍，骨盆X线检查可明确诊断。

3. 暂时性骨质疏松症　现统称为骨髓水肿综合征（bone marrow edema syndrome，BMES）。原因尚不明。与股骨头坏死（ONFH）鉴别的要点是单髋发病占90%以上，MRI的T_1WI无带状低信号，T_2WI抑脂头颈部呈均匀的高信号，而ONFH的骨髓水肿T_1WI有带状低信号，T_2WI抑脂高信号不均匀，坏死病灶区常呈低信号。BMES可自行或治疗后3～12个月可完全消散。

八、诊疗经过

完善入院检查后，行右侧股骨头坏死小针刀肌肉松解术。

手术经过、术中发现的情况及处理：患者取俯卧位，于L_3～S_1棘突间标记3个点，双侧旁开3.0cm标记6个点，双侧骶髂关节标记2个点，右侧臀大肌骶骨起点处标记4个点，股骨粗隆处标记4个点，右侧髂嵴束标记18个点。常规碘伏消毒3遍，1%利多卡因局麻，取4号小针刀逐一针刺松解，直至针感松弛，出针，无菌纱布按压止血，创口贴外敷。患者取仰卧位，右下肢4字征体位，右侧股内收肌耻骨上支止点处标记2个点，常规消毒铺巾，罗哌卡因局部麻醉，取4号1.0mm止点，于止点处刺入，横向剥离，纵向疏通，直至针感松弛，出针，无菌纱布按压止血，创口贴外敷。

术后首次病程记录：患者田某，女，69岁，术前诊断：①髋关节病（右）；②股骨头无菌性坏死（右）；③骨质疏松，于今日行右侧股骨头坏死小针刀肌肉松解术。术中诊断为股骨头无菌性坏死（右）。手术顺利，术后患者安返病房。

随访：术后2周随访，患者自诉右侧髋关节疼痛不适减轻，髋关节各个方向活动较前明显改善，嘱患者拄拐避免患肢负重，口服活血化瘀、强筋壮骨药物治疗。

九、最后诊断

1. 髋关节病（右）。

2. 股骨头无菌性坏死（右）。

3. 骨质疏松。

十、相关知识

股骨头缺血性坏死是临床常见疾病，是由于各种不同的病因，破坏了股骨头的血供导致股骨头缺血、坏死、塌陷。多侵犯中年人，常导致严重髋关节功能障碍，是常见而又难治的疾病之一。

股骨头坏死病因不外有两种：一种发生在股骨颈骨折复位不良的愈合，股骨头内的负重骨小梁转向负重区承载应力减低，出现应力损伤，所以坏死总是发生在患者骨折愈合，负重行走之后。另一种是骨组织自身病变，如最常见的慢性酒精中毒或使用糖皮质激素引起的骨坏死，同时骨组织的再生修复能力障碍。此外，还包括儿童发育成长期股骨头生发中心－股骨头骨骺坏死，又称儿童股骨头坏死、扁平髋。

引起股骨头坏死的原因很多，一般可分为两大类，创伤性的如股骨颈骨折、髋关节脱位、髋部外伤等，可直接或间接损伤股骨头血运，从而导致股骨头缺血坏死；非创伤性者诱发的因素较多，而且多数疾病与其发病机制尚不肯定，还有的连病因也不清，称特发性股骨缺血坏死。常见的诱发因素有：大量应用激素、长期酗酒、肾脏移植、慢性肝病、潜水病、镰状细胞性贫血、胰腺炎、高血脂、痛风、放射病、动脉硬化等血管狭窄疾患、结缔组织疾病等。至于一些特发性病例的真正发病机制，尚未完全了解。

股骨头坏死的症状和体征多种多样，病痛出现的时间、发作的程度也不尽相同，但都是以病理演变作为基础。而各种临床表现都不是股骨头坏死所特有的，许多髋关节疾患都可以发生，换句话说，难以通过患者的主观症状和临床检查做出股骨头坏死的诊断来。例如髋和骶髂关节许多病变可表现为"4"字试验阳性，（即屈膝并使髋关节屈曲外展外旋，摆成"4"字形状放在对侧伸直下肢上，一手按压对侧髂嵴上，另一手放在膝内侧手同时下压，引起臀髋痛）因此也不是诊断股骨头坏死特定体征。

最常见的症状就是疼痛，疼痛的部位是髋关节、大腿近侧，可放射至膝部。疼痛可以因坏死组织－修复的炎症病变或炎症病灶内的高压引起，可表现为持续痛、静息痛。骨软骨塌陷变形导致创伤性关节炎，或有髋关节周围肌肉韧带附着部位慢性损伤性疼痛。髋部活动受限，特别是旋转活动受限，或有痛性和短缩性跛行。

早期 X 线片可没有阳性发现，随进展，于负重区出现骨小梁紊乱、中断，以后股骨头软骨下骨囊性变、夹杂硬化。随病变进展，修复障碍，病变区出现线性透亮区，围以硬化骨，呈现新月征。晚期出现塌陷，变形，半脱位，关节间隙变窄。X 线可以确定病变的范围，排除骨的其他病变，具有简单、方便、经济和应用范围广泛等优点，仍作为股骨头坏死的基本检查方法。

同样在股骨头坏死的早期，CT 片可表现为正常。CT 扫描对判断股骨头内骨质结构改变优于 MRI，对明确股骨头坏死诊断后塌陷的预测有重要意义，因此 CT 检查也是常用的方法。早期：股骨头负重面骨小梁紊乱，部分吸收，杂以增粗、融合，囊性吸收、部分硬化。CT 可显示新月征为三层结构：中心为死骨，且被一透亮的骨吸收带所环绕，最外围则是新生骨硬化骨，晚期：股骨头出现塌陷变形，中心有较大低密度区，关节软骨下出现壳状骨折片，髋臼盂唇化突出，可有关节变形。

MRI 可早期发现骨坏死灶，能在 X 线片和 CT 片发现异常前做出诊断。股骨头坏死 MRI 的多样信号改变反映不同层面病变组织的代谢水平。T_2 加权像呈高信号的病理特征是骨和骨髓的坏死引起的修复反应，以骨髓水肿、局部充血，渗出等急性炎症病理改变为主要特征。T_1 加权像多为低信号。T_2 加权像显示为混合信号，高信号提示炎症充血、水肿，低信号的病变组织多为纤维化、硬化骨。T_1 加权为新月形边界清楚的不均匀信号。如果 T_2 加权像显示中等稍高信号，周围不均匀稍低信号环绕，则呈典型的双线征，位置基本与 CT 的条状骨硬化一致。放射性核素骨扫描（ECT）也是能做到早期诊断的检测手段。

诊断依据：①可有股骨颈骨折、髋关节脱位或创伤、减压病、长期用皮质激素或酒精中毒等病史；②髋部或膝部疼痛，逐渐加剧，跛行；③内收肌压痛，髋关节活动受限，尤以外展和内旋为甚。可有大腿肌肉萎缩；④X 线表现：早期股骨头轮廓正常，但在侧位相上，在股骨头前侧面持重区关节软骨下的骨质中，可见一条 1～2mm 宽的密度减低的弧形透明带，构成"新月征"。这一征象有重要价值。随之出现持重区软骨下骨质密度增高，其周围可见点状、片状密度减低区及囊性改变。最后软骨下骨质呈不同程度碎裂、扁平、塌陷，股骨头变扁平、塌陷、半脱位状。可见骨性关节炎改变；⑤同位素骨扫描或 ECT 提示股骨头区出现放射性缺损区。

临床分期：0 期：髋关节无症状，X 线片也无异常，但因对侧已出现症状并确诊，而双侧受侵者又达 85% 以上，将此期称静默髋（silent hip），实际此时做同位素扫描，测骨内压或髓芯活检，已证明有改变，此时正是减压治疗的良好时机。Ⅰ期：髋关节处有疼痛，可因外伤或劳累后发生，呈进行性，夜间重，内旋、外展略受限。X 线片可见部分区域稀疏，测压、活检皆表现阳性。此期减压治疗效果较好。Ⅱ期：临床症状继续加重，X 线片表现为骨密度增高及囊样变，软骨下骨出现弧形透光带，称新月状征（crescent sign），但股骨头外形仍正常。Ⅲ期：患髋疼痛妨碍行动，各方活动已明显受限，X 线片股骨头边缘因塌陷而有重叠，或已失去圆形，硬化区明显。诊断虽易定，处理却已困难。Ⅳ期：病程已至晚期，股骨头变形，关节间隙狭窄，髋臼硬化，出现明显的骨关节炎病征。

临床治疗：病因治疗是终止病变进展，使之有可能进入良性转归的轨道上的关键。例如针对酒精和激素中毒，采取戒酒和终止使用糖皮质激素措施。通过生物学反应促进骨再生和病变组织修复，尽可能使之修复完善，有效，恢复承重能力，防止股骨头变形塌陷。因此第二个关键治疗在于减少负重、行走，降低股骨头负重区的载荷，避免减弱的骨组织发生显微骨折、塌陷。主张患者少量分次行走，切忌蹦跳，在坏死病变进展期宜靠扶持助行。鼓励患者做减负式运动，如骑自行车、游泳。在急性进展期宜卧床，避免负重。可试用促进骨和软骨营养和生长的药物。

股骨头坏死是不同原因致关节局部血运障碍，使股骨头内压升高，滑膜炎性渗出，关节腔积液，关节内压升高，而引起关节疼痛不适、功能障碍。针刀治疗作用于髋关节局部，松解粘连的关节囊，达到降低关节囊内压的效果，进而达到改善局部血液循环的作用。同时针刀具有针灸的作用，不仅可以起到针灸的疏通经络作用，而且刺激效果比针灸强，得气感也更胜一筹，总体效果比针灸好。针刀还可以起到松解髋关节周围痉挛的软组织，解除局部软组织的病理性紧张，恢复软组织的平衡状态，消除肌肉的紧张，解除紧张的肌肉对髋关节的拉力，改善关节功能恢复局部的力学平衡。通过本方案的治疗，能有效缓解各期的股骨头缺血坏死患者的疼痛症状，提高患者生活质量，减轻患者经济和心理压力，值得基层医院推广应用，但针刀治疗只能改善症状，不能逆转疾病的发展。Ⅲ期和Ⅳ期的股骨头坏死，对于濒临塌陷或已塌陷变形，长久疼痛功能障碍者可行人工髋关节置换术，该手术技术成熟，效果肯定，成功率高。

参考文献

[1] 邓光明．小针刀在股骨头缺血性坏死中的应用．中国民间疗法,2016,24（2）：27-28

[2] 欧国峰，董博，姚洁，等．小针刀结合骨复生治疗早中期股骨头坏死疗效观察．现代中西医结合杂志，2017，26（22）：2395-2397，2434

[3] 鲍自立，孙宣．中药结合小针刀治疗股骨头坏死的临床观察．中国中医骨伤科杂志，2013，21（3）：45-46

病例 **6** 肩袖损伤—关节镜手术

一、一般资料

患者孙某，男性，65 岁。

主诉：右肩关节疼痛、无力半年，加重 2 周。

现病史：患者半年前持重物后突然感右肩关节疼痛、无力、活动障碍，未到医院就诊。自行理疗及口服"塞来昔布"等对症治疗，肩关节疼痛未明显减轻，感夜间疼痛明显，肩关节活动部分受限，严重影响日常生活及工作，遂来我院关节外科就诊。行 MRI 检查时肩袖撕裂，为进一步诊治收治入关节外科病房。发病以来无发热，无胸痛、咯血，无腹痛、恶心、呕吐，饮食睡眠可，大小便正常。体重较前无明显变化。

既往史：既往有糖尿病、高血压、冠心病病史，阑尾切除术后，否认肝炎、肺结核等传染病史，否认重大外伤、输血史，否认药物及食物过敏史，预防接种史不详。

个人史、婚育史、家族史：出生于当地、无外地久居史，无不良嗜好，饮食无特殊嗜好。适龄结婚，育一子，配偶及子体健，否认家族遗传病史。

二、体格检查

T：36.6℃，P：76 次 / 分，R：19 次 / 分，BP：162/97mmHg。患者老年男性，发育正常，营养良好，神志清，精神可，查体合作。全身皮肤、黏膜无黄染，无出血点，皮肤色泽正常，弹性好，无蜘蛛痣，皮疹及皮下结节，浅表淋巴结未触及肿大。双眼睑无水肿下垂，眼结膜无充血水肿及出血点，眼球无突出震颤，巩膜无黄染，双瞳孔等大等圆，对光反射正常存在。耳郭无畸形，口腔黏膜无溃疡，牙龈无出血，腭垂居中，咽无充血。颈两侧对称，无抵抗，无颈静脉怒张及颈动脉搏动，气管居中，甲状腺无肿大，胸廓对称无畸形，胸骨无压痛。两侧呼吸动度正常，语颤一致，无胸膜摩擦感，双肺叩音清。肺下界大致相同、呼吸音清，未闻及干湿性啰音及胸膜摩擦音。心前区无局限性隆起，心尖冲动不明显，无抬举性波动，未触及震颤及心包摩擦感，心浊音界无扩大，心率 76 次 / 分，律齐，各瓣膜听诊区未闻及病理性杂音。腹平软，无腹壁静脉曲张及胃肠型，无压痛及反跳痛。未触及包块，肝脾肋下未及，肝脾区无叩击痛，肝浊音界无扩大，无移动性浊音，肠鸣音正常，双肾区无叩痛，二阴未查。

三、专科检查

颈椎生理曲度略直,右侧肩关节无明显肿胀,右肩关节冈上下肌、三角肌、肱二头肌无明显萎缩,肱二头肌长头肌腱走行、喙突及肩峰下压痛,右侧肩关节主被动外展、前屈、内收、外旋、内旋均受限。Jobe test（+）,lift-off test（-）,belly-press（-）,Neer sign（+）,双上肢感觉及末梢循环良好。

四、辅助检查

MRI：右肩冈上肌肌腱损伤,部分撕裂;肩胛下肌肌腱、肱二头肌长头肌腱损伤;右肩关节腔、肩峰下－三角肌下滑囊、肩胛下肌上隐窝积液,结节间沟积液（2019 年 9 月 7 日,外院）（病例 6 图 1,病例 6 图 2）。

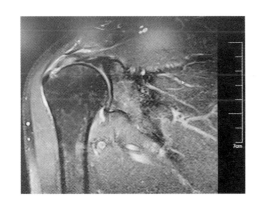 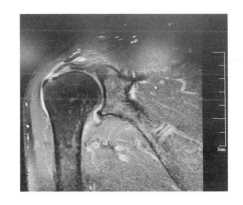

病例 6 图 1　右肩冈上肌腱部分撕裂　　病例 6 图 2　右肩关节腔、肩峰下－三角肌下滑囊、肩胛下肌上隐窝积液,结节间沟积液

五、初步诊断

1. 肩袖损伤（右）。

2. 高血压 3 级。

3. 冠状动脉粥样硬化性心脏病。

4. 2 型糖尿病。

六、诊断依据

1. 右肩关节疼痛、无力半年,加重 2 周,并有活动受限。

2. 查体　肱二头肌长头肌腱走行、喙突及肩峰下压痛,右侧肩关节主被动外展、前屈、内收、外旋、内旋均受限。Jobe test（+）, Neer sign（+）。

3. 肩关节 MRI　右肩冈上肌肌腱损伤,部分撕裂;肩胛下肌肌腱、肱二头肌长头肌腱损伤;右肩关节腔、肩峰下－三角肌下滑囊、肩胛下肌上隐窝积液,结节间沟积液。

七、鉴别诊断

1. 冻结肩　患者肩关节疼痛并伴有主被动活动障碍，查体以肩关节主被动活动受限为主，Jobe test（-），lift-off test（-），belly-press（-），肩关节 MRI 检查可以明确诊断。

2. 钙化性肌腱炎　患者肩关节突然肿胀、疼痛不适，口服非甾体类镇痛药疼痛可明显减轻，肩关节查体以肩关节压痛为主，肩关节 MRI 及 CT 检查可明确诊断。

八、诊疗经过

完善入院检查后，行右肩关节镜检术＋粘连松解＋肩袖修补＋肩峰成形。

手术经过、术中发现的情况及处理：麻醉成功后，患者取后仰侧卧位。手法松解肩关节，在外展、外旋、外展外旋、内收等方向进行松解，至活动度正常。

常规术区消毒、铺无菌巾单。常规后侧入路进入右肩关节，探查盂肱关节，见肱二头肌长头肌腱磨损，止点处毛糙。肩袖冈上肌肌腱断裂。盂肱中韧带、盂肱下韧带前束和后束充血、水肿；肩胛下肌腱尚可；滑膜广泛炎症增生。标准前方入路进入刨刀，进行关节内炎性滑膜组织及松解肩袖间隙；清理关节内滑膜，清理剥脱软骨损伤至光滑稳定。

退出盂肱关节，进入肩峰下间隙。见肩峰下滑囊充血水肿，滑膜增生。刨刀清理肩峰下滑囊及增生滑膜。肩峰为 2 型肩峰，外侧入路进入磨钻，行肩峰下成形，至 1 型肩峰。探查肩袖，见冈上肌腱在止点断裂，清理、彻底松解肩袖，新鲜化足印区及肩袖下表面，磨除大结节增生骨赘。于肩袖撕裂口、软骨边缘处打入锚钉 2 枚分别打结、固定肩袖。再于肱骨大结节处打入锚钉 2 枚分别进行交叉伞状压线。检查肩袖复位满意，外展肩关节无撞击。缝合皮肤，敷料包扎。

术后首次病程记录：患者孙某，男，65 岁。术前诊断：①肩袖损伤（右）；②高血压 3 级；③冠状动脉粥样硬化性心脏病；④2 型糖尿病。于今日在全麻＋臂丛麻醉下行右肩关节镜检术＋粘连松解＋肩袖修补＋肩峰成形。术中诊断为右侧肩袖损伤。手术顺利，术后患者安返病房，给予七叶皂脱水消肿、氟比洛芬酯镇痛治疗。

随访：术后 2 周随访患者肩关节佩戴外展支具，肩关节疼痛较前明显减轻，肩关节行被动功能锻炼活动良好；术后 6 周随访患者诉肩关节疼痛明显减轻，无特殊不适，嘱患者拆除肩关节外展支具，适当主动锻炼肩关节功能。

九、最后诊断

1. 肩袖损伤（右）。
2. 高血压 3 级。

3. 冠状动脉粥样硬化性心脏病。

4. 2 型糖尿病。

十、相关知识

肩袖是覆盖于肩关节前、上、后方之肩胛下肌、冈上肌、冈下肌、小圆肌等肌腱组织的总称。位于肩峰和三角肌下方，与关节囊紧密相连。肩袖的功能是上臂外展过程中使肱骨头向关节盂方向拉近，维持肱骨头与关节盂的正常支点关节。肩袖损伤将减弱甚至丧失这一功能，严重影响上肢外展功能。本病常发生在需要肩关节极度外展的反复运动中（如棒球，自由泳、仰泳和蝶泳，举重，球拍运动）。

1. 病因

（1）创伤：是年轻人肩袖损伤的主要原因，当跌倒时手外展着地或手持重物，肩关节突然外展上举或扭伤而引起。

（2）血供不足：引起肩袖组织退行性变。当肱骨内旋或外旋中立位时，肩袖的这个危险区最易受到肱骨头的压迫、挤压血管而使该区相对缺血，使肌腱发生退行性变。临床上肩袖完全断裂大多发生在这一区域。

（3）肩部慢性撞击损伤：中老年患者其肩袖组织因长期遭受肩峰下撞击、磨损而发生退变。本病常发生在需要肩关节极度外展的反复运动中（如棒球、仰泳和蝶泳、举重、球拍运动）。当上肢前伸时，肱骨头向前撞击肩峰与喙肩韧带，引起冈上肌肌腱损伤。慢性刺激可以引起肩峰下滑囊炎、无菌性炎症和肌腱侵袭。急性的暴力损伤可以导致旋转带断裂。

2. 临床表现　本病多见于 40 岁以上患者，特别是重体力劳动者。伤前肩部无症状，伤后肩部有一时性疼痛，隔日疼痛加剧，持续 4 ～ 7 天。患者不能自动使用患肩，当上臂伸直肩关节内旋、外展时，大结节与肩峰间压痛明显。肩袖完全断裂时，因丧失其对肱骨头的稳定作用，将严重影响肩关节外展功能。肩袖部分撕裂时，患者仍能外展上臂，但有 60° ～ 120° 疼痛弧。

3. 辅助检查

（1）X 线检查：对肩峰形态的判断及肩关节骨性结构的改变有帮助。部分肩袖损伤患者肩峰前外侧缘及大结节处有明显骨质增生。

（2）磁共振（MRI）检查：可帮助确定肌腱损伤的损伤部位和严重程度，尤其是磁共振造影检查（MRA）可以清晰地显示肩袖的部分撕裂，对诊断具有较高的价值。

诊断根据临床表现及相关检查可做出诊断。

4. 鉴别诊断

（1）冻结肩：又称肩周炎、粘连性肩关节炎、五十肩等，是由于肩关节周围软组织病变而引起肩关节疼痛和活动功能障碍。好发于40岁以上患者，女多于男（约3：1）。其特征是肩部疼痛和肩关节活动障碍逐渐加剧，主动和被动活动均受限。

（2）肩峰下滑囊炎：主要表现为肩峰下疼痛、压痛，并可放射至三角肌，严重者有微肿。病程久时可引起局部肌肉萎缩，肩关节不能做外展、外旋等动作。

（3）肱二头肌长头肌肌腱炎：起病缓慢，逐渐加重，疼痛、压痛以肱骨结节间沟为主，肱二头肌抗阻力屈肘部局部疼痛加重。久则也有功能障碍及肌肉萎缩。

5．治疗

（1）保守治疗：损伤的肌腱应得到充分的休息，并加强健侧肩部肌肉的锻炼。患者应避免做推压动作，而代之以牵拉活动。局部可使用膏药等外用药物治疗。疼痛较重的可口服非甾体类消炎止疼药。

（2）手术治疗：如果损伤较重、肩袖完全撕裂，或经保守治疗3～6个月效果不好，需行手术治疗。

随着关节镜技术的发展，肩袖损伤的手术治疗现在大部分在关节镜下微创治疗，效果较好。部分巨大撕裂或条件较差者，可行小切口开放手术修补损伤的肩袖。

肩袖主要包括冈上肌、冈下肌、肩胛下肌、小圆肌。冈上肌是肩关节外展的启动肌，通过下压肱骨头和三角肌协同完成肩关节外展。因此，冈上肌损伤时应尽可能进行修复。肩袖损伤的影像学检查主要有肩关节正位、冈上肌出口位。肩关节正位可检查大结节与肩峰有无硬化增生，通过测量肩峰下到肱骨头的距离粗略估计有无肩袖损伤，如两者之间的距离＜6mm提示肩袖撕裂。冈上肌出口位可观察肩峰形态，并进行分类。Ⅰ型肩峰为平坦型，Ⅱ型为弧形，Ⅲ型为钩状肩峰。钩状肩峰发生肩袖撕裂的概率较高。肩峰指数大的患者容易发生肩袖撕裂，肩峰指数小的患者容易发生盂肱关节炎。肩关节磁共振检查是诊断肩袖损伤的重要手段，通过肩关节磁共振检查可观察肌肉萎缩、脂肪浸润情况，对于肩关术后功能恢复效果的预测，脂肪浸润比肩袖回缩和撕裂的大小更有意义。肩袖损伤的临床表现多样，主要有肩痛、力弱、肩关节活动受限。在区别肩袖损伤和冻结肩时，有一个重要的体征是前者主动活动范围小于被动活动范围，而冻结肩的患者主被动活动均受限。肩袖损伤的治疗包括保守治疗和手术治疗。保守治疗的方法主要有休息，避免诱发疼痛的动作，抗炎止痛以及康复对症药物。而对于保守治疗症状无缓解，或者创伤性撕裂的患者应尽早手术。手术治疗肩袖退变性损伤时，如果肩袖损伤厚度＜50%且力量无明显降低，可行滑膜清理、肩峰下减压；如果肩袖损伤厚度＞50%，可行肩袖修复±肩峰下减压。对于PASTA损伤，应尽早手术修复。文献报道，单排固定肩袖时，可覆盖46%的足印面积，经骨缝合可覆盖71%，而双排固定可覆盖100%足印区。因此双排缝合从理论上来讲更符合肩关节的生物力学特点。对于不可修复的前上肩袖损伤，可通过胸大肌移位术重建肩袖肌力平衡，而后上肩袖损伤可通过背阔肌或大圆肌移位重建肩袖肌力平衡。对于诊断明确的肩袖撕裂不会自行愈合，经过短时间的保守治疗无效者，建议尽早手术治疗。

6. 预防

（1）补充维生素有益于肌腱炎愈合，尤其不要做引起关节扭伤的动作，如无冰袋，可用冷冻蔬菜袋代替。包扎最好用运动绷带包裹于受伤部位。

（2）运动前应先充分做好准备活动，尤其是运动员。

参考文献

[1] 裴杰，王青. 肩袖撕裂双排缝合技术与缝线桥技术的疗效对比分析. 中国运动医学杂志，2017，36（1）：9-13，20

[2] 徐才祺，王蕾. 巨大不可修复性肩袖损伤治疗的现状与展望. 中国骨与关节杂志，2015，4（7）：514-517

[3] 陈建海. 肩袖损伤的诊断与治疗. 中华肩肘外科电子杂志，2016，4（3）：191

病例 **7** 小针刀治疗髋关节撞击综合征

一、一般资料

患者徐某，女性，43岁。

主诉：右侧髋关节疼痛1年余，加重1周。

现病史：患者1年前无明显原因及诱因出现右侧髋关节疼痛，活动后加重，休息后可缓解，曾到青岛市××医院就诊。髋关节MRI结果示：①提示坐骨–股骨撞击综合征可能，请结合临床；②双侧髋臼、坐骨及耻骨片状略长 T_2 信号，考虑为红骨髓；③右侧髋关节腔积液；左侧髂腰肌滑囊积液；④盆腔少量积液；宫颈纳氏腺囊肿（我院）。为求进一步诊治来我院就诊，门诊以"髋关节撞击综合征（右）"收入院。患者自发病以来无发热，无胸痛、咯血，无明显胸闷、憋气，无腹痛、腹泻，饮食睡眠可，大便、小便正常。体重较前无明显变化。

既往史：既往有胃炎、胆囊炎、颈动脉狭窄病史，无糖尿病，无高血压，无冠心病，无结核病史，无肝炎病史，无其他传染病史，预防接种史不详，无过敏药物及食物，无手术史，无重大外伤史，无输血史。

个人史、婚育史、家族史：生于山东省，否认疫区、疫情、疫水接触史，否认吸毒史，否认冶游史，否认吸烟、饮酒史。适龄结婚，育一子，配偶及子体健，否认家族遗传病史。

二、体格检查

T：36.9℃，P：103次/分，R：20次/分，BP：99/85mmHg。中年女性，发育正常，营养良好，神志清楚，精神正常。语言正常，表情自如，自主体位，正常面容，安静状态，查体合作。皮肤、黏膜颜色正常，皮肤弹性良，无皮下结节，无皮下出血，无肝掌蜘蛛痣，无皮疹，无水肿，无瘢痕，全身浅表淋巴结未触及肿大。头颅正常，无畸形，毛发分布均匀。眼睑正常，球结膜正常，巩膜无黄染，双侧瞳孔等大等圆，直径左：右约3mm：3mm，对光反射正常。耳郭外观正常，外耳道无分泌物，乳突无压痛。鼻外观正常，鼻翼无煽动，鼻腔无分泌物，口唇红润，口腔黏膜正常，伸舌居中，咽部正常，咽反射正常，扁桃体无肥大，颈部抵抗无，气管居中，甲状腺未触及肿大，颈动脉搏动正常，颈静脉正常。胸廓对称，无畸形，无隆起，无塌陷，乳房无异常，肋间隙正常，无三四征，呼吸动度两侧对称，节律规则。触诊无胸膜摩擦感，语音震颤有，叩诊清音，听诊双肺呼吸音清，无干湿性啰音。心前区无隆起，心尖冲动正常，心浊音界正常，心率 103 次 / 分，律齐，各瓣膜听诊区杂音未闻及病理性杂音。腹部平坦，呼吸运动正常，无肠胃型蠕动波，无局部隆起，全腹柔软，无压痛、无反跳痛，未触及腹部包块，肝脾肋下未触及，腹部叩诊鼓音，双肾区无叩痛，移动性浊音阴性，肠鸣音正常。肛门、直肠检查（根据病情需要检查），外生殖器（根据病情需要检查）。脊柱、四肢无畸形，活动自如，脊柱生理弯曲存在。双下肢无水肿。腹壁反射正常，膝腱反射正常，跟腱反射正常，巴宾斯基征阴性、脑膜刺激征无。

三、专科检查

脊柱无明显畸形。双下肢等长。右髋关节无明显肿胀，右髋部周围叩击痛（+），腹股沟区中点压痛。骨盆挤压分离试验（-），右 "4" 字试验（+）。双下肢伸、屈肌群肌力 V 级。双侧膝腱反射正常，双侧跟腱反射正常；双侧下肢直腿抬高及加强试验（-），病理征未引出双侧足背动脉搏动良好，双足末梢血运良好。

四、辅助检查

1. 髋关节 MRI 结果示　①提示坐骨 - 股骨撞击综合征可能，请结合临床；②双侧髋臼、坐骨及耻骨片状略长 T_2 信号，考虑为红骨髓；③右侧髋关节腔积液；左侧髂腰肌滑囊积液；④盆腔少量积液；宫颈纳氏腺囊肿（我院）（病例 7 图 1，病例 7 图 2）。

2. 其他　髋关节正位片、心电图、化验检查均无明显异常。

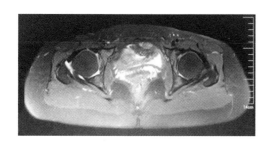 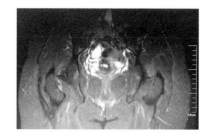

病例 7 图 1　髋关节积液　　　　　　病例 7 图 2　坐骨 - 股骨撞击综合征

五、初步诊断

1. 右侧髋关节病。

2. 右侧髋关节撞击综合征。

六、诊断依据

1. 病史   右侧髋关节疼痛 1 年，活动后加重，休息后可缓解，1 周前加重。

2. 查体   右髋关节无明显肿胀，右髋部周围叩击痛（+），腹股沟区中点压痛。骨盆挤压分离试验（-），右"4"字试验（+）。

3. 辅助检查   髋关节 MRI 结果提示坐骨 - 股骨撞击综合征可能，右侧髋关节腔积液；左侧髂腰肌滑囊积液。

七、鉴别诊断

1. 股骨颈骨折   患者有明确的外伤病史，髋关节疼痛，功能障碍，下肢外旋畸形角度较股骨转子间骨折角度小。X 线可资鉴别。

2. 髋关节后脱位   患者有明确的外伤病史，髋关节疼痛畸形，功能障碍，患肢屈曲内收内旋畸形，无骨擦音或骨擦感。X 线可资鉴别。

八、诊疗经过

完善入院检查后，于 2019 年 8 月 26 日 11：10 在局麻下行右侧髋关节撞击综合征小针刀肌肉松解术。

手术经过、术中发现的情况及处理：今日上午 11：10 时，患者取俯卧位，于 $L_2 \sim S_1$ 棘突间标记 3 个点，双侧旁开 30cm 标记 6 个点，双侧骶髂关节标记 2 个点，双侧臀大肌骶骨起点处标记 2 个点，股骨粗隆处标记 2 个点，右侧髂嵴束标记 4 个点，股内收肌骨盆止点处标记 1 个点。常规碘伏消毒 3 遍，1% 利多卡因局麻，取 4 号小针刀逐一针刺松解，直至针感松弛，出针，于股内收肌骨盆止点处局麻，右侧髋关节外展，钩镰刀刺入，紧贴骨面行股内收肌部分切断，直至右股内收肌松弛，取出钩镰刀，无菌纱布按压止血。创口贴外敷。

术后首次病程记录：患者为 43 岁女性，因"右侧髋关节疼痛 1 年"入院，术前诊断：①右侧髋关节病；②右侧髋关节撞击综合征。于 2019 年 8 月 26 日行小针刀肌肉松解术，术后给予浮针、针刺运动及埋线治疗等。患者诉右髋部疼痛减轻，饮食睡眠可，大小便正常。查体：神志清，精神可，心肺听诊未见异常。脊柱无明显畸形。双下肢等长。右髋关节无明显肿胀，右髋部周围叩击痛（+），腹股沟区中点压痛。骨盆挤压分离试验（-），右"4"字试验（+）。双下肢伸、屈肌群肌力Ⅴ级。双侧膝腱反射正常，双侧跟腱反射正常；双侧下肢直腿抬高及加强试验（-），病理征未引出。双侧足背动脉搏动良好，双足末梢血运良好。继续给予理疗等对症处理。

术后第 2 天病程记录：今日查房，患者诉右髋部疼痛明显减轻，饮食睡眠可，大小便正常。查体：神志清，精神可，心肺听诊未见异常。脊柱无明显畸形。双下肢等长。

右髋关节无明显肿胀，右髋部周围叩击痛（+），腹股沟区中点无压痛。骨盆挤压分离试验（-），右"4"字试验（+-）。双下肢伸屈肌群肌力Ⅴ级。双侧膝腱反射正常，双侧跟腱反射正常；双侧下肢直腿抬高及加强试验（-），病理征未引出。双侧足背动脉搏动好，双足末梢血运良好。患者住院观察 10 天后未再出现疼痛出院。

患者出院后 2 个月随访，述说右侧髋关节未再出现疼痛。

九、最后诊断

1. 右侧髋关节病。
2. 右侧髋关节撞击综合征。

十、相关知识

股髋撞击综合征（FAI）指的是形态有改变的髋关节，包括股骨和髋臼解剖学异常，在髋关节运动终末期发生股骨近端和髋臼非正常接触或撞击，引起盂唇或髋臼边缘的软骨损伤。最早由瑞士医师 Reinhold Ganz 提出的，临床表现为髋关节疼痛，活动范围减小，这种现象在年轻患者和体力活跃患者更常见，持续发展最终导致髋关节骨性关节炎。

FAI 分为两大类，一类为凸轮型，主要原因为股骨头形态不规则，股骨头的非球形部分在股骨头颈连接处呈异常骨赘突出，使之偏心距增加，当髋关节屈曲内旋活动时，突起的股骨头颈部反复撞击髋臼相应区域产生凸轮样撞击，引起盂唇损伤。另一类为钳持型，由于髋臼缘性撞击导致的称钳样撞击征，此型股骨头呈正常球形，主要原因为髋臼结构异常，如髋臼后倾、突入及加深，使之对股骨头前上部覆盖增加，当髋关节屈曲内收内旋时，髋臼盂唇反复撞击而损伤。再一类为混合型，前两种类型很少单独发生，多数合并存在，称为混合型。临床上 60%～70% 的 FAI 为两者混合型。

患者有长时间的疼痛病史，甚至误诊为其他疾病。疼痛是最常见的症状，初时为间歇性疼痛，继而发展为慢性迁延性，主要表现为腹股沟区疼痛，其次为臀部和大转子外侧。疼痛为关节卡住感，在改变体位时出现关节锁住感，有时可感到有弹响。几乎所有 FAI 患者均有长期体育活动和体力劳动史，但是一般无明显外伤史，或仅有轻微外伤史。

明确诊断对于治疗有重要价值和指导意义，典型的 FAI 患者根据病史、症状、体征和体格检查等，不难做出临床诊断。FAI 的诊断首先要有临床症状，并应排除股骨头无菌性坏死、强直性脊柱炎、单纯炎症、结核及创伤性关节炎等其他造成髋关节异常疾病的可能性。患者多因关节疼痛，会出现一些步态或体态，体征通常表现为髋关节活动受限，特别是屈髋内收内旋受限。撞击试验即被动屈曲、内收内旋髋关节可引发疼痛。评价 FAI 的影像学方法包括 X 线、CT 和 MRI 检查。

X 线 DR 正位结合蛙式位双侧对比观察最简便、直观；影像诊断以标准骨盆正位为主，可辅助加拍蛙式位或水平侧位片，主要观察是否具有股骨头或股骨头颈移行处形态异常及是否具有髋臼形态异常。FAI 的早期改变以软骨退变为主，所以 X 线难以发现，需辅助 CT 及 MRI 检查。

CT 扫描具有分辨率高，微细骨质显影清晰的特点，可通过各个平面的扫描以及三维重建更有效地观察、测量上述提到的指征。多层螺旋 CT 薄层扫描可以清晰显示细微骨质结构改变，如髋臼边缘的骨赘、股骨颈疝窝、关节面下囊变等。髋关节造影后行 CT 放射状扫描诊断盂唇损伤的准确性、敏感性及特异性较高，适用于有 MRI 检查禁忌证的患者。但过度使用 CT 检查会让患者面临高辐射剂量的风险。

MRI 可以多角度、多平而成像，能更好地评价 FAI 的解剖学改变，是较理想的检查手段。MRI 对于软组织显像效果好，可以显示髋臼盂唇及关节软骨等软组织损伤，对于诊断软骨损伤和盂唇损伤有更好的敏感性和特异性。股骨头或髋臼骨质损伤、关节面软骨损伤及髋臼盂唇损伤部位及程度，为 FAI 的早期诊断和治疗提供影像学证据。

FAI 治疗方式主要分为保守治疗及手术治疗两种，其根本目的都是减少髋关节撞击的发生，减少疼痛，改善功能。

保守治疗对于初期 FAI 的患者，可以采用保守治疗的方法。目前 FAI 主要的非手术治疗手段是改变髋关节的运动方式，避免过度屈曲和减少运动量，应用非甾体抗炎药物和物理治疗等。保守治疗可在短时期内缓解疼痛症状，但可导致髋关节屈肌紧张，加重髋关节碰撞。由于骨性异常结构未解除，当患者恢复活动时症状又会复发。当 MRI 或 MRA 检查发现了髋臼唇或髋臼关节而软骨已有损伤，应当立即进行手术治疗。

手术治疗则主要为髋关节切开手术、关节镜手术及关节镜结合髋关节切开手术，但疗效各有优劣。关节镜在 FAI 诊断治疗中的优势是对病变的观察更为直观、微创和诊断治疗可以同时完成等，有大量髋关节镜治疗 FAI 的研究表明髋关节镜治疗 FAI 是一种更安全有效、创伤更小、恢复期更短的微创手术方法。髋关节镜治疗时患者采用仰卧或侧卧位，都需要放松牵引后，髋关节在术中屈曲达 40°。可以外展髋关节使前关节囊松弛，一般术侧下肢牵引固定，通过牵引松弛肌肉使关节稍分离，在 C 型臂 X 线机引导下用特殊髋关节镜套管进入髋关节。

本病例我们采用针刀松解腰背肌和臀背侧肌，更重要的是采用钩镰刀技术离断部分股内收肌，相应地减少了股骨与坐骨之间的张力，缓解两者之间的撞击，从而缓解了髋关节炎症，改善了髋关节功能，减轻了疼痛的症状。

参考文献

[1] 何啸波，郭开今，周冰，等．青年髋臼撞击综合征 52 例临床分析．徐州医学院学报，2012，32（3）：201-203

[2] 饶志涛，俞光荣，工树青，等．股骨髋臼撞击综合征的诊断与治疗进展．中华关节外科杂志电子版，2009，3（3）：368-373

病例 **8** 前交叉韧带断裂—关节镜手术

一、一般资料

患者姬某，男性，34 岁。

主诉：外伤致右膝疼痛伴活动受限 12 天。

现病史：患者 12 天前不慎扭伤右膝关节，当即感右膝关节肿胀、疼痛，上下楼及蹲起时疼痛明显加重，有关节不稳感，不能急转急停。患者遂来我院关节外科门诊就诊，行膝关节磁共振检查示"右膝关节前交叉韧带损伤，内侧半月板撕裂"。为求进一步系统诊治，门诊以"右膝关节前交叉韧带断裂、右膝关节内侧半月板撕裂"收入病房。发病以来无发热，无胸痛、咯血，无腹痛、恶心、呕吐，饮食睡眠可，大小便正常。体重较前无明显变化。

既往史：患者既往体健。否认高血压、糖尿病、冠心病等疾病史，否认肝炎、肺结核等传染病史，否认重大外伤、手术及输血史，否认药物及食物过敏史，预防接种史不详。

个人史、婚育史、家族史：出生于当地、无外地久居史，无不良嗜好，饮食无特殊嗜好。适龄结婚，育一子，配偶及子体健。否认家族遗传病史。

二、体格检查

T：36.2℃，P：65 次 / 分，R：16 次 / 分，BP：125/80mmHg。患者青年男性，发育正常，营养良好，神志清，精神可，查体合作。全身皮肤、黏膜无黄染，无出血点，皮肤色泽正常，弹性好，无蜘蛛痣，皮疹及皮下结节，浅表淋巴结未触及肿大。双眼睑无水肿下垂，眼结膜无充血水肿及出血点，眼球无突出震颤，巩膜无黄染，双瞳孔等大等圆，对光反射正常存在。耳郭无畸形，各鼻窦无压痛。唇无发绀，口腔黏膜无溃疡，牙龈无出血，腭垂居中，咽无充血。颈两侧对称，无抵抗，无颈静脉怒张及颈动脉搏动，气管居中，甲状腺无肿大，胸廓对称无畸形，胸骨无压痛。两侧呼吸动度正常，语颤一致，无胸膜摩擦感，双肺叩音清。肺下界大致相同、呼吸音清，未闻及干湿性啰音及胸膜摩擦音。心前区无局限性隆起，心尖冲动不明显，无抬举性波动，未触及震颤及心包摩擦感，心浊音界无扩大，心率 65 次 / 分，律齐，各瓣膜听诊区未闻及病理性杂音。腹平软，无腹壁静脉曲张及胃肠型，无压痛及反跳痛。未触及包块，肝脾肋下未及，肝脾区无叩击痛，肝浊音界无扩大，无移动性浊音，肠鸣音正常，双肾区无叩痛，二阴未查。

三、专科检查

右膝关节肿胀，髌上囊尤著，浮髌试验（+）；右膝 ROM：110°－0°－0°，麦氏征（+），内侧关节间隙压痛；前抽屉试验（+），轴移试验（+），拉赫曼试验（+）；双下肢感觉、肌力可，双侧足背动脉搏动存在，末梢循环良好。

四、辅助检查

MRI：右膝前交叉韧带损伤，内侧半月板后角撕裂，胫骨平台骨挫伤（2019 年 8 月 27 日，我院）。

五、初步诊断

1. 右膝前交叉韧带断裂。
2. 右膝内侧半月板撕裂。

六、诊断依据

1. 外伤致右膝疼痛伴活动受限 12 天。右膝关节肿胀、疼痛，活动后加重，有关节不稳感，不能急转急停。
2. 查体　右膝关节肿胀，髌上囊尤著，浮髌试验（+）；右膝 ROM：110°－0°－0°，麦氏征（+），内侧关节间隙压痛；前抽屉试验（+），轴移试验（+），拉赫曼试验（+）。
3. 辅助检查　膝关节 MRI 右膝前交叉韧带损伤，内侧半月板后角撕裂，胫骨平台骨挫伤。

七、鉴别诊断

1. 髌骨脱位　膝关节扭转暴力，伤后患者感膝关节肿胀、疼痛、活动受限，髌骨有脱位感，查体：膝关节肿胀明显，髌骨内侧缘及股骨外侧髁压痛（+），膝关节外推恐惧实验（+），膝关节 CT 及 MRI 检查可明确诊断。
2. 膝关节后交叉韧带断裂　患者膝关节外伤病史，伤后膝关节肿胀、疼痛不适，查体：后抽屉试验（+），膝关节 MRI 检查可辅助鉴别诊断。

八、诊疗经过

完善入院检查后，行右膝关节镜检查清理、前交叉韧带重建、半月板成形术。

手术经过、术中发现的情况及处理：麻醉成功后，患者取仰卧位，常规术区消毒、铺无菌巾单。右下肢驱血后，止血带充压 40kPa。常规前外侧入路进入右膝关节，探查膝关节，见髌上囊、内外侧沟无明显异常；内侧股骨髁软骨有 2°～3° 软骨损伤；平台软骨有 2°～3° 软骨损伤，内侧半月板后角部分损伤，外侧半月板无明显异常。髁间窝内见前交叉韧带明显松弛、断裂，残端倒伏于髁间窝。

遂取胫骨结节内侧 2cm 直切口，切开皮肤约 4cm，至深筋膜，探查至内侧鹅足附近，切开缝匠肌肌腱上缘，掀开，于其内找到股薄肌腱及半腱肌腱，直角钳钩出肌腱，切断其侧束及侧腱，切断其止点，闭环取腱器顺肌腱走行方向推进，切断肌肉、肌腱移行部。修腱、编织，测量双腱、三股直径为 8mm。湿纱布包裹备用。

常规内侧入路进入刨刀，清理关节内增生、肥厚滑膜，清理股骨髁及胫骨平台软骨损伤至光滑（病例 8 图 1）。使用刨刀成形内侧半月板。刨除残存交叉韧带，保留止点残端。屈膝 90°定位前交叉韧带上止点，位于残端中心，内侧辅助入路进入斯氏针钻透至股骨外侧，钻出皮肤外侧。4.5mm 空心钻沿斯氏针钻透股骨，测深股骨骨道 36mm。8mm 钻头沿斯氏针钻入 25mm，清理骨道。长针带线环通过股骨，线环留于内侧辅助入路外口备用。定位器角度定于 55°，内侧入路进入膝关节，定位于前交叉韧带胫骨止点残端中心，于取腱切口置定位套筒钻孔、置入导针，扩大胫骨隧道至直径 8mm。将双腱套入 Smith&Nephew ENDOBUTTON 15mm Fixation Button，双股重叠后，由导针牵引线自胫骨隧道穿入股骨隧道，待 Fixation Button 穿出股骨外侧皮质后，于股骨皮肤外侧反向牵引，使 Fixation Button 悬挂于股骨外侧皮质处，牵引肌腱。屈膝 20°，后推胫骨，拉紧胫骨侧肌腱，插入导针，拧入 8mm×25mm Smith&Nephew 界面螺钉 1 枚，挤压住肌腱（病例 8 图 2）。关节镜再次进入膝关节腔，见重建前交叉韧带位置良好，张力正常，退出关节镜。去除胫骨外侧多余肌腱，缝合覆盖胫骨螺钉及肌腱。依次缝合深筋膜、皮下组织、皮肤。膝关节大量敷料包扎。下肢弹力绷带外固定。

术后首次病程记录：患者姬某，男，34 岁，术前诊断：①右膝前交叉韧带断裂；②右膝内侧半月板撕裂，于今日行右膝关节镜检查清理、前交叉韧带重建、软骨修整、半月板成形术。术中诊断为：①右膝前交叉韧带断裂；②右膝内侧半月板撕裂。手术顺利，术后患者安返病房。

随访：术后 2 周：患者感右侧膝关节轻肿胀、疼痛不适，无寒战、发热，手术切口愈合良好，行手术切口拆线，嘱患者佩戴膝关节支具，在支具保护下行膝关节功能锻炼。术后 6 周：患者右膝关节无明显肿胀、疼痛不适，膝关节屈伸活动良好，嘱患者继续支具保护下适当行膝关节功能锻炼。

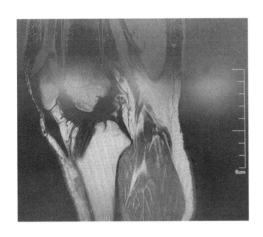
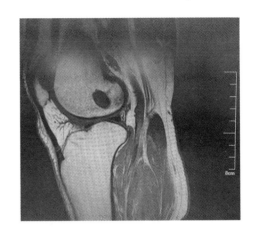

病例 8 图 1　前交叉韧带重建术后，挤压
螺钉胫骨内可见

病例 8 图 2　股骨髁可见前交叉韧带
重建骨隧道

九、最后诊断

1. 右膝前交叉韧带断裂。
2. 右膝内侧半月板撕裂。

十、相关知识

目前，前交叉韧带（ACL）损伤及修复重建是全世界运动医学最热门话题，据统计 1979—2018 年 ACL 相关文献发表量年增长稳步上升，提示有关 ACL 的研究也逐渐增多，但目前尚无一个完美的重建手术能解决所有 ACL 损伤问题。对于 ACL 损伤，首先应该进行精准分期分型评估和合并损伤评估及诊断，以利于制订最佳治疗方案。在评估损伤时需要全面考虑相关因素，例如第 1 次损伤时需要考虑：①ACL 损伤是实质部撕裂、止点撕脱或撕脱骨折，单束或双束损伤，膜内损伤？②是否有"对吻性"骨挫伤，其间距离及严重程度？因为损伤越严重和距离越大，关节不稳越明显，需手术修复重建可能性就越大；③是否合并 Segon 骨折？如合并 Segon 骨折说明存在膝关节前外侧不稳，对关节稳定性影响也大；④是否合并内侧副韧带损伤？如合并内侧副韧带损伤，说明损伤严重、稳定性影响大，需手术治疗的可能性大，但若在急性期行修复重建手术，术后易发生粘连导致关节僵硬、康复困难，这是一个明显的陷阱；⑤合并半月板损伤？对于 ACL 损伤合并的半月板损伤，以外侧最多，需要明确半月板损伤类型，内侧半月板多数是 RAP 区损伤。合并半月板损伤也说明 ACL 损伤严重，对关节稳定性影响大，需积极手术治疗。对于第 1 次 ACL 损伤，哪些应非手术治疗、哪些应手术治疗；如果采用手术治疗，如何选择手术时机、手术方法、手术后康复方法等。以上每个细节均值得医生认真考虑。第 2 次损伤期是指第 1 次 ACL 损伤已明确诊断，

经非手术治疗后或漏诊后，第2次发生膝关节损伤，多数是由ACL损伤后关节不稳，进一步发生以内侧半月板损伤为主的损伤。此期可能半月板损伤新鲜，还未继发软骨损伤，是ACL重建基础上缝合修复（保）内侧半月板的最佳时机。同时提醒临床医生，此类ACL损伤患者仅行非手术治疗不能满足其膝关节活动水平稳定性的需求。除第2次损伤期外，还需注意反复损伤期，说明内侧半月板在ACL不稳的条件下反复损伤，甚至出现桶柄样撕裂伴卡锁，同时可继发骨关节炎。ACL不稳持续2年，膝关节骨结构可发生代偿性变化，时间更长可形成胫骨固定性轻度前移，在此即使进行ACL修复重建，膝关节也很难恢复至伤前正常运动解剖中心轴，也很难重返伤前运动水平。目前关于ACL重建技术呈"百花齐放、百家争鸣，仁者见仁、智者见智"局面。重建方法包括等长重建到双束重建、解剖重建、IDEAL重建、椭圆重建、带状（Ribbon）重建、三束重建等。胫骨、股骨重建骨隧道定位也有各种方法，包括AM入路、Transtibial入路、outside-in入路等，但均基于寻求接近恢复解剖，最理想的解剖重建是移植物对ACL足印区达最大面积覆盖。未来可能将3D打印导板器材引入行三维立体植入物的重建。对于ACL移植物的选择，自体最好同种异体次之（我们国家的质量保障不足），人工韧带有其独到优势，尤其早期稳定性恢复更强、更有利于职业运动员尽快、尽早重返训练和运动赛场。组织工程韧带由于早期强度不能满足临床，难以实现临床应用，前景不好。移植肌腱最需要是减张才能更好的再血管化和再韧带化，减张人工韧带（束带）与生物腱杂交重建韧带方式可能会成为未来韧带重建主流术式。重建移植物的固定方式和固定器材多种多样，但挤压固定、悬吊固定（Endbutton、Rigidfix、各式栓桩等）是基本固定原理和方法，目前尚无一种具有不改变移植物位置、无损伤、全骨道充填、无蹦极和雨刷效应，而kill-turn效应又少、不松动又可吸收的完美固定器材，有待进一步研究开发。除手术方式、移植物材料及固定方式外，还有一些影响ACL重建效果的因素，比如全身关节松弛症、膝关节力线不正（内、外翻）、胫骨平台后倾角过小甚至前倾、骨质疏松、肌力不足；陈旧性ACL损伤膝关节结构已发生代偿性改变，进而出现胫骨固定性前移等；合并损伤（半月板、骨挫伤、Segon骨折、软骨损伤、MCL、LCL或PCL、PLC损伤等）。但力线和胫骨平台前后倾的骨结构是最基本的，必须在有或恢复正常骨结构基础上才可能达到良好ACL重建效果，合并伤会削弱重建ACL的强度和恢复效果，应争取一次手术完美处理。术后康复也是一个非常复杂的问题，其发展历程经历了传统的术后保护到现在完全不保护，传统术后不负重6周到现在术后即刻完全负重。总之，ACL损伤或重建术后尽量避免膝关节周围肌肉力量减弱或萎缩，同时骨结构正常还可完全负重。在不影响重建物强度情况下尽早、尽快被动和主动最大限度恢复膝关节伸屈活动范围为其主要康复内容。同时还有本体感觉、协调性、平衡性的训练和恢复。力争术后2～3个月重返生活、恢复训练，6～10个月重返运动，是生物重建的大致目标。由此可见，ACL 损伤相当复杂，对其评估需要更精准，也需要更精准的治疗方法。关于手术技术和方法的问题则更多，更需要大样本量对照研究来揭示其规律和创新更好的技术，以期达到让患者功能至上、重返运动。

参考文献

[1]Rahnemai-Azar AA, Sabzevari S, Irarrázaval S, et al. Anatomical individualized ACL reconstruction. Arch Bone Jt Surg, 2016, 4 (4): 291-297

[2]Hamido F, Misfer AK, Al Harran H, et al. The use of the LARS artificial ligament to augment a short or undersized ACL hamstrings tendon graft. Knee, 2011, 18 (6): 373-378

[3]Jia ZJ, Xue CC, Wang W, et al. Clinical outcomes of anterior cruciate ligament reconstruction using LARS artificial graft with an at least 7-year follow-up. Medicine (Baltimore), 2017, 96 (14): e6568

[4]Bianchi N, Sacchetti F, Bottai V, et al. LARS versus hamstring tendon autograft in anterior cruciate ligament reconstruction: a single-centre, single surgeon retrospective study with 8 years of follow-up. Eur J Orthop Surg Trauma, 2019, 29 (2): 447-453

病例 9   钩镰刀治疗"腕管综合征"

一、一般资料

患者吕某，男性，55 岁。

主诉：左手桡侧疼痛和麻木不适 2 个月余。

现病史：患者 2 个月前无明显诱因出现左手桡侧疼痛和麻木不适，以示指和中指尤甚，曾到当地社区医院就诊，具体诊断不详，给予消炎镇痛药物"美洛昔康"口服，效果不佳，且左手桡侧疼痛和麻木不适症状逐渐加重，影响日常生活，遂来我院关节外科门诊就诊，为求进一步系统诊治，门诊以"腕管综合征"收入病房。自发病以来，无发热，无胸痛、咯血，无腹痛、恶心和呕吐，饮食可，睡眠欠佳，大小便正常，体重较前无明显变化。

既往史：既往体健，无糖尿病，无高血压，无冠心病，无结核病史，无肝炎病史，无其他传染病史，预防接种史不详，无过敏药物及食物，无手术史，无重大外伤史，无输血史。

个人史、婚育史、家族史：出生于当地、无外地久居史，无不良嗜好，饮食无特殊嗜好。适龄结婚，育一子，配偶及子体健。否认家族遗传病史。

二、体格检查

T：36.4℃，P：100 次 / 分，R：17 次 / 分，BP：130/90mmHg。中年男性，发育正常，营养良好，神志清楚，精神正常。语言正常，表情自如，自主体位，正常面容，安静状态，查体合作。皮肤、黏膜颜色正常，皮肤弹性良，无皮下结节，无皮下出血，无肝掌、蜘蛛痣，无皮疹，无水肿，无瘢痕，全身浅表淋巴结未触及肿大。头颅正常，无畸形，毛发分布均匀，眼睑正常，球结膜正常，巩膜无黄染，双侧瞳孔等大等圆，直径左：右，约 4mm ∶ 4mm，对光反射正常。耳郭外观正常，外耳道无分泌物，乳突无压痛。鼻外观正常，鼻翼无煽动，鼻腔无分泌物，口唇红润，口腔黏膜正常，伸舌居中，咽部正常，咽反射正常，扁桃体无肥大，颈部抵抗无，气管居中，甲状腺未触及肿大，颈动脉搏动正常，颈静脉正常。胸廓对称，无畸形，无隆起，无塌陷，乳房无异常，肋间隙正常，无三凹征，呼吸动度两侧对称，节律规则。触诊无胸膜摩擦感，语音震颤有，叩诊清音，听诊双肺呼吸音清，无干湿性啰音。心前区无隆起，心尖冲动正常，心浊音界正常，心率 80 次 / 分,律齐,各瓣膜听诊区杂音未闻及病理性杂音。腹部平坦,呼吸运动正常,无肠胃型蠕动波, 无局部隆起, 全腹柔软, 无压痛、无反跳痛,未触及腹部包块,肝脾肋下未触及, 腹部叩诊鼓音, 双肾区无叩痛,移动性浊音阴性,肠鸣音正常。肛门、直肠、外生殖器检查根据病情需要检查。脊柱、四肢无畸形,活动自如,脊柱生理弯曲存在。双下肢无水肿。腹壁反射正常,膝腱反射正常,跟腱反射正常,巴宾斯基征阴性、脑膜刺激征无。

三、专科检查

脊柱生理弯曲存在,神经叩击试验(+)、腕背屈试验(+),左手桡侧三个半手指皮肤感觉减退,夹纸试验(-),拇指对掌功能可,双桡动脉搏动有力,末梢血运良好。

四、辅助检查

1. 肌电图 左侧腕部正中神经损伤,左侧桡神经、尺神经未见明显异常(2018年3月28日,我院)。

2. X 线检查 左侧腕关节 X 线检查未见明显异常(2018 年 3 月 28 日,我院)。

3. 其他 心电图、化验检查均无明显异常。

五、初步诊断

腕管综合征(左侧)。

六、诊断依据

1. 病史 左手掌桡侧疼痛、麻木不适 2 个月。

2. 查体 脊柱生理弯曲存在, 神经叩击试验(+)、腕背屈试验(+),左手桡侧三个半手指皮肤感觉减退。

3. 辅助检查 肌电图显示左侧正中神经腕部损伤。

患者临床表现和体格检查提示正中神经分布区的麻木不适,肌电图检查符合腕管综合征表现,诊断较为明确。

七、鉴别诊断

1. 肘管综合征 患者手掌尺侧感觉减退,拇指对掌功能障碍,爪形手畸形,肘关节神经叩击试验(+),肌电图可鉴别诊断。

2. 颈椎病 患者颈肩部疼痛不适,伴有头痛、头晕,颈椎 CT 及 MI 检查可鉴别诊断。

八、诊疗经过

完善入院检查后，在局麻下行左侧腕管综合征钩镰刀正中神经松解术。

手术经过、术中发现的情况及处理：患者取平卧位，左上肢外展，左腕部手术部位常规消毒，于左手第4指延长线和腕横韧带交叉处局麻，采用钩镰刀进针，勾住腕横韧带，嘱患者逐一屈曲5指，未伤及屈指肌腱，回拉离断腕横韧带，再次行phelon试验（－），左手麻木症状明显缓解，压迫止血，包扎，手术顺利，术后患者安返病房，对症治疗（病例9图1至病例9图5）。

术后首次病程记录：患者吕某，男性，55岁，因左手掌桡侧疼痛、麻木不适2个月入院。入院后完善检查诊断为腕管综合征（左），于2018年3月29日在局麻下行左腕管综合征微创腕横韧带离断术，手术顺利，术后患者安返病房。应用改善循环、脱水消肿、营养神经药物治疗。

术后第1日病程记录：患者今日自诉手术切口无明显肿胀、疼痛不适，感患肢麻木不适明显减轻，今日王颖副主任医师查房分析患者术后恢复良好，嘱患者适当行功能锻炼，应用脱水消肿、改善循环、营养神经药物治疗。

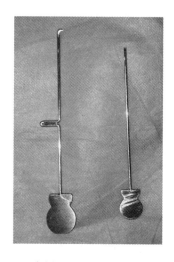

病例9图1　钩镰刀图

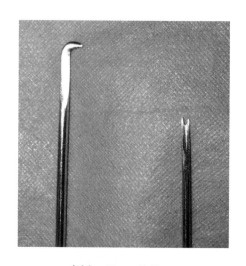

病例9图2　钩镰刀口

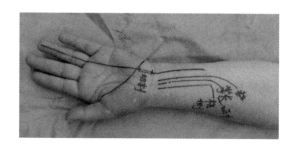

病例9图3　手术设计

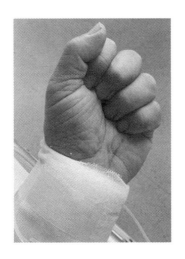
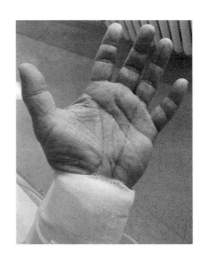

病例 9 图 4　术后手指屈曲功能正常　　病例 9 图 5　术后手指伸直功能正常

　　患者住院观察 10 天后左手桡侧疼痛及麻木不适症状消失出院。患者出院后半年随访，述说左手桡侧疼痛及麻木不适症状消失，无上述症状反复。

九、最后诊断

腕管综合征（左侧）。

十、相关知识

　　腕管综合征（carpal tunnel syndrome）是最常见的周围神经卡压性疾患，也是手外科医生最常进行手术治疗的疾患。腕管综合征的病理基础是正中神经在腕部的腕管内受卡压。其发病率在美国约为 0.4%，我国尚无明确统计。

　　Paget 医生于 1854 年最早描述了两名桡骨远端骨折患者出现了正中神经卡压的临床表现。1913 年，法国学者 Marie 和 Foix 医生首次报道了低位正中神经卡压症状患者的神经病理检查结果，并提出如果早期诊断并切开腕横韧带，或许可以避免出现神经的病变。1933 年，Learmouth 报道了手术切开屈肌支持带治疗腕管神经卡压的病例。1953 年，Kremer 首次在公开出版物中使用了"腕管综合征"来命名这一疾患，并一直被沿用至今。

　　腕管综合征发生的原因，是腕管内压力增高导致正中神经受卡压。腕管，是一个由腕骨和屈肌支持带组成的骨纤维管道。前者构成腕管的桡、尺及背侧壁，后者构成掌侧壁。腕管顶部是横跨于尺侧的钩骨、三角骨和桡侧的舟骨、大多角骨之间的屈肌支持带。正中神经和屈肌腱由腕管内通过（屈拇长肌腱，4 条屈指浅肌腱，4 条屈指深肌腱）。尽管腕管两端是开放的入口和出口，但其内组织液压力却是稳定的。腕管内最狭窄处距离腕管边缘约 50px,这种解剖特点与腕管综合征患者切开手术时正中神经形态学表现相符。正中神经走行在屈肌支持带下方,紧贴屈肌支持带。在屈肌支持带远端,正中神经发出返支,支配拇短展肌、拇短屈肌浅头和拇对掌肌。其终支是指神经,支配拇指、示指、中指和环指桡侧半皮肤。

无论是腕管内的内容物增加,还是腕管容积减小,都可导致腕管内压力增高。最常见的导致腕管内压力增高的原因是特发性腕管内腱周滑膜增生和纤维化,其发生的机制尚不明了。有时也可见到其他一些少见病因,如屈肌肌腹过低、类风湿等滑膜炎症、创伤或退行性变导致腕管内骨性结构异常卡压神经、腕管内软组织肿物如腱鞘囊肿等。

有研究认为过度使用手指,尤其是重复性的活动,如长时间用鼠标或打字等,可造成腕管综合征,但这种观点仍存在争议。腕管综合征还容易出现于孕期和哺乳期妇女,机制不明,有观点认为与雌激素变化导致组织水肿有关,但许多患者在孕期结束后症状仍然未得到缓解。

腕管综合征在女性的发病率较男性更高,但原因尚不清楚。常见症状包括正中神经支配区(拇指、示指、中指和环指桡侧半)感觉异常和(或)麻木。夜间手指麻木很多时候是腕管综合征的首发症状,许多患者均有夜间手指麻醒的经历。很多患者手指麻木的不适可通过改变上肢的姿势或甩手而得到一定程度的缓解。患者在白天从事某些活动也会引起手指麻木的加重,如做针线活、驾车、长时间手持电话或长时间手持书本阅读。部分患者早期只感到中指或中环指指尖麻木不适,而到后期才感觉拇指、示指、中指和环指桡侧半均出现麻木不适。某些患者也会有前臂甚至整个上肢的麻木或感觉异常,甚至感觉这些症状为主要不适。随着病情加重,患者可出现明确的手指感觉减退或散失,拇短展肌和拇对掌肌萎缩或力弱。患者可出现大鱼际最桡侧肌肉萎缩,拇指不灵活,与其他手指对捏的力量下降甚至不能完成对捏动作。

腕管综合征的诊断主要根据临床症状和特征性的物理检查结果,确诊需要电诊断检查。最重要的诊断依据是患者存在典型的临床症状,即正中神经分布区的麻木不适,夜间加重。除了主观性的症状,客观检查也非常重要。明确出现手指感觉减退或散失以及大鱼际肌肉萎缩是病情严重的表现,而在出现这些表现之前就应该进行治疗干预。基于诱发诊断试验的客观性检查也有利于帮助诊断,包括 Tinel 征、Phalen 试验和正中神经压迫试验。

沿正中神经走行从前臂向远端叩击,如果在腕管区域叩击时出现正中神经支配区域的麻木不适感,为 Tinel 征阳性。但由于该检查的敏感度和特异度不高,不能单独作为诊断的依据。

Phalen 试验是让患者手腕保持于最大屈曲位,如果 60 秒内出现桡侧 3 个手指的麻木不适感,则为阳性。66%~88% 的腕管综合征患者可出现 Phalen 试验阳性,但

10%～20% 的正常人也会出现 Phalen 试验阳性。

Durkan 医生描述了专用于诊断腕管综合征的正中神经压迫试验。检查者用拇指压迫腕管部位，如果 30 秒内出现正中神经支配区域皮肤的麻木不适为阳性。Durkan 报道 87% 的腕管综合征患者正中神经压迫试验阳性，还有作者报道了更高的阳性率。因此，该检查是诊断腕管综合征的一个重要物理检查。

神经传导检查和肌电图结果可以帮助确定诊断，排除其他神经性疾患，还可反映压迫的严重程度，对于拟定恰当的治疗策略有重要参考价值。但由于电诊断检查存在假阴性和假阳性结果，不能单一依靠电诊断检查来确定诊断。

当怀疑腕管周围骨性异常导致正中神经卡压时，腕管切线位 X 线片有助于确定是否存在腕管容积的改变。

多数腕管综合征患者具有典型的症状和体征，但仍有一些不典型的患者，需要与其他一些神经系统疾病进行鉴别。主要鉴别诊断包括：颅内肿瘤、多发性硬化、神经根性颈椎病、颈髓空洞症、胸廓出口综合征、外周神经肿瘤、特发性臂丛神经炎、臂丛下干或其他正中神经病变。

非手术治疗：腕管综合征非手术治疗方法很多，包括支具制动和皮质类固醇注射等。

医生常常建议患者采用支具制动来控制病情发展，缓解症状。常用的是预制好的支具，佩戴后腕关节被控制在背伸 30° 位。但这样的背伸角度会增加腕管内压力。有研究证实，腕管综合征患者腕管内压力增高，腕关节背伸时压力进一步增加。控制症状的最有效体位是中立位。将腕关节固定于中立位，可以降低腕管内压力，但最利于手功能发挥的腕关节位置是背伸 30° 位。考虑到中立位不利于手功能发挥，因此，一般的建议是白天不固定，晚上用支具将腕关节固定在中立位。

口服消炎药和局部注射皮质类固醇药物也是常用方法，文献报告成功率不一。Celiker 等通过随机对照研究，对比了皮质类固醇注射与非类固醇类消炎药联合支具制动的疗效。结果显示两组患者症状都明显改善。但因仅随访 8 周，结论没有足够说服力。Edgell 等和 Green 都认为如果局部注射可以暂时缓解症状，则手术成功率很高。也有文献报道激素注射存在并发症，如损伤正中神经等。通过啮齿类动物试验模型研究发现，即使将地塞米松直接注射到神经内部，也不会损伤神经。所有其他类固醇药物注射到大鼠坐骨神经内时，都会损伤神经。因此，尽管可以暂时缓解症状，但皮质类固醇注射不建议常规应用。

手术治疗：如果保守治疗方案不能缓解患者的症状，则要考虑手术治疗。1924 年，Herbert Galloway 做了第一例腕管松解手术。之后，出现了多种手术方法，包括各种切开手术、小切口减压及内镜手术等。尽管手术目的是松解正中神经，但也可能因医源性原因造成一束甚至几束正中神经损伤。因此，无论偏爱何种手术方式，都应当以可以充分显露正中神经为前提，以免伤及神经。对于腕部结构有损伤、有占位性病变、有滑膜病变、需二次松解减压者，最好还是做切开松解减压，而且还是长切口，以便能实施附加手术。使用短切口出现问题时，如操作困难、难于直视等，也应该延长切口，变短切口为长切口，以免发生意外。

内镜技术是一种"微创"手术治疗方法，切口小、创伤小、可以避免术后切口不适等问题。目前，使用各种内镜技术的文献很多，不过，也存在一定问题，例如，医源性神经损伤、视野欠佳、不能辨别解剖变异、松解不充分以及费用较高等。如果视野不充分，应改为切开手术。也有一些医生则认为小切口切开减压手术也是"微创技术"，也可以减少术后并发症率。内镜"微创"腕管松解手术分为双入路（Chow法）和单入路（Agee法）两大类。双入路为在腕管近侧和远侧各切开一个约0.5cm的小切口，在内镜指导下，用小钩刀切开腕横韧带。单入路则只从腕管近侧切开一个小切口，在内镜的指导下，用特殊切刀切开松解屈肌支持带。

目前，腕管综合征现在一般采用的治疗方式是服用一些活血化瘀类和消炎镇痛类药物、针灸、推拿等保守治疗虽然能暂时缓解症状，但是大多数都不能根除症状，治疗效果欠佳。传统的开放手术切口比较长，10～12cm，有影响美观、创伤大、术后手腕和手指屈曲力量减弱等并发症。腕关节镜松解术虽然可以避免与切口相关的并发症，但是该技术会发生出血较多、手术部位水肿、恢复时间长等并发症，同时该项技术也需要特殊的设备和技能，耗材昂贵。而肌骨B超定位下钩镰刀微创手术离断腕横韧带治疗腕管综合征，创伤小，恢复快，B超监测避免了周围重要神经、血管和肌腱的损伤。

参考文献

[1]Gelfman R, Melton LJ 3rd, Yawn BP, etal.Long-term trends in carpal tunnel syndrome.Neurology, 2009, 72（1）：33-41

[2] 田光磊，蒋协远，陈山林，主译. 格林手外科手术学（第6版）：北京：人民军医出版社，2012：917-925

[3] 李大刚，黄星垣，黎建义. 分期治疗腕管综合征8例疗效分析. 中医正骨，2008，20（3）：25-26

[4] 孙宇哲. 腕管综合征显微外科治疗12例体会. 实用全科医学，2004，2（3）：235

病例 **10** 膝骨关节炎—关节置换手术

一、一般资料

患者徐某，男性，63 岁。

主诉：左侧膝关节疼痛 3 年，疼痛加重 1 个月。

现病史：患者 3 年前劳累后出现左侧膝关节疼痛、肿胀不适，活动后加重。未引起患者重视，未到医院就诊，自行理疗及口服"塞来昔布、盐酸氨基葡萄糖"等对症治疗，效果不佳，膝关节疼痛肿胀不适症状反复发作，近 1 个月来患者爬山后感膝关节疼痛加重，严重影响日常生活，遂来我院就诊，行膝关节 X 线检查时左侧膝关节骨性关节炎，为求进一步系统诊治，门诊以"左膝骨性关节炎"收入病房。发病以来无发热，无胸痛、咯血，无腹痛、恶心、呕吐，饮食睡眠可，大小便正常。体重较前无明显变化。

既往史：既往有糖尿病、高血压、冠心病。否认肝炎、肺结核等传染病史，否认重大外伤、输血史，否认药物及食物过敏史，预防接种史不详。

个人史、婚育史、家族史：出生于当地、无外地久居史，无不良嗜好，饮食无特殊嗜好。已绝经，适龄结婚，育一子，配偶及子体健，否认家族遗传病史。

二、体格检查

T：36.4℃，P：72 次 / 分，R：18 次 / 分，BP：142/74mmHg。患者老年男性，发育正常，营养良好，神志清，精神可，查体合作。全身皮肤、黏膜无黄染，无出血点，皮肤色泽正常，弹性好，无蜘蛛痣，皮疹及皮下结节，浅表淋巴结未触及肿大。双眼睑无水肿下垂，眼结膜无充血水肿及出血点，眼球无突出震颤，巩膜无黄染，双瞳孔等大等圆，对光反射正常存在。耳郭无畸形，各鼻窦无压痛。唇无发绀，口腔黏膜无溃疡，牙龈无出血，腭垂居中，咽无充血。颈两侧对称，无抵抗，无颈静脉怒张及颈动脉搏动，气管居中，甲状腺无肿大，胸廓对称无畸形，胸骨无压痛。两侧呼吸动度正常，语颤一致，无胸膜摩擦感，双肺叩音清。肺下界大致相同、呼吸音清，未闻及干湿性啰音及胸膜摩擦音。心前区无局限性隆起，心尖冲动不明显，无抬举性波动，未触及震颤及心包摩擦感，心浊音界无扩大，心率 72 次 / 分，律齐，各瓣膜听诊区未闻及病理性杂音。腹平软，无腹壁静脉曲张及胃肠型，无压痛及反跳痛。未触及包块，肝脾肋下未及，肝脾区无叩击痛，肝浊音界无扩大，无移动性浊音，肠鸣音正常，双肾区无叩痛,二阴未查。

三、专科检查

左侧膝关节屈曲内翻畸形,膝关节肿胀,浮髌试验(+),膝关节周围压痛(+),以内侧平台处明显。左膝关节麦氏征(+),髌骨研磨试验(+),侧方应力试验(-);前、后抽屉试验(-),双膝关节过屈、过伸痛:左膝伸15°=屈80°,膝反射、跟腱反射正常,巴氏征(-)。足背动脉搏动存在,末梢循环良好。

四、辅助检查

左侧膝关节 X 线:左膝骨性关节炎(青岛市 ×× 医疗集团)(病例 10 图 1,病例10 图 2)。

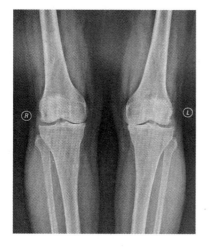

病例 10 图 1　膝关节正位,关节间隙变窄,关节面硬化

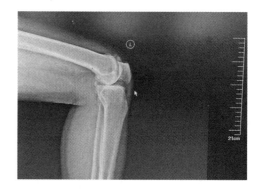

病例 10 图 2　膝关节侧位:膝关节骨质增生明显

五、初步诊断

1. 左膝骨性关节炎。
2. 糖尿病。
3. 高血压病。
4. 冠心病。

六、诊断依据

1. **病史**　老年男性,左侧膝关节疼痛 3 年,肿胀,活动后加重。1 个月前加重。
2. **查体**　左侧膝关节屈曲内翻畸形,膝关节肿胀,浮髌试验(+),膝关节周围压痛（+），以内侧平台处明显。左膝关节麦氏征（+），髌骨研磨试验（+），侧方应力试验（-）；双膝关节过屈、过伸痛：左膝伸 15°＝屈 80°。

3. 辅助检查　左侧膝关节 X 线显示左膝骨性关节炎。

患者老年男性，关节症状持续时间超过 6 个月，查体阳性，影像学检查提示膝骨关节炎，膝骨关节炎诊断较为明确。

七、鉴别诊断

1. 膝关节滑膜炎　膝关节肿胀、疼痛明显，浮髌试验（+），膝关节穿刺可抽取大量关节腔积液，膝关节 MRI 可辅助鉴别诊断。

2. 膝关节内侧副韧带损伤　膝关节有外伤病史，伤后患者感膝关节疼痛及不稳感，查体：膝关节内侧压痛（+），内翻应力试验（+），膝关节 MRI 检查可明确诊断。

八、治疗经过

完善入院检查后，行左膝人工关节表面置换术。

手术经过、术中发现的情况及处理：麻醉成功后，患者取仰卧位，左股部中上 1/3 敷气囊式止血带。常规术区消毒，铺无菌巾单。左下肢驱血后，止血带充压 40kPa。取膝前正中直切口，长约 15cm。依次切开皮肤、皮下组织、深筋膜，取髌旁内侧入路切开关节囊，松解软组织，骨膜下袖套样剥离内侧鹅足，去除内侧平台骨赘。探查见关节内有淡黄色关节液流出，滑膜炎性变，股骨髁及胫骨平台软骨磨损破坏重，以内侧髁及平台为著，髁间棘增生，髁及平台周围骨赘形成。于髁间窝 PCL 内缘上方 0.5cm 处钻孔，插入股骨髓内定向杆，6° 外翻连接股骨远端切模，拔除髓内杆，行股骨远端截骨。屈膝位脱位膝关节，显露胫骨平台，见内侧平台磨损重，软骨缺失，半月板部分缺损，切除残存半月板及前后交叉韧带，放置胫骨定向杆，无后倾安装胫骨平台切模。2mm 测深器低点置于内侧平台最低点，行胫骨平台截骨，测得胫骨假体为 R1。安装股骨后定位抱髁器，探针置于股骨前皮质最高点，测得股骨髁假体为 R1B；外旋 3° 安装四合一股骨截骨板，分别行股骨前、后及斜面截骨，安装股骨髁间成形器，行股骨髁间成形。安装 R1B 股骨、R1 胫骨及 R1 垫试模，分别 0° 及 120° 检查膝关节对线及内外翻稳定性良好。安装胫骨平台成形器行胫骨髓腔成形。去除试模，冲洗枪充分冲洗骨髓腔及关节腔，至骨松质暴露良好。搅拌骨水泥至工作期，分别安装 LINK R1 胫骨假体、R1B 股骨髁假体、R1 垫假体。清理多余骨水泥，伸直膝关节待骨水泥固化，再次清理多余骨水泥。检查髌骨周缘增生，清理增生骨赘，髌骨周围去神经化，复位髌骨，再次分别在 0° 及 120° 检查膝关节对线及内外翻稳定性良好，髌骨轨迹良好，No thumb 试验良好。松止血带，冲洗关节腔，彻底止血，其内置引流管 1 根，检查器械及敷料无误，缝合关节腔，逐层缝合。无菌敷料包扎，弹力绷带包扎左下肢。

术后首次病程记录：患者徐某，男，63 岁，术前诊断：①左膝骨性关节炎；②卵巢癌切除术后；③糖尿病；④高血压病；⑤冠心病，行左膝人工关节表面置换术。术中诊断为：①左膝骨性关节炎；②卵巢癌切除术后；③糖尿病；④高血压病；⑤冠心病。手术顺利，术后患者安返病房。

术后 2 周患者诉左膝关节轻度肿胀、疼痛不适，无寒战、发热，切口愈合良好，行切口缝合线拆线，嘱患者行膝关节功能锻炼；术后 1 个月复查：患侧膝关节肿胀、疼痛减轻，无寒战、发热，膝关节活动度良好，复查膝关节正侧位（病例 10 图 3，病例 10 图 4）嘱患者锻炼股四头肌肌力，继续行膝关节屈伸活动锻炼。

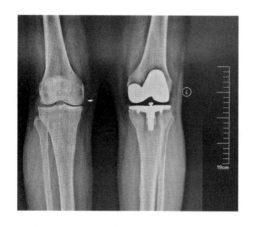 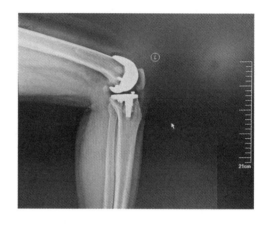

病例 10 图 3　左膝关节表面置换术后正位　　　病例 10 图 4　左膝关节表面置换术后侧位

九、最后诊断

1. 左膝骨性关节炎。

2. 糖尿病。

3. 高血压病。

4. 冠心病。

十、相关知识

膝关节骨关节炎（knee osteoarthritis, KOA）是一种因关节软骨进行性破坏和继发性滑膜与骨质增生所导致的慢性非感染性炎性疾病，在中老年人群中发病率较高。随着我国人口老龄化的发展，该病的发病率呈逐年上升的趋势，严重影响人们的工作和生活质量。目前治疗该病的方法较多，总体来说主要分为手术和非手术治疗两大类。非手术治疗：口服非甾体类抗炎药物；膝关节腔内注射皮质激素、透明质酸、中药甚至臭氧也可以起到减轻症状的作用；中医药疗法主要包括口服中药、推拿、针灸、中药熏洗、针刀疗法等。手术治疗包括：膝关节腔持续冲洗与清理术、胫骨高位截骨术、膝关节单髁置换术、髌股关节置换术、全膝关节置换术。非手术和手术治疗效果不一，尚无一种有效的方法能够彻底治愈该病。虽然有很多学者采用综合疗法或中西医结合治疗该病，在临床上取得了一定的临床疗效，但是由于对 KOA 的病因及其发病机制尚不完全清楚，目前临床上对于该病还缺乏有效的治疗手段。随着分子生物学和基因工程技术的发展，利用基因和生物技术治疗 KOA，将成为新的研究方向，将为 KOA 的治疗带来新的突破。

参考文献

[1] 包德明 . 膝关节骨关节炎的治疗进展 . 中医正骨，2014，26（12）：52-55

[2] 谷艳超，刘世清，夏韶强，等 . 骨关节炎发病机制和治疗的研究进展 . 中国骨与关节杂志，2016，（10）：770-774

[3] 黄野 . 胫骨高位截骨术治疗膝关节骨关节炎的现状 . 中华关节外科杂志（电子版），2016，10（5）：470-473

病例 **11** 右踝关节不稳合并外踝韧带损伤关节镜治疗

一、一般资料

患者姬某，男性，34 岁。

主诉：右踝关节外伤后疼痛不适 3 年，加重 4 个月。

现病史：患者 3 年前下楼梯时不慎滑倒，扭伤右侧踝关节，伤后患者感右侧踝关节肿胀、疼痛不适，曾到外院就诊，行 X 线检查未见明显异常，患者未行石膏外固定，口服消炎镇痛药物对症治疗后踝关节肿胀、疼痛不适减轻。近 2 年来患者曾多次出现踝关节扭伤，4 个月前感右侧踝关节肿疼痛不适逐渐加重，行走有踝关节不稳感，严重影响日常生活及工作，遂来我院就诊。行 MR 检查示距腓前韧带损伤，为对右踝关节疾病进一步诊疗，门诊以"慢性踝关节不稳、踝关节外侧副韧带损伤"收入病房。发病以来无发热，无胸痛、咯血，无腹痛、恶心、呕吐，饮食睡眠可，大小便正常。体重较前无明显变化。

既往史：既往体健，否认冠心病、高血压、糖尿病等重大疾病病史，否认肝炎、肺结核等传染病史，否认重大外伤及手术病史，否认输血史，否认药物及食物过敏史，预防接种史不详。

个人史、婚育史、家族史：出生于当地、无外地久居史，无不良嗜好，饮食无特殊嗜好。适龄结婚，育一子，配偶及子体健。否认家族遗传病史。

二、体格检查

T：36.5℃，P：80 次 / 分，R：20 次 / 分，BP：120/90mmHg。患者青年男性，发育正常，营养中等，神志清，精神可，查体合作。全身皮肤、黏膜无黄染，无出血点，皮肤色泽正常，弹性好，无蜘蛛痣，皮疹及皮下结节，浅表淋巴结未触及肿大。双眼睑无水肿、下垂，眼结膜无充血水肿及出血点，眼球无突出震颤，巩膜无黄染，双瞳孔等大等圆，对光反射正常存在。耳郭无畸形，各鼻窦无压痛，口腔黏膜无溃疡，牙龈无出血，腭垂居中，咽无充血。颈两侧对称，无抵抗，无颈静脉怒张及颈动脉搏动，气管居中，甲状腺无肿大，胸廓对称无畸形，胸骨无压痛。两侧呼吸动度正常，语颤一致，无胸膜摩擦感，双肺叩音清。肺下界大致相同、呼吸音清，未闻及干湿性啰音及胸膜摩擦音。心前区无局限性隆起，心尖冲动不明显，无抬举性波动，未触及震颤及心包摩擦感，心浊音界无扩大，心率 80 次 / 分，律齐，各瓣膜听诊区未闻及病理性杂音。腹平软，无腹壁静脉曲张及胃肠型，无压痛及反跳痛。未触及包块，肝脾肋下未及，肝脾区无叩击痛，肝浊音界无扩大，无移动性浊音，肠鸣音正常，双肾区无叩痛，二阴未查。

三、专科检查

脊柱生理弯曲存在，踝关节关节活动度正常，前外侧间隙压痛阳性，跗骨窦区无压痛，撞击试验阴性，踝关节前抽屉试验阳性，内翻应力试验阴性，距下关节抽屉试验和跟骨横向错动试验阴性。双下肢感觉、肌力正常。

四、辅助检查

MRI：距腓前韧带断裂，右踝关节腔积液（2019 年 9 月 23 日，我院）（病例 11 图 1）。

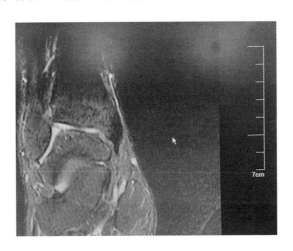

病例 11 图 1 踝关节 MRI：距腓前韧带显示欠清

五、初步诊断

1. 慢性踝关节不稳。

2. 右踝关节外侧副韧带损伤。

六、诊断依据

1. 病史 3 年前右踝关节受外伤，伤后患者感右侧踝关节肿胀、疼痛不适，4 个月前加重，行走有踝关节不稳感。

2. 查体　踝关节前外侧间隙压痛阳性，踝关节前抽屉试验阳性。

3. 辅助检查　MRI 检查显示距腓前韧带断裂，右踝关节腔积液。

七、鉴别诊断

1. 内外踝骨折　患者有明确踝关节外伤病史，伤后患者即可出现踝关节肿疼痛，伴有功能障碍，查体：踝关节肿胀明显，皮肤瘀青，踝关节周围压痛，可扪及骨擦感，X 线片及 CT 可鉴别诊断。

2. 前踝撞击综合征　患者踝关节背伸活动受限，伴有踝关节疼痛不适，爬楼梯时困难，查体：踝关节前方压痛，踝关节背伸活动受限，X 线片及踝关节 MRI 可鉴别诊断。

八、诊疗经过

完善入院检查后，行右踝关节镜检术＋滑膜清理术＋关节镜下软骨损伤修整术＋距腓前韧带止点重建术。

手术经过、术中发现的情况及处理：麻醉成功后，患者取仰卧位，右股部中上 1/3 敷气囊式止血带。常规术区消毒、铺无菌巾单。驱血后，止血带充压 40kPa。以踝关节标准前外侧入路进入，见关节内滑膜增生多量、炎症性变化，距骨及内踝处可见软骨损伤，距腓前韧带明显松弛。标准前内侧入路进入刨刀及射频，适度清理滑膜。射频及刨刀清理损伤软骨至稳定、光滑。检查无明显撞击表现，退出关节。

自右腓骨外踝尖近端 2cm、前方 1cm 处弧形切开皮肤约 4cm 切口。依次切开皮肤、皮下组织，探查距腓前韧带，见完全断裂，与伸肌支持带粘连严重，抽屉试验（＋）。于腓骨长短肌腱深方探查跟腓韧带，见韧带质地可，略松弛，张力好。于距腓前韧带距骨止点磨钻新鲜化，使用 2 枚 2.8mm Smith&Nephew 锚钉拧入，尾线短缩褥式缝合距腓前韧带于距骨骨止点。检查抽屉试验（－）。稀碘伏及生理盐水冲洗切口，检查敷料及器械无误，彻底冲洗，依次缝合。关节镜再次进入踝关节，探查距腓前韧带紧张度恢复。彻底冲洗，依次缝合。敷料包扎。石膏外固定踝关节于轻度跖屈位。

术后首次病程记录：患者姬某，男，34 岁，因"右踝关节外伤后疼痛不适 4 个月"收入院。于 2019 年 9 月 24 日在腰硬联合麻醉＋无插管全麻下行右踝关节镜检术＋滑膜清理术＋关节镜下软骨损伤修整术＋距腓前韧带缝合修补术。手术顺利，术后患者安返病房。注意观察患者生命体征及患肢感觉运动情况。

术后第 2 天病程记录：患者一般情况可，轻微恶心，患肢石膏外固定，刀口敷料包扎，轻微渗出，患者感觉肌力无异常，末梢循环好。继续石膏外固定，继续当前治疗，密切观察病情变化。

　　患者住院观察10天后未再出现疼痛出院。术后1个月复查时患者踝关节无明显肿胀、疼痛不适，给予拆除踝关节石膏，行踝关节支具保护固定，复查踝关节三维CT（病例11图2），嘱患者适当行踝关节功能锻炼。

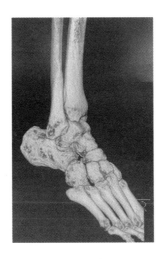

病例11图2　距腓前韧带修补术后三维CT所见

九、最后诊断

1. 踝关节扭伤（右）。
2. 距腓前韧带断裂。
3. 膝关节内侧副韧带修补、前交叉韧带重建术后。

十、相关知识

　　踝关节不稳是指踝关节周围韧带受损后导致踝关节不稳定，而引起踝关节频繁扭伤的现象，是踝关节扭伤后较容易遗留的问题。患者经常形成扭伤－不稳－再次扭伤的恶性循环。因不稳定造成的踝关节反复扭伤可造成关节软骨的损伤，重者可形成创伤性关节炎，从而严重影响患者的生活质量。

　　慢性踝关节不稳的发病机制涉及韧带完整性、本体感觉、神经肌肉控制、平衡能力、姿势控制受损等诸多因素。踝关节借助其周围韧带及关节囊及腓骨肌群等结构提供稳定性避免伤害。踝关节周围韧带损伤可直接导致踝关节的机械稳定性降低，踝关节于应力状态下的控制能力变差，进而增加其再次受损的概率；当外侧韧带拉伤或外伤及疲劳等因素造成踝关节外翻肌力不足，无法有效提供抵抗外在环境所施加的内翻应力的能力，因而容易造成再次受损。此外，当身体某一关节活动时，控制动作发生的主动肌必须和对侧反方向被拉长的拮抗肌协调以达成动作的平顺。如果因为创伤造成其中一条肌肉相对无力，使得主动肌和拮抗肌之间的平衡受损，容易发生进一步损伤；另有观点认为踝关节扭伤后，韧带和关节囊内的机械感受器也受到损伤，导致机体对于踝关节位置和（或）运动的本体感觉受损，进而保护性反应能力下降，导致重复性伤害发生率的增高。

慢性踝关节不稳泛指踝关节外侧韧带重复发生的不稳定导致受累踝关节反复扭伤的现象，其常见症状包括空虚、机械性不稳定、疼痛、肿胀、无力、反复扭伤以及功能性不稳定等。慢性踝关节不稳造成的踝关节反复扭伤可引发骨关节炎，严重者可引起关节僵硬和关节畸形。

机械性踝关节不稳定主要依靠临床查体及影像学检查。①前抽屉试验及距骨倾斜试验：前抽屉试验主要用于外侧韧带损伤的评价，阳性结果反应2～3度踝关节扭伤，提示距腓前韧带断裂，可能合并跟腓韧带断裂（跟腓韧带断裂的确诊需要结合距骨倾斜试验）；距骨倾斜试验用于评价外侧韧带损伤，其阳性结果提示3度踝关节扭伤，即跟腓韧带断裂及距腓前韧带同时断裂（结合前抽屉试验）；②非影像学应力－关节活动度测量器：在上述徒手检查的基础上，新近有报道开发了用于测量距骨前移及内翻倾斜程度的设备；③X线检查：行3个位置（正位、侧位、斜位）的X线检查有助于排除相关的骨性损伤和退变性关节炎。X线下应力设备辅助的前抽屉试验与距骨倾斜试验可以很好地帮助判断外侧韧带的完整性；④MRI检查：可以直观地看到受累韧带水肿、增粗以及连续性中断的现象，目前在踝关节损伤的临床检查中较常用。但是，很多情况下MRI图像不够清晰，因而需要完整彻底的查体结果支持。所有检查的阳性结果只有同临床症状相一致时才有意义。

功能性踝关节不稳定的评价方式目前主要为患者通过量表进行自评。相关问卷有3个：功能性踝关节不稳定问卷（FAIQ）、踝关节功能性评价问卷（AJFAT）和Cumberland踝关节不稳定评价问卷（CAIT）。现主要用于研究目的以及临床干预前后疗效的比对。

保守治疗包括：①柔韧性、本体感觉和外翻肌肉力量的训练，主要适用于功能性踝关节不稳和腓骨肌腱力量薄弱的机械性的踝关节不稳；②矫形装置或鞋子的改动，可用来提高踝关节的稳定支持，并治疗足和踝对线不良，如于鞋子外面足跟外侧增加楔形垫对外踝不稳是有益的，尤其是对于存在动态旋前的跑步运动员；如果患者有柔软的前足外翻伴代偿性后足内翻，带有前足外侧支撑装置的支具可能有益；可通过绷带或外敷料包扎来增强对踝关节外侧的稳定性。

对于经过保守治疗后仍存在长期、有症状的踝关节机械性不稳定，可行韧带修复或重建手术。手术方式包括韧带原位的修复、加强，腓骨肌腱转位修复外侧韧带以及行自体或异体肌腱移植术重建外侧韧带。手术禁忌证包括疼痛但没有不稳定、外周血管疾病、周围神经疾病以及不能接受术后处理的患者。

　　踝关节的损伤在生活中时常发生，而踝关节的损伤如果得不到及时的诊断和治疗，就会造成慢性踝关节不稳。对慢性踝关节不稳的临床治疗及手术后功能康复锻炼的方法日益引起国内外骨科及生物力学专家的关注。慢性踝关节不稳的治疗方式没有统一的标准。作者认为应根据具体的病例中慢性踝关节的扭伤史、诊断方法、软组织的损伤类型等多方面的因素最终确定符合个人特点的治疗策略。在临床上医师对踝关节韧带损伤后导致的慢性踝关节不稳认识不够，容易造成误诊、漏诊，多数以制动包扎治疗为主，再加上患者本身工作繁忙，就会导致踝关节反复扭伤、肿胀和疼痛等。行走和运动中的踝关节再次发生损伤后，更加需要得到及时且正确的诊断和治疗。合理正确的诊断对指导治疗起着非常重要的作用，不仅医师可以很明确的选择何种最佳的治疗方式，还可以减轻患者不必要的痛苦。虽然在慢性踝关节不稳的诊断中没有统一的标准，但是在 X 射线片和 MRI 下结合距骨倾斜角度和前抽屉试验也可以判断出慢性踝关节不稳。这对慢性踝关节不稳患者在临床治疗上起着重大的意义。无论是保守治疗，还是手术治疗，康复锻炼都是必要的手段。康复锻炼不仅有助于慢性踝关节功能的恢复，也有助于预防再次发生踝关节损伤。如果能以适当有效的康复锻炼方式提高患者的患踝部肌肉和韧带力量、协调性，这样在以后生活中不仅能够预防再次发生率，还能减轻患者的疼痛、节省患者的时间和金钱。但是，对于伤情严重的患者，考虑到由慢性不稳引起的其他并发症，这也是值得特别关注的。医师也应注意康复锻炼的弊端，及时给予患者正确的指导，防止造成更为严重的损伤，以此达到最佳的治疗效果。

　　慢性踝关节不稳预防的意义远远胜于治疗。其措施包括对于急性踝关节扭伤的正规和积极治疗，通过功能锻炼提高患肢的柔韧性、平衡能力、本体感觉和肌肉力量以降低踝关节再次扭伤的风险，以及运动时佩戴合适的保护支持护具，降低再次损伤发生的概率等。

参考文献

[1] 逯皓, 韩树峰 . 慢性踝关节不稳治疗研究进展 . 足踝外科电子杂志, 2017, (4): 57-60

[2] 杨珍, 胡亚哲 . 慢性踝关节不稳的诊断与修复 . 中国组织工程研究, 2014, 18 (9): 1434-1440

病例 **12** 手术治疗髌骨粉碎性骨折

一、一般资料

患者徐某，女，61 岁。

主诉：右膝关节外伤后疼痛 3 小时余。

现病史：患者 3 小时前不慎跌倒，伤及右膝关节，当即感右膝关节疼痛，行走疼痛明显加重。为进一步治疗到我院就诊，平片示"右髌骨骨折"，门诊以"右髌骨骨折"收入病房。自此次发病以来无发去无胸痛、咯血，无腹痛、恶心、呕吐，饮食睡眠可，大小便正常，体重较前无明显变化。

既往史：有糖尿病，有高血压，无冠心病，无结核病史，无肝炎病史，无其他传染病史，预防接种史不详，无过敏药物及食物，无手术史，无重大外伤史，无输血史。

个人史、婚育史、家族史：生于山东省，否认疫区、疫情、疫水接触史，否认吸毒史，否认冶游史，否认吸烟、饮酒史。适龄结婚，育一子，配偶及子体健，否认家族遗传病史。

二、体格检查

T：36.9℃，P：87 次分，R：20 次 / 分，BP：180/95mmHg。老年女性，发育正常，营养良好，神志清楚，精神正常。语言正常，表情自如，自主体位，正常面容，安静状态，查体合作。皮肤、黏膜颜色正常，皮肤弹性良，无皮下结节，无皮下出血，无肝掌蜘蛛痣，无皮疹，无瘢痕，全身浅表淋巴结未触及肿大。头颅正常，无畸形，毛发分布均匀，眼睑正常，球结膜正常，巩膜无黄染，双侧瞳孔等大等圆，直径左：右约 3mm：3mm，对光反射正常。耳郭外观正常，外耳道无分泌物，乳突无压痛。鼻外观正常，鼻翼无煽动，鼻腔无分泌物，口唇红润，口腔黏膜正常，伸舌居中，咽部正常，咽反射正常，扁桃体无肥大，颈部抵抗无，气管居中，甲状腺未触及肿大，颈动脉搏动正常，颈静脉正常。胸廓对称，无畸形，无隆起，无塌陷，乳房无异常，肋间隙正常，无三凹征，呼吸动度两侧对称，节律规则。触诊无胸膜摩擦感，语音震颤有，叩诊清音，听诊双肺呼吸音清，无干湿性啰音。心前区无隆起，心尖冲动正常，心浊音界正常，心率 87 次 / 分，律齐，各瓣膜听诊区杂音未闻及病理性杂音。腹部平坦，呼吸运动正常，无肠胃型蠕动波，无局部隆起，全腹柔软，无压痛、无反跳痛，未触及腹部包块，肝脾肋下未触及,腹部叩诊鼓音,双肾区无叩痛,移动性浊音阴性,肠鸣音正常。肛门、直肠检查、外生殖器根据病情需要检查。脊柱、四肢无畸形,双上肢活动自如,脊柱生理弯曲存在。左下肢无水肿。腹壁反射正常,膝腱反射正常,跟腱反射正常,巴宾斯基征阴性、脑膜刺激征无。

三、专科检查

右膝关节明显肿胀畸形,髌前压痛;可及骨擦感,浮髌试验（+）,膝关节活动受限。双足背动脉搏动良好,搏动无减弱,双足末梢循良好。

四、辅助检查

平片显示右髌骨骨折(2019 年 11 月 16 日,我院)。心电图、化验检查均无明显异常。

五、初步诊断

1. 右髌骨骨折。

2. 2 型糖尿病。

3. 高血压病。

4. 慢性乙型肝炎。

六、诊断依据

1. 现病史　受外伤 3 小时后,右膝关节疼痛。行走疼痛明显加重。

2. 查体　右膝关节明显肿胀畸形,髌前压痛;可及骨擦感,浮髌试验（+）,膝关节活动受限。

3. 辅助检查　平片显示右髌骨骨折。

七、鉴别诊断

1. 风湿性关节炎　该病有双侧对称游走性疼痛,关节常红肿,有晨起僵硬感,血沉加快,抗"0"升高。可资鉴别。

2. 膝关节副韧带损伤　该病多有明显的膝关节外伤病史,副韧带损伤时可有应力试验阳性,应力位 X 线片和膝关节 MRI 检查可资鉴别。

八、治疗经过

完善入院检查后（病例 12 图 1）,于 2019 年 11 月 18 日 14∶20 在腰硬联合麻醉下行右侧髌骨骨折切开复位内固定术,术后给予脱水、镇痛等对症治疗。

手术时间：14：20 至 16：00，手术名称：右髌骨骨折切开复位克氏针张力钢丝内固定术。

手术经过：麻醉成功后，患者取仰卧位，右股部中上 1/3 处敷气囊式止血带，常规术区消毒，铺无菌巾单。下肢驱血后，止血带充压 40kPa。取右髌前正中直切口，长约 8cm，依次切开皮肤、皮下组织、深筋膜，皮下积血多量，清理积血，充分露骨折端，见髌骨骨折为中部横断骨折，下部骨折分裂为 3 块，刮除髌骨骨折端血肿，复位髌骨骨折块，切开外侧支持带，手指触髌骨关节面平整，2 把点式复位钳临时固定，应用 2 根直径 2.0mm 钢针自髌骨上方外中 1/3 和内中 1/3 处垂直穿过骨折端，互相平行，1 根钢针自内上到外下方向穿骨折块，双股医用钢丝 8 字捆扎髌骨，修复髌前筋膜，检查骨折复位良好，固定牢靠。去除多余钢针，被动屈曲膝关节，见髌骨内固定良好。检查敷料及器械无误，彻底冲洗。依次缝合。透视下见骨折部位及内固定位置良好，髌股关节匹配关系良好。关节内冲洗后依次缝合。检查无误，敷料包扎，弹力绷带固定下肢。手术结束，术中麻醉满意，患者出血 10ml，手术顺利，患者安返病房。

术后首次病程记录：患者女，61 岁，因"右膝关节肿胀疼痛 3 小时入院"，入院诊断：髌骨骨折（右），于 2019 年 11 月 18 日 14：20 在腰硬联合麻醉下右髌骨骨折切开复位克氏针钢张力带内固定术。术中见髌骨中下段横行骨折，下半部分骨折分为多块骨折，应用点式复位钳将骨折复位，切开外侧股支持带触摸髌骨关节面光滑无台阶，行克氏针张力带钢丝固定，手术顺利，术中出血约 50ml，术中无输血，麻醉满意，安返病房，注意观察患者生命体征及患肢感觉、末梢血运情况。

术后第 2 日病程记录：今日患者行右膝髌骨骨折切开复位克氏针钢丝张力带固定术后第 2 天，自诉手术切口疼痛，手术切口红肿少量血性渗出，右下肢感觉血运无异常，足背动脉搏动正常，右下肢抬高。术后拍片显示骨折对位对线良好，克氏针钢经张力带固定可靠。术后监测血糖一直偏高，请内分泌科会诊，嘱应用诺和灵 30R ＋二甲双胍＋阿卡波糖联合用药控制，遵会诊意见执行，继续监测血糖。停用五水头孢唑林、氟比洛芬酯注射液等组液体。加用依诺肝素皮下注射防止下肢血栓形成。

术后第 14 日病程记录：今日查房，患者病情平稳，一般情况可，手术切口甲级愈合，已拆线，右膝关节屈伸活动受限（病例 12 图 2），要求明日出院。出院医嘱：适当功能康复，开出院带药继续治疗。术后 1 个月、2 个月、3 个月、6 个月等来院复诊（周一关节外科专家门诊），不适随诊。

随访：患者出院后 2 个月随访，自诉右侧膝关节疼痛症状消失，扶拐下地站立和行走，右膝关节屈曲 90°。

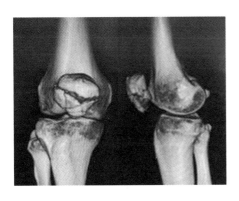

病例 12 图 1　术前三维 CT 正、侧位

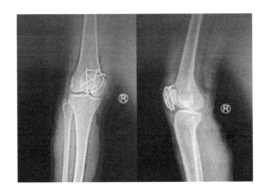

病例 12 图 2　术后膝关节正、侧位

九、最后诊断

1. 右髌骨骨折。

2. 2 型糖尿病。

3. 高血压病。

4. 慢性乙型肝炎。

十、相关知识

1. **定义**　髌骨骨折为关节内骨折，在成人中的发生率为 1% 左右，髌骨是人体内最大的籽骨，在伸展膝关节时能够增加股四头肌的力臂近 30%，而且髌骨表面的软骨关节面是人体内最厚的，经过研究测量可达 5.5mm。现有医疗理念下对髌骨治疗的最终目的是恢复伸膝功能、减少骨量的丢失、保证关节的完整，并且允许患肢早期的功能锻炼。

2. **病因**　对于髌骨骨折主要是外伤导致的，如直接暴力，这种情况因为髌骨位置比较表浅，位于膝关节的最前方，易受到外界的直接打击，如撞伤、踢伤、打伤很容易导致髌骨骨折，并且骨折常为粉碎性，并且还容易导致髌骨两侧的腱膜和关节囊有损伤的情况。其次就是间接暴力导致的，这种情况比如说突然的滑倒时膝关节处于半屈曲位，股四头肌突然猛力收缩，超过髌骨内在的应力时，就会引起髌骨骨折。但是这种骨折多为横行，并且会出现明显的移位，并且还会导致关节周围韧带、关节囊的损伤。

3. **临床表现**　髌骨骨折后膝关节内大量积血，髌前皮下淤血、肿胀，严重者皮肤可发生张力性水疱。活动时膝关节剧痛，有时可感觉到骨擦感。有移位的骨折，可触及髌骨骨折线的间隙。

4. **诊断**　结合病史和查体，膝关节正侧位 X 线片或者膝关节 CT 检查可明确诊断。

对可疑髌骨纵行或边缘骨折，须拍轴位片证实，CT 检查对髌骨骨折的诊断更加准确。

5. 治疗

（1）非手术治疗：石膏托或管型固定适用于无移位髌骨骨折，不需手法复位，抽出关节内积血，包扎，用长腿石膏托或管型固定患肢于伸直位 3～4 周。在石膏固定期间练习股四头肌收缩，去除石膏托后练习膝关节伸屈活动。

（2）手术治疗：髌骨骨折超过 2～3mm 移位，关节面不平整超过 2mm，合并伸肌支持带撕裂骨折，最好采用手术治疗。

髌骨骨折手术治疗的方法很多，包括部分切除、张力带固定、接骨板螺丝钉固定、环扎术、经皮复位内固定术、髌骨切除术、关节镜下骨折复位内固定术及外固定架固定术等。近年来的数据，目前还没有足够的高质量证据证明各种手术方式之间的差异，以及同样也缺乏手术治疗与非手术治疗优劣性的比较。值得一提的是，非金属植入物在髌骨骨折固定术中的应用，进行了系统的回顾分析，结果表明非金属植入物能够提供良好的临床效果，降低手术并发症和再手术的发生率。这些结果可能有助于外科医生选择使用其他材料。

1）张力带固定：对于简单的横行骨折，切开复位张力带固定是最为被广大临床医生接受及应用最广泛的治疗方法，这项技术最初设计理念是将髌骨前方表面的张力，转变为关节表面的压力，以促进骨折的愈合。虽然张力带这项经典技术在 AO 理念中是被要求用于固定简单骨折，但对于髌骨后方骨皮质稳定的粉碎骨折、辅助于其他内固定材料先进行固定后的粉碎骨折及髌骨下极骨折，也可适当进行应用，特别是国内的医生、学者对张力带的应用有较多的心得。

手术的经典切口是于髌骨前方纵向切口，全层切开。有些学者认为外侧髌骨旁入路，可以更好地暴露骨折端，便于进行复位，方便内固定。然而临床上很少采用横行切口进行复位内固定治疗，除非骨折是开放的，可以根据原开放创口形状适当选择。张力带固定后可以允许早期进行膝关节功能锻炼，这样大大降低了后期膝关节创伤性关节炎的发生概率。

20 世纪 50 年代，AO 经典的技术是应用 2 枚平行克氏针纵向穿入髌骨，张力带钢丝从髌骨前方绕到克氏针后方进行固定，如果在手术过程中应用可塑型管道辅助，可有助于钢丝通过克氏针后方。

在粉碎性骨折的治疗方面，国内学者的应用也较为广泛，对粉碎性髌骨骨折患者进行治疗，用带线锚钉首先将碎裂骨折块连同髌韧带缝合固定，使背侧粉碎骨块变为一个整体，而后将预置的张力带钢丝收紧，充分发挥恢复张力带作用，术后进行了平均 11.3 个月的随访，结果提示优良率达到 100%。

2）镍钛聚髌器：根据其奥 - 马互逆的结构特性使其在体温驱动下变形，功能爪可从 5 ～ 9 个方面对髌骨产生持续、稳定、立体、向心的加压聚合力，可为粉碎性髌骨骨折提供"记忆性聚合加压"的生物力学环境。目前临床对镍钛聚髌器应用逐渐减少，其主要术后并发症发生内固定松动症状。

3）带孔螺纹克氏针内固定：目前非常少的文献提及单纯使用带孔螺纹克氏针固定髌骨骨折。与张力带相比，带孔螺纹克氏针固定手术时间更短，术后不良并发症及二次手术率均更低。应用关节镜监视下对髌骨骨折进行复位，带孔螺纹克氏针内固定治疗髌骨移位骨折，患者效果满意。国内临床带孔螺纹克氏针内固定治疗髌骨移位骨折的病例较多，但是对数据进行整编发表的文章较少，而且生物力学实验有待于进一步的跟进，笔者认为，在微创理论越来越深入的情况下，带孔螺纹克氏针固定技术会得到更大的发展。

6. 并发症　患者自身因素在髌骨骨折术后直接影响预后，脑血管意外病史患者发生骨不连及感染的风险会增加 6 倍，而糖尿病患者，二次手术发生率会增加 8 倍。应用张力带固定的患者，接近 60% 的患者会发生内固定物相关并发症，需要进行内固定物取出手术。内固定失败的发生率在 8%～22%，多数是由于应用镍钛聚髌器所引起，而主要的原因是骨折发生移位，特殊是在老年患者群中，单纯应用镍钛聚髌器或者联合钢丝固定，内固定失败率会更高。

髌骨骨折术后不愈合和延迟愈合发生率在 2%～12.5%，局部感染发生率在 0 ～5%，而开放骨折会相应增高。解剖复位、坚强固定及早期的活动能够减轻膝关节僵硬及创伤性膝关节炎的发生。

7. 康复　目前临床上针对髌骨骨折术后有很多策略进行康复治疗，但是临床数据较少。在目前临床工作中，骨科医师更喜欢指导患者进行早期活动，并佩戴支具进行伸膝位负重练习，一般在术后 2 周内指导患者进行 30° 的屈曲，当然在粉碎性骨折或固定不牢固时需要适当延迟。

8. 总结　髌骨可发生无移位的闭合骨折也可发生骨量丢失的开放性骨折，治疗方法遵循原则也是最小损伤下进行解剖复位并坚强固定。对于髌骨骨折的治疗，术者应根据骨折类型选择合适的内固定物及方法，如果条件允许应以张力带钢丝固定为基础，根据骨折情况将复杂骨折变为简单骨折，行带孔螺纹克氏针固定。如果内固定允许的条件下，早期的膝关节活动及功能锻炼对术后康复有很好的作用。

参考文献

[1] 杨荣，杨晓东，舒帆，等 . 带孔克氏针横向固定结合钦缆荷包缝合治疗髌骨粉碎性骨折难复性骨折块的疗效分析 . 中国骨伤，2018，31（10）：894-898

[2] 孙晓良，杨国敬，张雷，等 . 穿骨道线缆结合带尾孔克氏针治疗髌骨骨折，中国骨伤，2015，28（7）：603-605

病例 13　微创 PFNA 手术治疗股骨粗隆间骨折

一、一般资料

患者赵某，男，86 岁。

主诉：外伤致右髋部疼痛，畸形 5 小时余。

现病史：患者在 5 小时前在小区楼下不慎摔倒于地，伤及右髋部，即感右髋部疼痛。不敢站立和行走。遂被 120 急救车急送我院急诊外科门诊，拍片检查示：右股骨粗隆骨折，今为求进步治疗来我院就诊，门诊以"股骨粗隆间骨折"收入病房。发病以来无发热，无胸痛、略血。无腹痛、恶心呕吐，饮食睡眠可，大小便正常。体重较前无明显变化。

既往史：既往有高血压、2 型糖尿病、冠心病、脑血栓后遗症病史。无结核病史，无肝炎病史，无其他传染病史，无预防接种史不详，无过敏药物及食物，胆石空术后，无重大外伤史，无输血史。

婚育史：已婚，结婚年龄适龄，育 1 女，家人体健。

家族史：否认家族性遗传疾病史。

二、体格检查

T：36.3℃，P：72 次 / 分，R：18 次 / 分，BP：150/71mmHg。老年男性，发育正常，营养良好。神志清楚，精神正常。语言正常，表情自如。自主体位。正常面容，安静状态，查体合作。皮肤、黏膜颜色正常，皮肤弹性良、无皮下结节，无皮下出血，无肝掌、蜘蛛痣，无皮疹，无水肿。无瘢痕，全身浅表淋巴结未触及肿大。头颅正常，无畸形。毛发分布均匀，眼睑正常，球结膜正常，巩膜无黄染，双侧瞳孔等大等圆，直径左：右约 3mm ：3mm，对光反射正常。耳郭外观正常，外耳道无分泌物，乳突无压痛。鼻外观正常。鼻翼无煽动，鼻腔无分泌物。口唇红润，口腔黏膜正常，伸舌居中，咽部正常。咽反射正常，扁桃体无肥大，颈部抵抗无。气管居中，甲状腺未触及肿大，颈动脉搏动正常，颈静脉正常。胸廓对称，无畸形，无隆起，无塌陷，乳房无异常，肋间隙正常，无三凹征，呼吸动度两侧对称，节律规则。触诊无胸膜摩擦感，语音震颤有，叩诊清音，听诊双肺呼吸音清，无干湿性啰音。心前区无隆起，心尖冲动正常，心浊音界正常，心率 72 次 / 分，律齐，各瓣膜听诊区杂音未闻及病理性杂音。腹部平坦，呼吸运动正常，无肠胃型蠕动波，无局部隆起，全腹柔软，无压痛，无反跳痛，未触及腹部包块，肝脾肋下未触及，腹部叩诊鼓音，双肾区无叩痛，移动性浊音阴性，肠鸣音正常。肛门，直肠检查及外生殖器未查。

三、专科检查

腰椎生理曲度变直，右下肢短缩、屈曲、外旋畸形，右髋部轻度肿胀，局部压痛（+），右跟骨叩击痛（+），右足背动脉搏动减弱，末梢血运尚可。右膝踝反射均消失，双侧巴氏征阴性。右下肢皮肤无感觉功能障碍。

四、辅助检查

X线片：右股骨粗隆间骨折（2019 年 12 月 4 日，我院）。

五、初步诊断

1. 股骨粗隆间骨折（右）。
2. 重度骨质疏松。
3. 冠心病。
4. 高血压病。
5. 2 型糖尿病
6. 脑血栓后遗症。
7. 胆石症术后。

六、诊断依据

1. 外伤史　外伤致右髋部疼痛，畸形 5 小时余。
2. 查体　右下肢短缩、屈曲、外旋畸形，右髋部轻度肿胀，局部压痛（+），右跟骨叩击痛（+），右足背动脉搏动减弱，末梢血运尚可。右膝踝反射均消失。
3. X线片显示右股骨粗隆间骨折。

七、鉴别诊断

1. 股骨颈骨折　患者有明确的外伤病史，髋关节疼痛，功能障碍，下肢外旋畸形角度较股骨转子间骨折角度小。X线可资鉴别。
2. 髋关节后脱位　患者有明确的外伤病史，髋关节疼痛畸形，功能障碍，患肢屈曲内收内旋畸形，无骨擦音或骨擦感。X线可资鉴别。

八、治疗经过

完善入院检查后（病例 13 图 1，病例 13 图 2），经多学科会诊讨论，决定择期在腰硬联合麻醉下行右侧股骨粗隆间骨折 PFNA 固定术。

手术经过、术中发现的情况及处理：麻醉成功后，患者取仰卧位，牵引床牵引复位，右下肢外展 40°，然后内收、内旋 15° 固定，"C" 型臂透视见骨折端复位可。右下肢手术区常规消毒、铺无菌巾单。以大转子为中心取长约 6cm 纵行手术切口，切开皮肤、皮下组织、深筋膜，钝性分离肌层，显露大转子。透视见位置良好，开口器钻透大转子顶点皮质，在 C 型臂透视、定位下打入导针，透视见导针在髓腔内位置良好，沿导针方向扩髓，打入长 10mm×200mm 髓内钉，透视见骨折断端位置良好，髓内钉长度合适，安装瞄准臂、套筒，钻入导针后透视，见导针位置及长度合适，测量长度为 10mm，近端开孔，于股骨近端打入 10mm×100mm 螺旋刀 1 枚，透视见螺旋刀位于股骨头内，长度及位置合适，锁定螺旋刀片。安装锁定瞄准器，锁入远端 38mm 静力交锁钉 1 枚，透视见锁钉长度合适。稀碘伏及生理盐水反复冲洗手术切口，清点器械及敷料无误后，逐层缝合切口，敷料包扎。手术顺利，麻醉满意，术中出血约 100ml，安返病房。

术后首次病程记录：患者赵某，男，86 岁，因 "外伤致右髋部疼痛，畸形 5 小时余" 入院。术前诊断为：①股骨粗隆间骨折（右）；②骨质疏松伴病理性骨折；③冠心病；④高血压病；⑤ 2 型糖尿病；⑥肺大疱，肺气肿；⑦脑血栓后遗症；⑧胆石症术后。于 2019 年 12 月 10 日 10：00 在椎管内麻醉下行右侧股骨粗隆间骨折 PFNA 固定术，手术顺利，手术过程详见手术记录。术后患者安返病房，给予新泰林（水头孢唑林钠）预防感染、帕瑞昔布镇痛、兰索拉唑钠保护胃黏膜等对症治疗。

术后第 12 天病程记录：张守平主任医师今日查房，患者无不良主诉。查体：右髋部切口敷料完整，清洁无渗出，切口皮肤愈合良好（已拆线），局部皮温正常。无红肿，右髋关节活动较前改善，右下肢轻度水肿，左侧正常，双下肢股动脉、腘动脉、足背动脉搏动正常，末梢血运存在，双侧巴氏征（-）。患者病情平稳，要求明日出院。张守平主任医师已查看患者，嘱患者出院后床上坐立，患肢禁止负重。适当功能康复锻炼，预防摔倒。1 个月后关节外科门诊复诊。

患者出院后 2 个月随访，述说右髋关节疼痛症状基本消失，右髋关节拍片复查：右股骨粗隆骨折对位对线良好，内固定位置良好，可见少量骨痂形成（病例 13 图 3）。建议患者下地扶双拐下地站立和行走，康复锻炼。

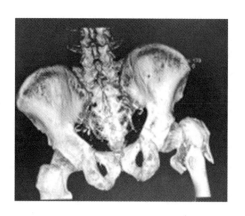

病例 13 图 1　术前三维 CT 检查：右股骨粗隆间粉碎性骨折

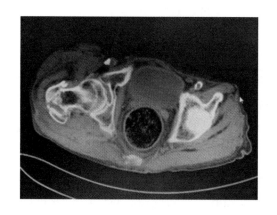

病例 13 图 2　术前 CT：右股骨粗隆间粉碎性骨折

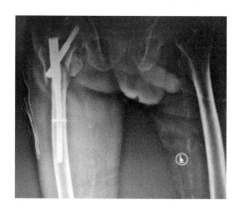

病例 13 图 3　术后拍片复查：骨折对
位良好，内固定牢固

九、最后诊断

1．股骨粗隆间骨折（右）。

2．重度骨质疏松。

3．冠心病。

4．高血压病。

5．2 型糖尿病。

6．脑血栓后遗症。

7．胆石症术后。

十、相关知识

股骨粗隆间骨折属于髋部骨折常见类型，在老年人群中最易出现，特别是伴有骨质疏松症的老年人，主要指的是出现在股骨颈基底到小粗隆水平之间的骨折。现阶段，我国医疗水平的不断提高，新型固定材料也不断被开发及应用，股骨粗隆间骨折治疗技术也得到持续改进，治疗效果明显提高，但仍存在下肢缩短畸形、髋内翻等并发症发生率，影响预后。

1. 损伤机制　股骨粗隆间骨折的发生是由直接暴力及间接暴力导致的，老年患者因机体反应能力及平衡能力较差，发生跌倒意外时大转子着地，转子间受直接外力影响，或该部位内收及向前成角被间接外力造成的铰链力影响而出现骨折，其中粉碎性骨折最为常见，骨松质被压缩至骨缺损，内侧因无缺乏骨支撑作用出现不稳定现象，髋内翻发生率较高。

2. 临床表现　外伤后局部疼痛、肿胀、压痛和功能障碍均较明显，有时髋外侧可见皮下淤血斑，伤后患肢活动受限，不能站立、行走。大粗隆部肿胀、压痛、伤肢有短缩，远侧骨折段处于极度外旋位，严重者可达 90° 外旋。还可伴有内收畸形。

3. 辅助检查　本病的辅助检查方法主要是影像学检查，包括 X 线检查、CT 检查及 MRI 检查。

（1）X 线检查：常规 X 线检查可以发现骨折，但在一些特殊的骨折类型中，如不完全性骨折、疲劳性骨折，由于骨折无移位，仅有不规则裂隙，X 线片上不能显示，另外 X 线片上股骨大、小转子，转子间线、嵴及软组织影重叠，骨折极易漏诊。

（2）CT 检查：CT 明显降低了股骨颈基底或转子及粗隆间裂隙骨折的漏诊率，能显示骨皮质连续性及骨断层层面内部结构，但由于股骨颈基底或转子及粗隆间骨不规则、滋养血管影干扰、漏扫层面等因素，也给诊断造成一定的困难。

（3）磁共振（MRI）检查：MRI 扫描敏感性高，明显优于 X 线及 CT。股骨颈基底或转子及粗隆间裂隙骨折中不完全性骨折、疲劳性骨折等无法为 X 线显示的骨折类型，MRI 检查具有明显优越性。X 线不能显示的轻微骨折，MRI 显示的是骨髓变化。但要注意轻微损伤，局部渗出导致类似骨折信号影。

4. 诊断　①有外伤史；②根据临床症状和体征：疼痛、压痛、外旋畸形等有助诊断；③X 线摄片可见骨折。

5. 治疗

（1）保守治疗：根据患者治疗后有无可能下地行走可以归为 2 类方法。对于根本无法行走的患者穿"丁"字鞋或短期皮牵引，行止痛对症治疗，鼓励尽早坐起。对于有希望下地行走的患者，一般可采取股骨髁上或胫骨结节牵引，定期拍 X 线片，对复位和牵引重量酌情进行调整。如 X 线检查显示骨痂形成，改行皮牵引或穿"丁"字鞋固定 4～8 周。粗隆间骨折行骨牵引的适应证为：①有严重伴随疾病或早期并发症，经系统治疗 2 周无效，不能耐受手术；②系统治疗后病情好转，骨折时间超过 3 周，患者不愿手术；③3 个月内有急性心肌梗死、脑梗死和脑出血者，手术治疗有诱发再次发病可能；④6个月内有急性心肌梗死、脑梗死和脑出血者，手术风险较大，为相对适应证。

（2）手术治疗

1）外固定治疗：主要在老年股骨粗隆间骨折合并多种基础疾病，对内固定手术不能耐受的老年患者中适用，治疗优势如下：①患者接受外固定手术治疗，手术创伤小，术后患者无须接受2次手术；②术后骨折端稳定，钉把握力可靠，术后骨折愈合快；③治疗中建立整体框架结构的稳定效应、双螺纹钉的贴边效应，可避免患者术后出现髋内翻现象；④术后患者并发症发生率低，软组织无明显受限现象，患者术后即可进行关节功能锻炼，可有效改善老年患者生活质量。但术后患者易出现钢针外露现象，需长时间接受针道护理；外固定架体外携带不方便，且固定针易出现脱出、松动等不良现象。

2）髓外固定系统：①DHS（动力髋螺钉）：是在20世纪70年代在临床上广泛应用的，因操作简单、疗效可靠而被称为是股骨粗隆间骨折治疗的标准术式。该固定方法主要是利用加压拉力螺钉在套筒内外向下方滑移来使骨折断端互相嵌插，从而实现骨折愈合目的。该治疗术式满足了髋部生物力学的要求，具有良好的动力加压、静力加压及张力带作用，内固定效果安全可靠。但动力髋螺钉是一种髓外固定系统，通常在负重线外侧放置钢板，术后易发生螺钉松动、肢体缩短、髋内翻畸形、钢板断裂等多种并发症，导致手术失败，其手术失败率可达24%～53%；②DCS（动力髋髁螺钉）：刚开始主要是应用在股骨远端髁骨折患者治疗中，随着术式的不断改进，逐渐在髋部骨折治疗中应用。主要利用增加骨折近端螺钉来提高骨折断端的抗屈曲旋转能力，固定安全、牢固。在股骨粗隆间骨折合并股骨中上段粉碎性骨折患者中应用价值较高，且在首次接受DHS固定失败患者中也适用。但术后患者也易出现钢板前缘贴附不佳、手术创伤大及术中出血量多等弊端；③LCP（股骨近端解剖锁定钢板）：是根据骨折近端解剖形态基础上设计形成的，属于弹性内固定支架，可允许接骨板和骨皮质之间存在少量接触，尽量减少对骨膜血液供应的干扰，促进患者骨折端愈合。该固定架的抗弯、抗旋转、抗剪力及防拔钉效果显著，是一种安全可靠的治疗方式。

3）髓内固定系统：①Gamma 3钉：主要是利用髓内钉、远端锁定钉及拉力钉将骨折远端和股骨颈连成一个整体，使应用承载均匀，和钢板固定方法相比，整体稳定性更高；且切口小，减少了外侧肌群的损伤，髋内翻并发症发生率低，在不稳定型股骨粗隆间骨折中应用价值加高。Gamma 3钉设计更符合股骨生物力学要求，术后并发症发生率低；②PFN（股骨近端髓内钉）与PFNA（股骨近端防旋内钉）：PFN成功继承了Gamma钉的优势，并增加了防旋螺钉，可显著避免骨折端发生移位，且与Gamma钉比较，PFN钉体更长、更细，能够增加骨折端压力，防止拉力螺钉影响股骨头血运，减少股骨干骨折发生。PFNA 是在 PFN 基础上形成的一种新的髓内固定系统，和股骨解剖关系更为匹配，主要是由主钉、近端螺旋刀片、远端锁钉及尾帽组成，具有 PFN 的所有优势，且 PFNA 用 1 枚螺旋刀片取代了 PFN 的防旋螺钉和拉力螺钉，术中可减少骨质丢失，采用螺旋刀锁定后术后不易发生松动、退出现象，在合并老年骨质疏松症患者、PFN 及 DHS 治疗失败患者中均适用，但其术后仍存在在骨折、断钉现象；③关节置换术：该治疗方式主要适用于 80 岁以上的高龄患者、粉碎性骨折患者、不稳定性骨折患者及伴有严重骨质疏松症患者，可显著防止骨折延迟愈合现象。术后患者可在短时内下床接受被动及主动功能锻炼，术后并发症发生率低。由于人工关节置换术通常用双极骨水泥型，术后需将骨折部位复位牢固，避免骨水泥进行患者骨折间隙中，保证功能稳定性。除此之外，该治疗方式对患者创伤较大且费用高，需根据患者实际情况选择。

综上所述，老年股骨粗隆间骨折的治疗手段较多，需根据患者具体情况选择恰当的手术方式，排除手术禁忌证患者，术后早期进行功能恢复训练，促进患者肢体功能恢复，提高其生活质量。

6. 预防　本病的重点是在患者的护理，包括术前、术后的护理，注意合理的营养，早期进行功能锻炼。功能锻炼是治疗骨折的重要组成部分，可使患肢迅速恢复正常功能。功能锻炼必须按一定的方法循序渐进，否则会引起不良后果。

参考文献

[1] 谢国平，鲁海，魏凌锋，等．不同方法治疗老年股骨粗隆间骨折的临床疗效比较．中国老年学杂志，2013，33（12）：2973-2974

[2] 李意，李新志．股骨粗隆间骨折内固定手术治疗的研究进展．重庆医学，2013，42（10）：1172-1175

[3] 石永新，李富琴，谭文甫，等．股骨近端防旋髓内钉与锁定加压接骨板治疗老年外侧壁薄弱型股骨粗隆间骨折疗效比较．中国修复重建外科杂志，2014，28（10）：1199-1203

病例 **14** 股骨头置换术治疗高龄股骨颈骨折患者

一、一般资料

患者曲某，女，82岁。

主诉：跌倒致右髋部疼痛，活动障碍约3小时余。

现病史：患者约3小时前在家中不慎跌倒，右侧臀部着地，当即感右髋部疼痛重，右髋部不能活动。虽被家人急送青岛市××医院急诊科就诊，拍片示：右股骨颈骨皮质连续性中断，未行特殊处理。为求进一步系统治疗，遂来我院急诊就诊，急诊外科以"右股骨颈骨折"收入关节外科病房。患者自发病以来，无明显发热，无头晕、头痛，无胸闷、憋气，无腹痛、腹胀、恶心、呕吐、饮食可，大小便可。

既往史：无糖尿病，有高血压，无冠心病，无结核病史，无肝炎病史，无其他传染病史，预防接种史不详，无过敏药物及食物，无手术史，无重大外伤史，无输血史。

个人史、婚育史、家族史：出生于当地、无外地久居史，无不良嗜好，饮食无特殊嗜好。适龄结婚，育4子，配偶及子体健，否认家族遗传病史。

二、体格检查

T：36.8℃，P：89次/分，R：20次/分，BP：186/93mmHg。老年女性，发育正常，营养良好，神志清楚，精神正常。语言正常，表情自如，自主体位，正常面容，安静状态，查体合作。皮肤、黏膜颜色正常，皮肤弹性良、无皮下结节，无皮下出血，无肝掌、蜘蛛痣，无皮疹，无水肿，无瘢痕，全身浅表淋巴结未触及肿大。头颅正常，无畸形，毛发分布均匀，眼睑正常，球结膜正常，巩膜无黄染，双侧瞳孔等大等圆，直径左：右约3mm：3mm，对光反射正常。耳郭外观正常，外耳道无分泌物，乳突无压痛。鼻外观正常，鼻翼无煽动，鼻腔无分泌物，口唇红润，口腔黏膜正常，伸舌居中，咽部正常，咽反射正常，扁桃体无肥大，颈部抵抗无，气管居中，甲状腺未触及肿大，颈动脉搏动正常，颈静脉正常。胸廓对称，无畸形，无隆起，无塌陷，乳房无异常，肋间隙正常，无三凹征，呼吸动度两侧对称，节律规则。触诊无胸膜摩擦感，语音震颤有，叩诊清音，听诊双肺呼吸音清，无干湿性啰音。心前区无隆起，心尖冲动正常，心浊音界正常，心率89次/分，律齐，各瓣膜听诊区杂音未闻及病理性杂音。腹部平坦，呼吸运动正常，无肠胃型蠕动波，无局部隆起，全腹柔软，无压痛，无反跳痛，未触及腹部包块，肝脾肋下未触及，腹部叩诊鼓音，双肾区无叩痛，移动性浊音阴性，肠鸣音正常。肛门、直肠检查及外生殖器未查。

三、专科检查

骨盆无明显畸形，右下肢外旋畸形，右侧髋部压痛（+），右腹股沟处压痛（+），右下肢纵轴叩击痛（+），右髋部主动，被动活动受限，右下肢较对侧短缩约 2cm。股动脉、腘动脉、足背动脉搏动正常，末梢血运存在，右下肢感觉功能无异常，双侧巴氏征阴性。

四、辅助检查

X 线片：右股骨颈皮质连续性中断（2020 年 1 月 10 日）。

五、初步诊断

1. 股骨颈骨折（右）。
2. 高血压病。

六、诊断依据

1. 病史　跌倒致右髋部疼痛，活动障碍约 3 小时余。
2. 专科查体　右下肢外旋畸形，右侧髋部压痛（+），右腹股沟处压痛（+），右下肢纵轴叩击痛（+），右髋部主动，被动活动受限，右下肢较对侧短缩约 2cm。
3. 辅助检查　X 线检查结果显示右股骨颈皮质连续性中断。

七、鉴别诊断

1. 股骨转子间骨折　患者有明确的外伤病史，髋关节疼痛，功能障碍，下肢外旋畸形角度较股骨颈骨折角度更大。X 线可资鉴别。
2. 髋关节后脱位　患者有明确的外伤病史，髋关节疼痛畸形，功能障碍，患肢屈曲内收内旋畸形，无骨擦音或骨擦感，X 线可资鉴别。

八、诊疗经过

完善入院检查后（病例 14 图 1），于 2020 年 1 月 15 日 9：00 在腰硬联合麻醉下行右侧人工股骨头置换术。手术时间：08：45 至 10：00。

手术经过、术中发现的情况及处理：麻醉成功后，患者取侧卧位，患髋在上，体位架固定。常规术区消毒，铺无菌巾单。以右股骨大转子为中心，弧形切开皮肤约 12cm，依次切开皮肤，皮下组织、深筋膜及阔筋膜张肌，自股骨大转子止点处切开臀中肌中下 1/2，牵开臀中肌，暴露关节囊，十字切开并切除增生肥厚关节囊，保留股骨距 1.5cm 截骨，取头器取出股骨头，切除股骨圆韧带，外旋髋关节，充分暴露股骨近端。髓腔开口器开髓，髓腔铰刀打开髓腔，股骨髓腔锉准备髓腔，保持前倾角 15°，由小到大锉至 3 号，冲洗髓腔，保持干燥，选取 3 号股骨假体，保持前倾 15°角置入假体。选取 46mm 球头置入股骨柄上，复位假体。检查双下肢等长，各方向活动无脱位趋势。检查器械及敷料无误，放置引流管 1 根，止点重建臀中肌，依次缝合。术中麻醉满意，患者出血约 300ml。手术顺利，患者安返病房。

术后首次病程记录：患者曲某，女性，82 岁，术前诊断为股骨颈骨折（右侧），于 2020 年 1 月 15 日 09：00 在腰硬联合麻醉下行右侧人工股骨头置换术。术中诊断为：股骨颈骨折（右侧）。手术顺利，术后患者安返病房，给予注射用五水头孢唑啉钠预防感染、甘露醇脱水消肿、氟比洛芬酯镇痛治疗。

术后第 2 日病程记录：王相利主任医师今日查房。患者术后第一天，自诉右髋部轻度疼痛，无发热。骨盆正位片示：右股骨头人工置换术后复查所见。查体：右髋部切口敷料完整，有少量暗红色渗出，切口皮肤对合良好，无明显渗出，局部皮温稍高，轻度红肿，引流管通畅引流，引流液约 100ml，呈暗红色，右髋关节活动轻度受限，右下肢轻度水肿，左侧正常，双下肢股动脉，腘动脉、足背动脉搏动正常，末梢血运存在，双侧巴氏征（-）。患者病情平稳，停用心电监护及吸氧，拔除尿管，切口换药，拔除引流管，给予止痛（氟比洛芬酯注射液）、消肿（甘露醇）、抗感染（头孢唑啉钠）、保护胃黏膜（兰索拉唑）等对症治疗，复查血常规、电解质、餐前、餐后血糖，给予阿哌沙班片口服。

术后第 3 日病程记录：王颖副主任医师今日查房。患者术后第 2 天，自诉右髋部轻度疼痛，无发热。血液检查：C- 反应蛋白 28.44mg/L。查体：右髋部切口敷料完整，清洁无渗出，切口周围皮温稍高，轻度红肿，右髋关节活动轻度受限，右下肢轻度水肿，左侧正常，双下肢股动脉、腘动脉、足背动脉搏动正常，末梢血运存在，双侧巴氏征（-）。患者病情平稳，继续给予止痛、消肿、保护胃黏膜等对症治疗，停五水头孢唑林钠。

术后第 10 日病程记录：王颖副主任医师今日查房。患者自诉右髋切口无明显疼痛。查体：右髋部切口敷料完整，清洁无渗出，切口皮肤愈合良好，无渗出，局部皮温正常，无明显红肿，右髋关节活动轻度受限，右下肢轻度水肿，左侧正常，双下肢股动脉，腘动脉、足背动脉搏动正常，末梢血运存在，双侧巴氏征（-）。患者病情平稳，要求明日出院。嘱患者术后 12 天切口拆线，出院后适当功能康复锻炼，预防跌倒，继续口服阿哌沙班片 1 个月（病例 14 图 2）。

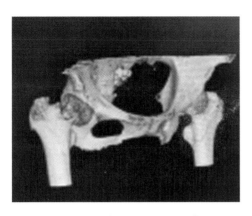 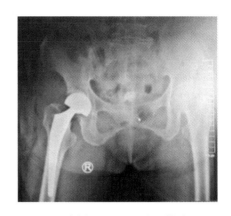

病例 14 图 1　术前 CT：股骨颈骨折头下型　　　　病例 14 图 2　术后拍片

九、最后诊断

1．右侧股骨颈骨折。

2．高血压病。

十、相关知识

1．病因　造成老年人发生骨折有两个基本因素，骨质疏松骨强度下降，加之股骨颈上区滋养血管孔密布，均可使股骨颈生物力学结构削弱，使股骨颈脆弱。另外，因老年人髋周肌群退变，反应迟钝，不能有效地抵消髋部有害应力，加之髋部受到应力较大（体重 2～6 倍），局部应力复杂多变，因此不需要多大的暴力，如平地滑倒、由床上跌下或下肢突然扭转，甚至在无明显外伤的情况下都可以发生骨折。而青壮年股骨颈骨折，往往由于严重损伤如车祸或高处跌落致伤。因过度过久负重劳动或行走，逐渐发生骨折者，称之为疲劳骨折。

2．临床表现

（1）症状：老年人跌倒后诉髋部疼痛，不能站立和走路，应想到股骨颈骨折的可能。

（2）体征

1）畸形：患肢多有轻度屈髋屈膝及外旋畸形。

2）疼痛：髋部除有自发疼痛外，移动患肢时疼痛更为明显。在患肢足跟部或大粗隆部叩打时，髋部也感疼痛，在腹股沟韧带中点下方常有压痛。

3）肿胀：股骨颈骨折多系囊内骨折，骨折后出血不多，又有关节外丰厚肌群的包围，因此，外观上局部不易看到肿胀。

4）功能障碍：移位骨折患者在伤后不能坐起或站立，但也有一些无移位的线状骨折或嵌插骨折病例，在伤后仍能走路或骑自行车。对这些患者要特别注意，不要因遗漏诊断使无移位稳定骨折变成移位的不稳定骨折。在移位骨折中，远端受肌群牵引而向上移位，因而患肢变短。

5）患侧大粗隆升高：表现在：①大粗隆在髂 - 坐骨结节连线之上；②大粗隆与髂前上棘间的水平距离缩短，短于健侧。

3. 分型　Garden 分型根据骨折移位程度，Garden 分型分为 4 种。Ⅰ型：不完全骨折。Ⅱ型：完全骨折，骨折无移位。Ⅲ型：完全骨折，骨折部分移位。Ⅳ型：完全骨折，骨折完全移位。骨折 Gardon 分型越高，其严重程度也越重，骨折后发生不愈合、延迟愈合、骨不连及缺血坏死的概率显著提高。大部分骨科医师能区分非移位股骨颈骨折（Ⅰ、Ⅱ型）和移位股骨颈骨折（Ⅲ、Ⅳ型）。Ⅱ型及Ⅳ型骨折的影像学差别，可通过仔细检查股骨颈和髋臼骨小梁的形态进行区分。Ⅳ型骨折颈与头之间的骨小梁存在连接，而头与髋臼之间的骨小梁失去联系。Ⅳ型骨折颈与头之间的骨小梁失去连接，头与髋臼之间的骨小梁重新排列。

4. 辅助检查　X 线检查作为骨折的分类和治疗上的参考。有些无移位的骨折在伤后立即拍摄的 X 线片上可以看不见骨折线，可行 CT、磁共振检查，或者等 2～3 周后，因骨折处部分骨质发生吸收现象，骨折线才清楚地显示出来。因此，凡在临床上怀疑股骨颈骨折的，虽 X 线片上暂时未见骨折线，仍应按嵌插骨折处理，2～3 周后再拍片复查。另一种易漏诊的情况是多发损伤，常发生于青年人，由于股骨干骨折等一些明显损伤掩盖了股骨颈骨折，因此对于这种患者一定要注意髋部检查。

5. 诊断　最后确诊需要髋关节正侧位 X 线检查，髋部 CT 及三维成像，尤其对线状骨折或嵌插骨折更为重要。

6. 治疗

（1）手术治疗：股骨颈骨折的最佳治疗方法是手法复位内固定，只要有满意复位，大多数内固定方法均可获得 80%～90% 的愈合率，不愈合病例日后需手术处理亦仅 5%～10%，即使发生股骨头坏死，亦仅 1/3 病例需手术治疗。因此股骨颈骨折的治疗原则应是：早期无创伤复位，合理多枚钉固定，早期康复。人工关节置换术只适应于 65 岁以上，Garden Ⅲ、Ⅳ型骨折且能耐受手术麻醉及创伤的伤者。

（2）复位内固定：复位内固定方法的结果，除与骨折损伤程度，如移位程度、粉碎程度和血运破坏与否有关外，主要与复位正确与否、固定正确与否、术后康复情况有关。

（3）人工假体置换术：髋人工关节置换术与内固定术相比，髋人工关节置换术几乎无术后不愈合及缺血坏死的缺点，术后患者能尽早下床活动进行功能锻炼。同时随着人工关节假体材料的不断改进及医师手术技能的不断提高，髋人工关节置换术已成为老年股骨颈骨折治疗的重要手段，并广泛应用于临床。但选择行半髋人工关节置换术或全髋人工关节置换术尚存在争议。目前在手术方式和关节假体的选择上，比较统一的观点为需综合考虑多方面因素，包括患者的年龄、身体状况、活动能力、认知状态、股骨颈骨折类型、老年患者的骨质量及患者与家属对于术后恢复程度的要求。与半髋人工关节置换术相比，全髋人工关节置换术更复杂，对医师的手术操作技能要求更高，术中对髋臼的打磨及操作时间的延长增加了术中出血量，这对老年患者无疑增加了手术风险和术后恢复时间。而半髋人工关节置换术对老年患者的耐受能力要求较低，手术更简便、耗时更短、手术损伤小、出血较少，对老年患者的全身状况影响更小，进而减少了长时间卧床相关并发症的发生。吴梅祥等收治的 67 例老年股骨颈骨折患者中，17 例选择全髋人工关节置换术，剩余 50 例选择半髋人工关节置换术。结果显示，在住院费用、出血量、平均手术时间等方面，半髋人工关节置换术均优于全髋人工关节置换术。可见，对于老年股骨颈骨折患者选择半髋人工关节置换术安全性更高。半髋人工关节置换术主要包括：骨水泥型与非骨水泥型假体。目前，对于半髋人工关节置换术选择骨水泥型或非骨水泥型假体，尚存在争议。研究表明，老年股骨颈骨折患者多有不同水平的骨质疏松，无论是在骨量还是骨的强度上均较差。非骨水泥型假体虽然具有手术耗时短、操作简单、住院费用低廉等优点，但对于严重骨质疏松老年患者，其长入能力较骨水泥型假体差，不利于患者的早期活动。且骨水泥型假体在压力承受上优于非骨水泥型假体，可使假体更牢固，不易产生假体松动，使患者能尽早恢复活动，避免长期卧床所产生的诸多并发症。然而，由于骨水泥型假体容易对心脏、血管系统产生影响，故对原本就患有心脑血管疾病的老年患者，可能优先考虑非骨水泥型假体。研究发现股骨颈骨折患者行半髋人工关节置换术发现，骨水泥型与非骨水泥型假体在关节功能恢复程度、并发症发生率、病死率等方面差异无统计学意义。人工单极头置换术与人工双极头置换术。虽然对于老年患者，半人工髋关节置换术较全髋人工关节置换术具有诸多优点，但其对髋臼软骨的磨损也不容忽视，其中以人工单极头对髋臼的磨损更为多见。为减轻对髋臼软骨的磨损，Bateman 于 1974 年设计了一种人工双极头来代替人工单极头置换术。有学者对 4% 例接受人工双极头置换术的老年股骨颈骨折患者进行回顾性分析发现，与人工单极头置换术相比，人工双极头置换术不仅在稳定性上存在优势，还可减少对髋臼软骨的磨损。另有研究表明，人工双极头置换术在用于治疗股骨颈移位性骨折上，对髋臼的磨损风险更低。结果显示，接受人工双极头关节置换患者的髋关节评分更高，髋臼的侵蚀率更低。

（4）人工双极股骨头置换术相关并发症：随着老年人数量的不断增加，老年髋部骨折也随之增加，自引入人工双极头假体以来，人工双极股骨头置换术已广泛应用于治疗老年股骨颈骨折虽取得了较满意的效果，但其术后并发症影响患者预后，降低手术疗效。人工双极股骨头置换术的主要并发症包括下肢深静脉血栓，关节脱位，假体周围骨折，假体松动、下沉及感染。正确认识及防治并发症在改善患者术后恢复，提高手术成效中起重要作用。

1）下肢深静脉血栓：是一种较为严重的并发症，轻则可致残，重则并发肺栓塞可导致死亡。因此，应充分掌握下肢深静脉血栓的形成机制，以采取有效的防治方法。经典 Virchow 学说表明，血液流动缓慢、血管内膜损伤及术后凝血机制活化使血液呈高凝状态是引发血栓的 3 个关键因素。而老年患者心肺功能减弱，下肢血流缓慢，术中人体对麻醉、肌松药物的吸收，使"肌泵"功能严重受损，从而增加了下肢血栓形成的风险。为防止下肢深静脉血栓的发生，术前医师应对患者自身条件进行充分评估并做相关思想指导，在无手术禁忌证的情况下进行手术；术中应把控好下肢缺血时间，放置引流管，以避免切口部位肿胀对静脉产生压迫；术后对无出血倾向的患者，应常规给予阿司匹林及活血药物，以防止下肢深静脉血栓的形成。下肢深静脉血栓一旦形成，应立即使用低分子肝素进行抗凝治疗。术后早期老年患者进行的功能锻炼，包括：膝关节的屈曲、伸直、外展，活动膝关节使恢复下肢肌肉泵作用，以改善患肢血液循环，降低下肢深静脉栓塞和肺栓塞的发生率。

2）关节脱位人工双极股骨头置换术：关节脱位发生率为 0.4%～15%，虽低于全髋人工关节置换术，但仍呈上升趋势。据报道，股骨颈骨折患者术后人工髋关节脱位的发生率约为 10%。脱位因素包括：①手术因素：临床实践表明，手术入路、假体放置的位置、软组织平衡与重建程度和医师经验均对术后脱位的发生产生影响。部分学者认为，后外侧较前外侧入路易发生后脱位；②患者因素：高龄、长期卧床、活动幅度较大及有酗酒等不良嗜好者，术后易导致关节脱位。此外，关节囊松弛、假体内部冲撞、神经系统及精神疾病也是关节脱位发生的影响因素。脱位的防治首先应选择合适的手术入路方式，保证假体位置的正确安装，检查髋臼是否有骨折或缺损，控制髋臼前倾的角度；其次，术中应适度切除股骨颈骨质，以避免髋关节软组织松弛、关节张力减小而造成脱位；最后，向患者及其家人进行宣传教育，并告知脱位的严重性，以增强认识，坚持康复训练。同时，6 周内避免做内收、内旋、屈曲动作，禁止将两腿在膝关节处交叉放置，3 个月内避免盘腿、坐矮凳、屈身捡物及爬陡坡等活动。对于出现髋关节脱位的患者，采取闭合复位成功阻止了 30% 的患者再次进行手术。术后患者第一次发生脱位，在早期很容易实现脱位髋关节的手法闭合复位，而在术后第 9 天，再次脱位，须行切开复位。因此，外科医师应根据实际情况选择相应的复位方式。

3）假体周围骨折：是老年患者行人工双极股骨头置换术后常见且最为复杂的一种并发症。据统计，人工双极股骨头置换术后假体周围骨折的发生率为 0.1%～2.1%。其发病机制包括：①老年患者多伴骨质疏松，所以年长可能是导致假体周围骨折发生率较高的原因之一；②医师术前评估不完善，术中操作力度欠佳；③术后骨丢失，骨溶解；④假体的弹性模量与股骨弹性模量有差异；⑤患者本身骨皮质缺损情况。由于假体周围骨折常发于老年患者，其特殊性使得手术具有高风险及高花费的特点，且术后效果往往不理想。因此，有效防治假体周围骨折显得极为重要：①术前准备：医师详细阅片，分析患者骨皮质、股骨弧度、髓腔等情况，制订最适合患者的方案；②医师操作用力得当；③常规拍摄 X 线片：在锉髓受阻或不确定使用多大髓腔锉时进行 X 线拍摄，掌握髓腔锉及髓腔壁的吻合程度；④治愈或减轻原发病，尽可能地避免其他干扰；⑤术后遵听医嘱，高龄患者行常规抗骨质疏松治疗；⑥定期复查，早发现可进行保守治疗。再骨折患者，防治要充分认识其危害性，并采取相应预防措施，以降低再骨折风险。

4）假体松动、下沉：是术后晚期常产生的并发症。现普遍认为，应力遮挡导致骨质重新塑形，进而出现早期假体松动，目前，有磨损颗粒假说及机械因素假说来解释假体微动和磨损碎屑诱导骨溶解引起的晚期松动。骨溶解引起假体松动及下沉的主要原因包括：①手术因素：如术者操作不当、假体型号的选择及安装的位置不佳等；②力学因素：应力遮挡及局限性应力集中。假体与股骨共同承担股骨上段的各种应力，必然出现应力遮挡，骨骼承受应力减少，使骨质废退萎缩，假体周围钙质吸收，导致松动；③生物因素：关节附近碎屑易产生溶骨；④年龄因素：由于老年患者多伴骨质疏松且体质相对较差，故术后发生早期松动、下沉的概率很高；⑤假体骨折：X 线片诊断标准为：假体移位或假体周围透亮区。骨折使假体失去了周围股骨的支撑，以致假体易发生松动。由于假体产生微粒与骨溶解是无法消除的，故导致患者术后发生假体松动，产生疼痛。假体松动的程度与疼痛呈正比，患者因关节松动产生疼痛，需再次手术。因此，防治假体松动、下沉至关重要。其预防关键为在安放假体前用适量松质骨填充，术中选择合适型号的假体，规范操作，术后指导患者进行功能锻炼，且应长期坚持抗骨质疏松治疗。对于出现假体松动的患者，应重新手术将假体取出，去除股骨髓腔中组织，采用骨水泥填充髓腔，再次安装假体冲洗伤口。

5）感染：是人工双极股骨头置换术中最严重的并发症，其发生率为 0.9%～16%，可直接导致手术的失败。其原因可能为：①与患者年龄、自身体质及术前合并高血压、冠心病、慢性阻塞性肺疾病等疾病有关；②与手术所用时间、出血量、引流管和导尿管的使用是否得当有关。感染主要包括肺部、尿路及假体周围感染。其中，肺部感染主要与患者原有的肺部相关疾病及肺功能减弱有关。因此，要嘱咐患者术前术后常做扩胸运动及深呼吸训练，且戒烟和酒，以减少肺部感染的可能。由于老年患者膀胱逼尿肌松弛且导尿管长期安置，部分患者原有前列腺肥大，所以均易发生尿路感染。而假体周围感染一直存在，其原因可能为致病菌在假体表面贴附形成生物膜。因此，防治感染要规范手术操作，密切观察患者切口及全身情况，疑似感染者，要快速查明原因，对症处理，合理使用抗生素。此外，要嘱咐患者养成良好的生活习惯，加强体质锻炼，以提高抗感染能力。

7．并发症

（1）股骨颈骨折不愈合：股骨颈骨折发生不愈合比较常见，文献报道其不愈合率为7%～15%，在四肢骨折中发生率最高。

（2）股骨头缺血坏死：是股骨颈骨折常见的并发症，近年来随着治疗的进展，骨折愈合率可达90%以上。但股骨头缺血坏死率迄今仍无明显下降。

8．小结　老年股骨颈骨折患者的医治方法有很多，其中人工双极股骨头置换术因能快速恢复老年股骨颈骨折患者的行走功能，避免长期卧床导致的一系列不良影响而备受骨科医师青睐，但同时其存在相关并发症。因此，骨科医师只有将术前对骨折患者的充分评估、术中仔细轻柔的操作及术后的护理及康复指导三者结合才能有效减少并发症的发生。随着手术技术的提高，未来需深入研究人工双极股骨头置换术术后发症的预防和治疗。

参考文献

[1] 吴梅祥，白波，钱东阳，等．高龄老年人股骨颈骨折人工全髋与半髋关节置换术的选择．中华关节外科杂志（电子版），2009，3（3）：315-319

[2] 钱军．老年股骨颈骨折手术治疗进展研究．临床医药文献杂志，2018，5（36）：197-198

病例 **15** 人工全髋关节置换术治疗左侧股骨头坏死

一、一般资料

患者刘某，男，56 岁。

主诉：左侧髋关节疼痛，活动障碍 16 年。

现病史：患者 16 年前无明显原因及诱因出现右侧髋关节疼痛，活动后加重，休息后可缓解，曾到外院就诊，行激素治疗（10mg 静脉滴注，1 次／日，1 个月）。感觉右髋关节疼痛减轻。后逐渐出现左髋关节疼痛，口服药物治疗（具体药物及剂量不详），效果不佳。双髋关节疼痛渐行加重，逐渐出现行走跛行，行走距离明显受限。5 个月前曾于我科行右侧人工髋关节置换术，手术顺利，术后康复良好。为求进一步诊治左髋关节疼痛，来我院就诊，门诊以"股骨头无菌性坏死"收入院。患者自发病以来无发热，无胸痛、咯血，无明显胸闷、憋气，无腹痛、腹泻，饮食睡眠可，大便、小便正常。体重较前无明显变化。

既往史：既往体健，无糖尿病，有高血压，无冠心病，无结核病史，无肝炎病史，无其他传染病史，预防接种史不详，无过敏药物及食物，无手术史，无重大外伤史，有输血史。5 个月前有右侧人工髋关节置换术病史。

婚育史：已婚，结婚年龄适龄，育有 1 女，家人体健。

家族史：否认家族性遗传疾病史。

二、体格检查

T：36.1℃，P：72 次／分，R：18 次／分，BP：183/109mmHg，身高：174cm，体重：70kg。中年男性，发育正常，营养良好，神志清楚，精神正常。语言正常，表情自如，自主体位，正常面容，安静状态，查体合作。皮肤、黏膜颜色正常，皮肤弹性良好，无皮下结节，无皮下出血，无肝掌、蜘蛛痣，无皮疹，无水肿，无瘢痕，全身浅表淋巴结未触及肿大。头颅正常，无畸形，毛发分布均匀，眼睑正常，球结膜正常，巩膜无黄染，双侧瞳孔等大等圆，直径左：右约 3mm：3mm，对光反射正常，耳郭外观正常，外耳道无分泌物，乳突无压痛，鼻外观正常，鼻翼无煽动，鼻腔无分泌物，口唇红润，口腔黏膜正常，伸舌居中，咽部正常，咽反射正常，扁桃体无肥大，颈部抵抗无，气管居中，甲状腺未触及肿大，颈动脉搏动正常，颈静脉正常。胸廓对称，无畸形，无隆起，无塌陷，乳房无异常，肋间隙正常，无三四征，呼吸动度两侧对称，节律规则，触诊无胸膜摩擦感，语音震颤有，叩诊清音，听诊双肺呼吸音清，无干湿性啰音。心前区无隆起，心尖冲动正常，心浊音界正常，心率 72 次 / 分，律齐，各瓣膜听诊区杂音未闻及病理性杂音，腹部平坦，呼吸运动正常，无肠胃型蠕动波，无局部隆起，全腹柔软，无压痛，无反跳痛，未触及腹部包块，肝脾肋下未触及，腹部叩诊鼓音，双肾区无叩痛，移动性浊音阴性，肠鸣音正常，肛门、直肠检查、外生殖器根据病情需要检查，脊柱、四肢无畸形，活动自如，脊柱生理弯曲存在。双下肢无水肿。腹壁反射正常，膝腱反射正常，跟腱反射正常，巴宾斯基征阴性，脑膜刺激征无。

三、专科检查

脊柱无明显畸形，右髋关节可见手术切口瘢痕，双下肢等长，左髋关节无明显肿胀，左髋部周围叩击痛（+），腹股沟区中点压痛、骨盆挤压分离试验（-），双 "4" 字试验（+），双下肢伸、屈肌群肌力 5 级，双侧膝腱反射正常，双侧跟腱反射正常；双侧下肢直腿抬高及加强试验（-），股神经牵拉试验左侧（+），病理征未引出。双侧足背动脉搏动良好，双足末梢血运良好，髋关节活动度：右侧：ROM 屈 90° 伸 0°，内旋 30°～40° 外旋，内收 20°～45° 外展，Thomas（-），"4" 字试验（+-）。左侧：ROM 屈 45° 伸 0°，内旋 10°～20° 外旋，内收 10°～30° 外展，Thomas（+），"4" 字试验（+）。

四、辅助检查

双侧髋关节正位：左侧股骨头坏死，髋关节骨关节炎，Ficat Ⅳ 期，右髋人工髋关节置换术后（2019 年 7 月 16 日）。

五、初步诊断

1. 股骨头无菌性坏死（左侧）。
2. 右人工髋关节置换术后。
3. 高血压病。

六、诊断依据

1. 老年男性，髋关节疼痛 16 年，症状呈渐行加重，行走跛行，行走距离明显受限。
2. 查体　右髋关节可见手术切口瘢痕，左髋部周围叩击痛(+)，腹股沟区中点压痛、双 "4" 字试验（+），股神经牵拉试验左侧（+），髋关节活动度：右侧：ROM 屈 90°

伸 0°，内旋 30°～ 40° 外旋，内收 20°～ 45° 外展，Thomas（-），"4"字试验（+-）。左侧：ROM 屈 45° 伸 0°，内旋 10°～ 20° 外旋，内收 10°～ 30° 外展，Thomas（+），"4"字试验（+）。

3. 辅助检查　髋关节正位显示左侧股骨头坏死。

七、鉴别诊断

1. 骨关节结核　患者常有全身表现如低热、盗汗、乏力等；局部表现如髋关节皮温升高、肿胀、皮肤破溃形成窦道等。X 线检查可见骨质破坏、死骨、空洞。该患者无此症状、体征，X 线检查也无此表现，故不支持该诊断。

2. 进行性髋臼发育不良　患者多有髋关节疼痛，进行性，活动后疼痛，伴明显跛行。X 线检查可见髋关节脱位、髋关节炎、股骨头发育不良、坏死。可资鉴别。

八、诊疗经过

完善入院检查后（病例 15 图 1），在静脉全麻下行左侧人工全髋关节置换术。

手术经过、术中发现的情况及处理：麻醉成功后，患者取侧卧位，患髋在上。体位架固定。常规术区消毒，铺无菌巾单，以左股骨大转子为中心，直切口切开皮肤约12cm。依次切开皮肤、皮下组织、深筋膜及阔筋膜张肌，自股骨大转子止点处切开臀中肌中下 1/2。牵开臀中肌，暴露关节囊，十字切开并切除增生肥厚关节囊，保留股骨距 1.5cm 截骨，取头器取出增生，变形股骨头。切除股骨圆韧带，去除髋臼增生肥厚盂唇、骨赘，髋臼拉钩充分显露髋臼边缘。髋臼锉由小到大依次打磨髋臼底及壁。15° 外保持前倾翻 45°，锉去软骨至松质骨骨面均匀渗血。至髋臼锉大小为 56 号。保持前倾 15° 外翻 45° 安装 STRYKER 56 号生物型髋臼假体，充分打压至假体附着牢靠，安装 D56/d32mm 聚乙烯内衬。外旋髋关节，充分暴露股骨近端，髓腔开口器开髓，髓腔铰刀打开髓腔，股骨髓腔锉准备髓腔。保持前倾角 15°，由小到大锉至 5 号，冲洗髓腔，保持干燥；选取 4 号股骨假体，保持前倾角 15° 置入假体，选取 32mm 金属球头置入股骨柄上，复位假体。检查双下肢等长，各方向活动无脱位趋势。检查器械及敷料无误，放置引流管 1 根，止点重建臀中肌，依次缝合。术中麻醉满意，患者出血 40ml。手术顺利，患者安返病房。

术后首次病程记录：患者刘某，男，56 岁，因左侧髋关节疼痛，活动障碍 16 年入院。入院诊断：股骨头无菌性坏死（左侧）；右人工髋关节置换术后；高血压病。入院后经完善辅助检查，于 2019 年 11 月 19 日 9：42 至 11：35 在静脉全麻下行"左侧人工全髋关节置换术"。术后诊断同术前诊断，术中操作详见手术记录。术后患者安返病房，回病房血压 140/90mmHg。行抗炎镇痛、补液药物治疗。继续心电监护，注意生命体征变化及患肢末端血循环及感觉情况。已将手术情况告知患者及家属。目前患者生命体征稳定。

术后第14天病程记录：王颖副主任医师今日查房。患者病情稳定，体温正常。诉夜间切口处疼痛轻微，未诉有特殊不适。查体：左髋部敷料干燥，切口愈合佳。王颖副主任医师查房看过患者，指出患者复查术后X线片示假体位置良好，说明手术效果良好（病例15图2）。静脉用药物已使用1个疗程，嘱停止使用。今日术后14天，予以切口拆线，切口愈合良好，Ⅰ/甲愈合。遵守医嘱执行。患者明日出院，门诊进一步康复治疗。

患者出院后2个月随访，述说左髋关节疼痛症状消失，左髋关节外展、前屈、内收、内旋、外旋不受限。

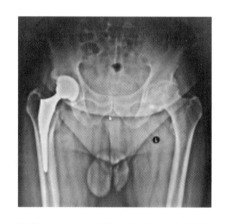 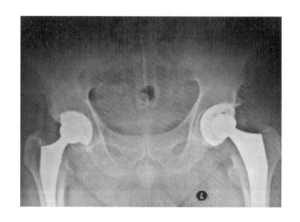

病例15图1　左侧股骨头坏死术前拍片　　　　病例15图2　左侧股骨头坏死术后拍片

九、最后诊断

1. 股骨头无菌性坏死（左侧）。
2. 右人工髋关节置换术后。
3. 高血压病。

十、相关知识

股骨头缺血性坏死是世界骨科疾病的一个顽症，由于其病因复杂，治疗困难，治疗不及时致残率很高，严重危及患者的生活和工作，因而被人们称"不死的癌症"，可见其危害有多大。100多年来，随着人们对股骨头坏死的不断深入研究，对骨坏死的发病因素有了较明确的认识。

为什么会外伤型股骨头坏死呢？近十几年来，随着交通事业和工业的迅速发展，股骨颈骨折发生率有明显上升趋势。统计资料显示，股骨头骨折引发的坏死率平均在

25%～30%，其坏死的发生与许多因素有密切关系。

近年来，手术治疗股骨头坏死（ONFH）的方法不断发展，理论和临床实践不断完善，有髓芯减压术、骨移植术、钽棒植入术、截骨术以及人工髋关节置换术等手术方式。

1. 髓芯减压术　股骨头髓腔内的压力增高时，进入股骨头的血液会因此减少，导致股骨头缺血坏死。髓芯减压术通过降低股骨头内增加的骨内压来缓解症状，并且可以刺激减压针道周围的血管形成，有望阻止甚至逆转 ONFH 的进一步发展。研究表明，髓芯减压术能够促使病变颈部、皮质外以及股骨头形成交通，将骨硬化带打通，从而降低股骨头内升高的压力，并清除股骨头内部坏死区域的骨组织，填充骨腔且给股骨头以稳定的支撑，从而有效地缓解股骨头进一步塌陷的病理进展。髓芯减压术适用于早期的 ONFH，即国际骨循环研究会（ARCO）Ⅰ～Ⅱ期，此时的股骨头在外形上表现为外形尚完整且没有出现新月征。

对于中早期 ONFH 患者，髓芯减压术的治疗效果优于股骨头颈部开窗打压植骨术。近年来，为了提高减压疗效，临床上多采用髓芯减压术和骨移植、干细胞移植等方法联合应用的方式。例如尝试在髓芯减压的同时植入钽棒、自体骨或同种异体骨、人工骨材料、富血小板血浆、骨髓干细胞等。研究认为在关节镜引导下进行髓芯减压，可以更加准确的定位死骨，有效进行死骨刮除，最大限度减少对正常骨质的破坏，有利于 ONFH 的修复，取得更加满意的疗效。另外，有学者发现通过术前及术后磁共振成像（MRI）和数字减影血管造影检查，患者以静脉淤滞为主时行单纯髓芯减压效果较好，而患者以动脉缺血为主时辅助植入带血运的骨瓣或其他可促进骨生长的材料比单纯髓芯减压效果更好。

2. 骨移植术　是在原有髓芯减压术的基础上，将自体髂骨、排骨或异体骨植入到股骨头的坏死部位。植入的骨能够对股骨头起到有效的支撑作用，并诱导 ONFH 部位周围微循环的重建和新骨形成。包括不带血管和带血管蒂两种方式。

3. 钽棒植入术　钽棒应用于 ONFH 的临床治疗是因为钽金属有以下优势：①钽金属属于惰性金属，植入人体时有高度的抗腐蚀性且与人体有高度的相容性；②钽金属弹性模量在皮质骨和松质骨之间，与天然骨骼相似，可降低植入后钽棒变形、断裂的风险，并且能起到良好的支撑作用；③多孔钽金属具有较高的摩擦系数，植入后不会导致局部结构不稳；④钽金属具备独特的三维结构空隙，这使得细胞可以在钽棒的内部载附、分化和生长，可以诱导成骨细胞的增生。因此，钽金属可以说是理想的骨科植入材料。与传统的髓芯减压并植骨术相比，钽棒植入术治疗早期 ONFH 的优良率更高，患者可以得到更好的恢复。但由于钽棒缺乏组织粘附性及其较低的降解速率，导致后期行人工髋关节置换术时原先植入的钽棒取出困难，且与未植入钽棒直接行人工髋关节置换术的 ONFH 患者相比较而言，该类患者术中出血量明显增多，甚至部分患者可能会因钽棒无法取出而永久植入体内。另外，钽金属虽然是惰性金属，但长期的磨损、腐蚀还是免不了产生少量金属离子积聚，会增加患者产生毒性反应的风险。

4. 截骨术 其治疗 ONFH 的机制主要是通过截骨的方式，改变股骨头的承重区域，由股骨头的未坏死区域承担股骨头的承重功能，减少 ONFH 区域的负重，从而延缓股骨头进一步塌陷的进程，最大限度的保留髋关节的功能。髋关节截骨术根据截骨方式的不同可以分为骨盆截骨、股骨粗隆旋转截骨、股骨粗隆间内翻或外翻截骨。但是由于截骨术必须严格掌握适应证，对于分期不同的 ONFH 采用的截骨方式不同，而且截骨之后可能会增加日后人工髋关节置换术的难度，再加上截骨术的手术创伤相对其他手术方式较大，因此近年在国内应用截骨术治疗 ONFH 的不多。

5. 人工髋关节置换术 作为治疗髋关节疾病的一种经典手术方法，广泛应用于 ONFH 的治疗。此种手术方法可分为髋关节表面置换术和全髋关节置换术。髋关节表面置换术适合于早中期的患者，其优势在于可以解决此类患者由于自身活动量大而产生的假体频繁松动问题，可以降低手术翻修率。全髋关节置换术采用生物相容性或金属材料制成的人工髋关节假体，通过手术置换破损的关节面，可以有效缓解患者关节疼痛、矫正畸形，最大限度恢复髋关节功能。人工髋关节置换术还可以根据假体的类型分为骨水泥型和非骨水泥型。人工髋关节置换术主要应用于 Ficat III～IV 期，即大面积的骨坏死和严重的关节面塌陷阶段，对年龄较大的老年患者和经过保守治疗效果不明显的患者有重要的意义，同时应当根据患者的年龄、骨质情况、全身状况和活动量选择假体的类型和固定方式。

随着显微外科技术的不断发展，在临床上外科越来越提倡微创技术，骨科同样如此，因此越来越多的临床医生在行人工髋关节置换术使用微创小切口。微创小切口人工全髋关节置换术在治疗晚期 ONFH 的过程中有良好的应用效果，使用这种手术方式能够有效地缩短患者的手术时间，减少患者的术中出血量和术后引流量，可较快地促进患者的康复。与行常规人工髋关节置换术的患者相比较，行经梨状肌和臀小肌的间隙入路切口微创人工髋关节置换术的患者术中出血量及伤口引流量较少，术后愈合时间较短，术后并发症发生率偏低，髋关节功能恢复更佳，同时安全性有保障。研究结果也表明使用微创小切口人工髋关节置换术对患者更有帮助，值得推广。

临床医师可根据患者具体情况选择不同的手术方式，而最终目标是延缓 ONFH 的进展，进而延缓人工全髋关节置换术的时间。人工全髋关节置换术作为 ONFH 终末期的治疗方法，越来越重视微创治疗。现阶段手术治疗 ONFH 已经成为十分成熟且常用的方式，大多数患者经过手术治疗都能有良好的预后，术后早期下地锻炼可以促进患者股骨头坏死的愈合以及髋关节活动功能的恢复。经过几十年来临床医师及实验研究的不断发展，ONFH 治疗方法多样，效果已经十分可靠，相信随着科学技术的进步和临床实践的不断发展，ONFH 的致残率会进一步减少，患者的生活质量也会进一步提高。

参考文献

[1] 王骏，葛乔枫，武壮壮，等 . 股骨头坏死手术治疗最新进展：如何达到保髋治疗的目的 . 中国组织工程研究，2018，22（31）：5056-5061

[2] 舒化兴 . 微创小切口人工全髋关节置换术治疗晚期股骨头坏死的疗效探析 . 临床医药文献电子杂志，2017，4（36）：6985-6986

病例 **16** 胫骨上端高位截骨术治疗膝骨关节炎

一、一般资料

患者朱某，男，50 岁。

主诉：右膝关节疼痛 5 年，加重伴行走困难 1 天。

现病史：患者 5 年前无明显诱因出现右侧膝关节疼痛，活动后加重。2 个月前曾到我院门诊就诊，行膝关节磁共振检查，显示半月板损伤，行关节内注射药物治疗（玻璃酸钠 25mg，复方倍他米松 1ml），疼痛缓解不明显。1 天前劳动中不慎被金属障碍物绊倒，扭伤右膝关节，感疼痛明显加重，行走疼痛明显。遂来我院就诊，为求进一步系统诊治，门诊以"膝关节病（右）侧"收入病房。发病以来无发热，无胸痛、咯血，无腹痛、恶心、呕吐、饮食睡眠可，大小便正常。体重较前无明显变化。

既往史：既往体健，无糖尿病，无高血压，无冠心病，无结核病史，肝炎病史无，无其他传染病史，预防接种史不详，无过敏药物及食物，无手术史，无重大外伤史，无输血史。

婚育史：已婚，结婚年龄 24 岁，育有 1 子 1 女，家人体健。

家族史：否认家族性遗传疾病史。

二、体格检查

T：36.1℃，P：72 次 / 分，R：18 次 / 分，BP：120/80mmHg，身高：176cm，体重：80kg。中年男性，发育正常，营养良好，神志清楚，精神正常。语言正常，表情自如，自主体位，正常面容，安静状态，查体合作。皮肤、黏膜颜色正常，皮肤弹性良，无皮下结节，无皮下出血，无肝掌、蜘蛛痣，无皮疹，无水肿，无瘢痕，全身浅表淋巴结未触及肿大。头颅正常，无畸形，毛发分布均匀，眼睑正常，球结膜正常，巩膜无黄染，双侧瞳孔等大等圆，直径左：右约 3mm：3mm，对光反射正常。耳郭外观正常，外耳道无分泌物，乳突无压痛。鼻外观正常，鼻翼无煽动，鼻腔无分泌物，口唇红润，口腔黏膜正常，伸舌居中，咽部正常，咽反射正常，扁桃体无肥大，颈部抵抗无，气管居中，甲状腺未触及肿大，颈动脉搏动正常，颈静脉正常。胸廓对称，无畸形，无隆起，无塌陷，乳房无异常，肋间隙正常，无三凹征，呼吸动度两侧对称，节律规则。触诊无胸膜摩擦感，语音震颤有，叩诊清音，听诊双肺呼吸音清，无干湿性啰音。心前区无隆起，心尖冲动正常，心浊音界正常，心率 72 次/分，律齐，各瓣膜听诊区杂音未闻及病理性杂音。腹部平坦，呼吸运动正常，无肠胃型蠕动波，无局部隆起，全腹柔软，无压痛，无反跳痛，未触及腹部包块，肝脾肋下未触及，腹部叩诊鼓音，双肾区无叩痛，移动性浊音阴性，肠鸣音正常。肛门、直肠检查、外生殖器根据病情需要检查。脊柱，四肢无畸形，活动自如，脊柱生理弯曲存在。双下肢无水肿。腹壁反射正常，膝腱反射正常，跟腱反射正常，巴宾斯基征阴性，脑膜刺激征无。

三、专科检查

脊柱生理曲度正常。右膝肿胀，膝关节压痛（+），以内侧平台处明显。浮髌试验（+），麦氏征（+），髌骨研磨试验（+），侧方应力试验（-）；前、后抽屉试验（-），膝关节过屈、过伸痛（+）；双膝活动无明显受限；负重站立位，右膝关节有内翻畸形，膝反射，跟腱反射正常，巴宾斯基征阴性，足背动脉搏动存在，末梢循环良好。

四、辅助检查

右膝关节磁共振：显示右膝关节退变性关节炎，右膝关节内侧前后角半月板损伤（2017 年 11 月 20 日，我院）。

五、初步诊断

膝关节病（右）。

六、诊断依据

1. 主诉　右膝关节疼痛 5 年，加重伴行走困难 1 天。

2. 查体　右膝肿胀，膝关节压痛（+），以内侧平台处明显。浮髌试验（+），麦氏征（+），髌骨研磨试验（+），膝关节过屈、过伸痛（+）；负重站立位，右膝关节有内翻畸形。

3. 辅助检查　右膝关节磁共振显示右膝关节退变性关节炎、右膝关节内侧前后角半月板损伤。

七、鉴别诊断

1. 风湿性关节炎　可有双侧对称疼痛，关节常红肿，有晨起僵硬感，血沉加快，抗"0"升高。可资鉴别。

2. 膝关节副韧带损伤　该病多有明显外伤病史，副韧带损伤时可有应力试验阳性，应力位 X 线片可资鉴别。

八、诊疗经过

完善入院术前检查后（病例 16 图 1，病例 16 图 2），择期行右膝关节镜检查术＋胫骨高位截骨术。后于 2018 年 1 月 31 日行右膝关节镜检查、内侧半月板成形术、软骨修整术、右胫骨高位截骨术。

手术经过、术中发现的情况及处理：麻醉成功后，取仰卧位。常规右股部中上 1/3 处敷气囊式止血带。常规术区消毒，铺无菌巾单。下肢驱血、止血带充压 40kPa。常规前外侧入路进入右膝关节，探查膝关节见髌上囊，内外侧沟无明显异常。髌骨关节面可见 1°～3° 软骨损伤，髌股关节软骨尚可。内侧股骨髁软骨有 1cm×2cm 1°～2° 软骨损伤，平台软骨可见 1cm×2cm 2°～3° 软骨损伤，内侧半月板后根断裂，检查后根部尚稳定，体部有半月板损伤。外侧半月板及外侧间室无明显异常。髁间窝内交叉韧带无明显损伤。常规内侧入路进入刨刀，清理关节内增生、肥厚滑膜，清理髌股关节、股骨髁及胫骨平台软骨损伤至光滑。刨刀和蓝钳处理内侧半月板损伤区域，保留半月板后根部，探查半月板稳定。依次缝合。复方倍他米松 1ml 注入关节内。

以胫骨平台前内侧直斜切口，长约 5cm，依次切开皮肤、深筋膜，暴露鹅足，将内侧副韧带浅层剥离，剥离并保护胫骨后侧至胫骨外侧，定位截骨线，透视下打入 2 枚 2.0mm 克氏针，测深 62mm，朝向腓骨头上，方保持平面后倾，定位上斜截骨线，注意保护胫骨结节及髌韧带，截骨。注意保护胫骨后方神经血管。截骨深度为 50mm。骨刀缓慢撑开，透视下见力线到达术前目标力线点。选择支撑钢板置于内侧，依次钻孔、测深，分别拧入 56mm、44mm、42mm 锁定螺钉于 A、C、B 孔，1 孔处打入 40mm 皮质骨螺钉，2、3、4 孔拧入 38mm、36mm、34mm 锁定螺钉。透视下打入 D 孔 60mm 锁定螺钉。最后更换 1 孔 38mm 锁定螺钉。透视下见截骨平面位置良好，内固定牢固。检查无误，依次缝合。下肢弹力绷带外固定。

术中麻醉满意，患者出血不多，手术顺利，患者安返病房。

术后首次病程记录：患者朱某，男，50 岁，因"右膝关节疼痛 5 年，加重伴行走困难 1 天"入院。入院诊断：膝关节病（右侧）。于 2018 年 1 月 31 日在腰硬联合麻醉下行"右膝关节镜检查、内侧半月板成形术、软骨修整术、右胫骨高位截骨术"，手术顺利，手术情况详见手术记录。术后患者安返病房。目前患者生命体征稳定。

术后第 1 天病程记录：王颖副主任医师今日查房，患者术后第 1 天，自诉右膝关节切口轻度疼痛，无发热。查体：右下肢弹力绷带包扎在位，右膝关节敷料完整在位，清洁干燥，无渗出，局部轻度压痛，右膝关节活动受限，局部皮温正常，双下肢末梢血运及浅表感觉正常，双侧足背动脉搏动可触及。患者病情平稳，给予消肿、止痛等对症治疗，继续观察。

术后第 12 天病程记录：王颖副主任医师今日查房，患者无不良主诉。查体：右下肢弹力绷带包扎在位，右膝关节敷料无渗出，切口皮肤愈合良好，局部无红肿，右膝关节活动较前改善，双下肢末梢血运及浅表感觉正常，双侧足背动脉搏动可触及。患者病情平稳，要求明日出院。切口换药拆线，嘱其出院后适当功能康复（病例 16 图 3）。

患者出院后 6 个月随访，述说右膝关节疼痛症状消失，右膝关节屈伸较健侧轻度受限。术后 12 个月随访，述说右膝关节疼痛症状消失，右膝关节屈伸正常。

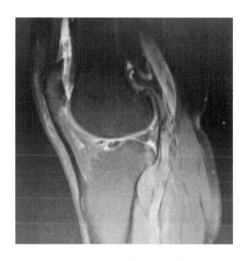

病例 16 图 1　术前右膝关节 MRI

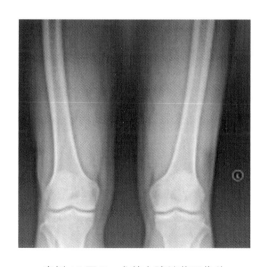

病例 16 图 2　术前右膝关节正位片，
关节内侧间隙变窄

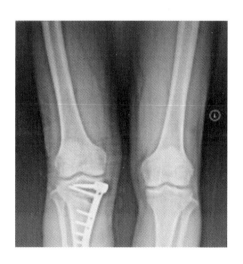

病例 16 图 3　术后拍片所见

九、最后诊断

膝关节病（右膝）。

十、相关知识

1. 概述　胫骨上端高位截骨术用于膝骨关节炎的手术治疗。膝关节骨关节炎常可伴有膝内翻或膝外翻畸形，并产生关节内持重应力分布的改变。在膝关节内翻时，应力集中在膝关节的内侧部分，并使发生在膝内侧的退行性改变进展加速。相反，如膝关节畸形呈外翻位，则这些变化均发生在膝关节的外侧部分。截骨的主要目的是通过矫正膝关节轴线和增加关节的稳定性以改善膝关节功能。1958 年 Jackson 首先提出胫骨上端截骨术（upper tibial osteotomy）和股骨髁上截骨术治疗伴有内外翻畸形的膝关节骨关节炎，使疼痛得以缓解。1961 年 Jackson 和 Waugh 报道了胫骨结节下截骨术，治疗膝关节骨关节炎，所做的 10 例患者均疼痛缓解。1962 年 Wardle 报道了胫骨结节以下 10cm 截骨，17 例患者中，除 3 例外均得到疼痛缓解。1963 年 Jacksont 和 Waugh 提出胫骨结节以上水平截骨，即胫骨高位截骨（high tibial osteotomy），并称之为安全、有效的治疗措施。

胫骨高位截骨有下述优点：①截骨矫正近膝关节畸形部位；②经松质骨截骨，血运丰富，骨性愈合快，很少合并延迟愈合或不愈合；③截骨面用 U 形钉固定使骨端牢固接触，起到持续加压作用，手术操作简单，术后外固定少，制动时间较短，可早期行膝关节功能锻炼；④股四头肌和腘绳肌的收缩可在截骨面间产生压力，有利于骨端愈合；⑤可调整侧副韧带的紧张度，有利于关节的稳定；⑥必要时可在胫骨截骨同时行关节内探查或髌骨结节前移术。

影响截骨术效果的因素很多，术前应对患者进行临床、放射学及生物力学等多方面的综合评价，尤其注意以下几点。

（1）选择患者应考虑到年龄、体重及活动量等因素。Coventry 等认为宜选年龄＜65 岁者，如超过 70 岁者可列入相对禁忌证，但也可因各人的具体情况不同而异。Kettelkamp 认为对体重超过 90kg 者术前应予减肥，因此类患者可由于脂质代谢减慢而出现下肢静脉炎、肺栓塞和钉道感染，手术野深既而增添操作的困难，也不利于术后进行康复锻炼。Coventry 建议病例宜选日常生活中活动量较大者，术后能够挂拐，且具有足够的肌力进行关节活动和康复锻炼。术前医师还应向患者阐明肌力锻炼的重要性，并开始指导患者进行股四头肌等功能锻炼，为术后的康复治疗奠定基础。

（2）Coventry 的经验表明，膝关节冠状面上内翻畸形的角度越大，截骨术后的效果越差。Kettelkamp 认为膝内翻畸形 10°时适于胫骨高位截骨术，否则，对前者宜考虑人工全膝关节置换术，而后者宜选用股骨髁上截骨术。

（3）通过负重下（站立体）摄 X 线片显示单侧关节间隙为主的退行性变征象，相应部位出现膝内、外翻畸形，而对侧的关节间隙表现为相对的"正常"，此时选用胫骨高位截骨术较为理想。膝内翻畸形伴有外侧间隙疼痛者，X 线片也可显示外侧正常，而此时若行关节镜或骨扫描检查可发现其外侧也存在关节的退行性改变，应注意掌握手术指征。

（4）术前选择病例时必须考虑膝关节的稳定性因素，凡术前严重功能性不稳定（包括侧副韧带及后交叉韧带等因素）者，行胫骨高位截骨术后关节功能均未能得以改善。Kettelkamp 强调后关节囊及后交叉韧带的作用，并提出严重膝内翻时可造成前外侧韧带明显松弛，后者以选股骨髁上截骨为佳。他还建议术前拍摄单下肢负重位关节在内或外翻应力作用下 X 线片，通过内、外间隙的 X 线征象间接判断膝关节的侧方稳定。严重功能性不稳定也可出现髌骨脱位或半脱位，须事先予以矫正再考虑行胫骨高位截骨术。Mynert 随诊发现术后疗效与术前膝关节的稳定性无关，有些患者最大侧向活动 $12.5°$，但术后效果满意。术后关节不稳定的增加与手术有明显关系，如果关节不稳定的增加超过 $5°$ 则效果很差，因此他同意 Coventry 的观点，术中应紧缩关节的侧方结构。

（5）术前应检查膝关节的活动度，大多数学者均强调拟行胫骨高位截骨术者膝关节屈伸活动范围应 $> 90°$，Devas 认为至少应 $> 75°$，膝过伸不应 $> 5°$，固定畸形不应 $> 20°$。屈曲畸形的矫正术不宜与胫骨高位截骨术同时进行，须先用石膏管形或通过手术矫正，否则可选用人工全膝关节置换术同时矫正两个方向的畸形。

（6）胫骨平台严重的骨丢失造成的单侧胫骨髁的骨质疏松，将妨碍截骨术后关节应力在双侧胫骨平台的均衡分布，并产生关节功能不稳定的"摇晃作用"。一般通过膝关节前后位 X 线照片可估计骨丢失程度。

（7）截骨术前应了解关节内病变情况，确定是否除骨关节炎外还有其他病变，如游离体及半月板撕裂等。如果检查后肯定有上述病变，应选择合适的方法进行处理；如果检查后尚不能肯定，则宜先行截骨。Fujisawa 报道了 126 例在胫骨近端高位截骨术前及术后 4 个月至 6 年用关节镜进行随诊的总结。国内一项研究系统观察了胫股关节、髌股关节软骨及半月板的变化，证实在截骨后 6 ～ 12 个月剥脱的关节软骨面开始为纤维组织覆盖，12 ～ 18 个月关节软骨缺损区明显缩小，而纤维组织增厚，2 年后软骨面可达完全修复，撕裂的半月板也重新修复。

2．适应证

（1）膝关节骨关节炎患者，因膝关节疼痛及功能障碍影响工作和生活，且非手术治疗无效者。

（2）骨关节炎在 X 线片上显示以单髁病变为主，而且与内、外翻畸形相符合。

（3）手术后患者能够使用拐杖，术后有足够的肌力进行康复锻炼。

（4）膝关节屈伸活动范围 $> 90°$。

（5）患侧血管正常，没有严重的动脉缺血或大静脉曲张。

3．禁忌证

（1）由于软骨下骨丢失，使单侧胫骨平台凹陷超过 10mm 者。

（2）膝关节屈曲挛缩畸形＞20°者，屈曲受限超过 90°者。

（3）对于神经营养不良性关节、感染性关节、类风湿关节炎、骨缺血坏死、创伤后关节炎伴膝关节内、外畸形者均不宜选用高位截骨。

（4）内翻畸形＞12°或外翻畸形超过 15°者。

（5）双侧关节间室被波及者。

（6）患侧的髋、踝及足部关节的功能与截骨后进行膝关节康复锻炼相关联，同侧髋关节畸形和活动受限并非是截骨的禁忌证，但应进行先期手术矫正髋关节至功能位，再行截骨矫正膝关节畸形。

4．术前准备

（1）认真检查膝关节，确定关节的活动范围、畸形程度，并检查关节内、外侧固定装置及前后交叉韧带，以确定有无关节不稳。拍摄单下肢负重位内、外翻应力下 X 线片，判断膝关节的侧方稳定性。

（2）如果患者有严重的关节积液，应行关节穿刺检查，以排除关节内感染等其他病变。

（3）行关节造影，以了解各关节间室的情况，以及关节面是否光滑完整，有无关节内游离体。

（4）拍摄单下肢负重位下肢力线片，画出下肢力线，测量畸形角度。为测量准确应注意拍片长度要足够，避免肢体旋转。同时应该记录有无膝关节半脱位，并拍股骨髁和髌骨切线位片。

（5）测量截骨角：Coventry 用 Boucher 等所设计的方法来计算截除楔形骨的大小。在楔形基底部每 1mm 长大概可矫正 1°，例如矫正 20°＝楔形基底长 20mm。也可应用 Slocum 等方法来准确测量切骨基底的宽度，在术前用一个三角形进行测量。

5．麻醉和体位　硬脊膜外阻滞麻醉或全身麻醉。患者仰卧位，膝关节保持在屈曲 90°位，以使膝关节后方的腘动、静脉和腓总神经和大腿的髂胫束等结构处于松弛状态，避免术中损伤。大腿部绑止血带。

6．手术步骤

（1）切口：为行胫骨高位外翻截骨，应截除部分腓骨，按截除腓骨部位与方式不同可选用两种切口：①弧形外侧切口：远端起始于腓骨小头稍下方，向近端延伸经过膝关节的外侧中点达到股骨外侧髁，通过这一个切口可同时完成截除腓骨小头和胫骨外翻截骨；②由两个切口组成：为行腓骨截骨，在腓骨中段由腓骨小头至外踝的连线上做一长 3cm 的直行切口；为行胫骨高位截骨，可在胫骨结节下方 2cm 开始，沿胫骨嵴前缘向近侧延伸，再沿胫骨外髁斜线向近外侧走行，达膝关节间隙水平。

（2）腓骨的处理：切口显露腓骨头、髂胫束，腓侧副韧带和股二头肌腱，分离保护腓总神经，把腓侧副韧带和股二头肌从腓骨头切断，并向近侧牵开。在前面将两者形成之 Y 形联合腱的远端掀向上方，再分离髂胫束的后方 2.5cm 部分，可横行切开，以暴露胫骨外髁和膝关节。结扎膝外下动脉和静脉。在腓骨头颈交界处可横行截断腓骨头。另一做法是只切除腓骨头和颈的内侧部分，这样侧副韧带和股二头肌的附着点可被保留，省去术后重建附着点的步骤。所保留下的腓骨近端外侧骨片在胫骨完成截骨并闭合断端时，可使其与胫骨相贴符。切口显露腓骨时是在腓骨外侧于腓骨短肌与伸趾长肌间进入即可显露腓骨，并将其斜行截除 1cm。

（3）胫骨的处理：胫骨高位截骨应在胫骨结节近侧进行。先切开胫骨近端至髌韧带止点之间的骨膜，以锐性骨膜剥离器从外侧剥离至前方中线。再以钝剥离器将外方骨膜剥离至中线，用 Hohman 牵开器分别于胫骨的前、后方骨膜下插入并牵开，以保证有足够的手术视野。用电锯做截骨时可指示深度和起到保护作用，同时可使全部腘部结构和腓总神经置于牵开器以外。胫骨截骨应强调在直视下进行，并要有 X 线监护。可先在胫骨髁处插入 1 根克氏针作为标志，经 X 线检查后确定其近端截骨线应距离胫骨平台以远 2cm 并平行于关节面。远端截骨线的位置或楔形截骨的底边距离取决于术前的精确计算和术中的观察测量，是术中重要步骤，应特别注意。做胫骨楔形截骨时，可先切断前、后侧皮质，保留部分内侧皮质。截骨面要求整齐，以便对合。胫骨后侧皮质如有部分未能切除时，可用尖嘴咬骨钳咬除。所保留的内侧皮质用锐骨刀慢慢截断，使之成为青枝骨折，然后胫骨远近端对合。也可以用克氏针在内侧皮质钻通 3～4 个孔，伸直膝关节，闭合截骨端，使骨端紧密对合。

（4）胫骨的内固定：方法很多，可根据术者的经验加以选择。常用的有：

1）U 形钉固定：在胫骨的前面和侧面，用 1～2 个 U 形钉从外侧向内侧固定截骨断端。

2）张力带固定：在胫骨髁的外侧面于关节线下方约 1cm 处插入 1 根氏钢针，该针由外向内呈斜行，经截骨线穿过截骨远端胫骨，以克氏针尖刚露出胫骨内侧骨皮质为宜。穿行中应保持克氏针与胫骨轴线呈 45°。同法穿第 2 根克氏针，并使其与第 1 根针平行。在胫骨外侧面的骨皮质于胫骨结节以下 2cm 处平行钻开两个骨孔，用 1mm 粗的钢丝从中穿过，紧贴着胫骨外面做"8"字形交叉，再绕过胫骨髁上的克氏针根部拧紧钢丝。胫骨髁部露出的克氏钢针自根部弯成一弧形，剪去多余的长度，并使有弧度部分朝向皮下。

3）L 形钢板或加压钢板固定，以及外加压固定架等。

选用内固定应以方法简便、固定牢靠、有适当的加压作用、能促进骨折的愈合及术后早期活动为原则。

（5）缝合切口：在缝合切口前应放开止血带，彻底止血。在腓骨近端钻两个骨孔，把股二头肌腱和腓侧副韧带附着点，于生理张力下用羊肠线通过骨孔固定在腓骨上。Y形联合腱前部可与髂胫束缝合，后部及远端可与腓骨肌及胫前肌腱膜分别缝合固定。置负压吸引管，缝合髂胫束，分层缝合皮下组织和皮肤，加压包扎。

术中注意要点：①术中要注意保护腓总神经，最好将腓总神经首先分离出用橡皮条加以保护。截骨时应将膝关节置屈曲90°位，特别是在凿除后侧皮质时应用牵开器将腘动、静脉向后拉开，防止损伤。截骨须在直视下进行，可分次取出楔形骨块；②为防止胫骨关节面的碎裂，近侧截骨线设计要准确，操作要轻柔。如果胫骨内侧塌陷，则近端截骨线斜向内下方，以增加近侧端骨的体积；③缝合切口前应修复膝关节外侧副韧带。股二头肌腱和外侧副韧带在腓骨上固定，应保持一定张力，防止发生膝关节不稳定。

7．术后处理

（1）术后用长腿支具固定4～6周，X线片显示截骨愈合后，去掉支具开始进行康复锻炼。如果内固定牢靠，则可允许患者早期开始关节功能练习或采用关节被动练习器辅助练习。

（2）术后第1天即可允许患者扶拐行走，并开始股四头肌功能练习。

（3）应用抗生素预防感染。

（4）负压吸引应每日计量，术后24～48小时或每日引流量＜50ml时可拔除引流管。

8．并发症

（1）畸形矫正不足、过度或复发：Coventry报道单侧间室骨关节炎内翻畸形的患者施行胫骨上端高位截骨术后，最常见的并发症是畸形的复发，导致关节再度疼痛。其原因可能是：①术前X线测量不够精确，术中截骨时产生误差；②固定不牢，包括内固定物安放位置不当、不够坚强或石膏外固定维持不良等；③负重过早，使骨端愈合的过程中截骨角度逐渐改变。Kettelkamp认为认真进行术前设计十分重要，术后须早期拍片，若发现矫正不当可再手术，也可用石膏矫形。如果在手术时外翻截骨过度矫正5°～7°，内翻截骨过度矫正0°～3°则效果满意。

（2）神经血管损伤：腓总神经位置表浅，紧贴腓骨颈走行，在显露和切除腓骨上端时或术后石膏、绷带束缚过紧均易将其损伤。血管损伤少见，多发生在使用钢针、钢板螺丝钉行内固定或做软组织广泛剥离时，如损伤胫前动脉，可造成前筋膜间室综合征。偶有报道损伤腘动脉者，如果术中屈曲膝关节，使腘部血管处于松弛状态则可避免损伤。

（3）胫骨近端骨折：可发生于胫骨平台、髁间嵴及内侧骨皮质。原因有二：①近端截骨线过高、倾斜角度过大而进入胫骨平台或髁间嵴；②胫骨内侧骨皮质截骨不完全，在闭合楔形时造成内侧皮质的纵向劈裂。胫骨近端骨折是一严重的并发症，直接影响手术效果，故一经发现应立即处理，力争达到解剖复位。

（4）有80%膝内翻、70%膝外翻的患者，经截骨术治疗可以获得满意的效果。但术后膝关节功能的恢复需一定时间，故手术疗效应在手术1年后评定。10年后随诊，疼痛减轻和功能恢复者超过60%。手术疗效不佳的主要原因是手术中畸形纠正不足或矫正过度。

（5）再手术：Rudanz 对膝关节外翻截骨术者，经3～15年随诊再手术率为10.9%。包括再次截骨矫形、人工膝关节置换术、关节清理术等。

（6）膝关节粘连：Macintosh 曾报道在胫骨近端高位截骨术的同时行膝关节清理术，随诊13年的满意率达82%。但 Coventry 认为两种手术同时进行易合并膝关节粘连，甚至感染，故主张应单独进行。

（7）其他并发症：有术后下肢静脉血栓形成、肺栓塞及筋膜间室综合征，少数患者可以出现切口感染和骨折不愈合。

9. 总结　正常情况下，膝关节内侧间室为人体压力的主要承受部位，因此在 KOA 患者中，内侧间室单独受累者约占25%，而外侧间室受累者仅占5%。目前用于单间室骨关节炎的手术干预主要包括膝关节镜清理术、胫骨高位截骨术、膝关节单髁置换术（unicompartmental knee arthroplasty，UKA）和人工全膝关节置换术（total knee arthroplasty，TKA）4种方式为主。前两种手术不破坏关节的原有结构，保留骨性关节面及韧带组织；后两种则以人工假体部分或全部取代人体退变的关节结构，可取得满意的临床疗效，但 UKA、TKA 手术存在感染、假体早期磨损松动、假体周围骨折、后期翻修等可能，而 HTO 的传统截骨方式由于精准性的不足、术中测量烦琐、远期仍需关节置换可能等因素，以及多数患者排斥膝关节早期退变时手术治疗，在退变晚期不得已情况下行关节置换的理念，使得 HTO 技术在临床的运用受到一定的限制，其关注度不如 UKA、TKA，而且目前3D打印技术辅助 HTO 的临床研究不足；但 HTO 的终极目标是调整下肢力线，减轻内侧间室负荷，让软骨修复再生可能。因此，作为 KOA 早期病变的干预手段，HTO 不仅能够改善临床症状，延缓膝关节退变，还不影响远期疗效欠佳者进行膝关节置换术。HTO 作为手术疗法，却体现了"保膝"的理念，相比于膝关节置换具有内在的优势，是膝关节"阶梯化治疗"中一种较为理想的措施；并且通过3D打印可使原本流程复杂、烦琐的截骨术变得更为简便化、精确化、标准化。因此，在3D打印技术的辅助下，可避免传统手术方式的弊端，充分发挥 HTO 早期防治的功效，提高患者生活质量。

参考文献

[1] 于风天，魏杰，王晓东．脉骨近端截骨术与胫骨高位截骨术治疗内翻型膝关节骨关节炎的疗效比较．中华老年骨科与康复电子杂志，2016，2（2）：97-102

[2] 卞为伟，刘瑶，唐晓波，等．单髁置换与全膝关节置换治疗单间室膝骨关节炎临床对比研究．中华关节外科杂志（电子版），2018，12（1）：30-34

[3] 宣华兵，罗新乐，唐久阳，等．全膝关节置换治疗膝关节骨关节炎．中华关节外科杂志（电子版），2018，12（3）：338-343

病例 **17** 微创手术治疗踇外翻

一、一般资料

患者于某，女，61 岁。

主诉：右足踇趾外翻畸形 10 年余。

现病史：患者 10 年前无明显诱因出现右足踇趾外翻畸形。伴右足踇趾跖趾关节疼痛不适。大约 3 年前右足第二趾畸形，影响穿鞋。遂来我院就诊，为求进一步系统诊治，门诊以"踇外翻（右足）"收入病房。发病以来无发热，无胸痛、咯血，无腹痛、恶心、呕吐，饮食睡眠可，大小便较前无明显变化。

既往史：既往慢性胃炎、腰椎间盘突出症病史，无糖尿病。无高血压，无冠心病，无结核病史，无肝病及其他传染病史，预防接种史不详，无过敏药物及食物，无手术史，无重大外伤、输血史。

个人史：生于山东省，否认疫区、疫情、疫水接触史，否认吸毒史，否认冶游史，否认吸烟。

月经婚育史：已绝经。已婚，结婚年龄 25 岁，育有 1 子。

家族史：否认家族性遗传病、传染病病史。

二、体格检查

T：36.4℃，P：74 次 / 分，R：18 次 / 分，BP：135/72mmHg，NRS：8 分，身高：150cm，体重：40kg。老年女性，发育有正常，营养良好，神志清楚，精神正常，语言正常，表情自如，自主体位，安静状态，查体合作。皮肤、黏膜颜色正常，皮肤弹性良好，无皮下结节，无皮下出血，无瘀斑，无皮损，无水肿，无瘢痕。全身浅表淋巴结未触及肿大。头颅正常，无畸形，毛发分根正常，睑结膜正常，巩膜无黄染。双侧瞳孔等大等圆，直径 4mm，对光反射正常。耳郭无畸形，各鼻窦无压痛。唇无发绀，口腔黏膜无溃疡，牙龈无出血，腭垂居中，咽无充血。颈两侧对称，无抵抗，无颈静脉怒张及颈动脉搏动，气管居中，甲状腺无肿大，胸廓对称无畸形，胸骨无压痛。两侧呼吸动度正常，语颤一致，无胸膜摩擦感，双肺叩音清。肺下界大致相同、呼吸音清，未闻及干湿性啰音及胸膜摩擦音。心前区无局限性隆起，心尖冲动不明显，无抬举性波动，未触及震颤及心包摩擦感，心浊音界无扩大，心率 100 次 / 分，律齐，各瓣膜听诊区未闻及病理性杂音。腹平软，无腹壁静脉曲张及胃肠型，无压痛及反跳痛。未触及包块，肝脾肋下未及，肝脾区无叩击痛，肝浊音界无扩大，无移动性浊音，肠鸣音正常，双肾区无叩痛，二阴未查。

三、专科检查

脊柱生理曲度正常，右足踇趾外翻畸形，第一跖趾关节局部肿胀，压痛（+），屈伸活动受限，右下肢膝踝关节活动无明显受限，膝反射、跟腱反射正常，巴宾斯基征阴性。足背动脉搏动存在，末梢循环良好。

四、辅助检查

右足正侧斜位：右足踇外翻，第一跖趾关节退变（2019 年 11 月 3 日，我院）。

五、初步诊断

1. 踇外翻（右足）。
2. 慢性胃炎。
3. 腰椎间盘突出。

六、诊断依据

1. 老年女性，右足踇趾外翻 10 年余。
2. 查体　右足踇趾外翻畸形，第一跖趾关节局部肿胀，压痛（+），屈伸活动受限。
3. 辅助检查　足正侧斜位显示右足踇外翻，第一跖趾关节退变。

七、鉴别诊断

1. 右足跖骨骨折　患者自诉右足踇趾有明显的外伤史，即感伤处肿胀和疼痛不适，不敢站立和行走。拍片和 CT 检查可明确诊断。
2. 痛风性关节炎　患者有高尿酸病史，自诉足第一跖趾关节局部红肿热痛，可伴有发热症状。拍片和 CT 检查排除骨折。

八、诊疗经过

完善入院检查后，在全麻下行右足踇外翻矫形术、右足踇内收肌移位术、增生骨赘切除术、内侧关节囊紧缩术。

手术经过、术中发现的情况及处理：患者取平卧位，右下肢术区常规消毒铺巾，驱血，上止血带（压力 40kPa）。于右足第一跖趾关节背侧近踇内收肌于近节趾骨止点处，取 2.0cm 纵向手术切口，依次切开皮肤和皮下组织，钝性分离显露右足踇内收肌腱，于右足踇趾近节趾骨外侧止点处切断右足踇内收肌腱，肌腱残端缝合于右足第一跖骨远端外侧骨膜，切断部分右足第一跖趾关节外侧关节囊，再次探查右足踇趾内翻张力明显减少，查无明显出血，依次缝合浅筋膜及皮肤。

于右足第一跖趾关节内侧做一 3.5cm 弧形手术切口。依次切开皮肤钝性分离，找出趾间神经，加以保护，显露关节囊，门字形切开关节囊，显露部分跖骨头，探查见：右足第一跖骨头骨质增生明显，第一跖趾关节滑膜增生、充血，关节面对合欠佳，呈半脱位状态。骨刀去除增生的骨赘，将跖趾关节恢复正常对合，直立180°角度，离断多余的部分关节囊，2-0 可吸收线紧缩缝合关节囊。依次逐层缝合手术切口，手术顺利，术中出血约 30ml。无菌纱布包扎切口，8 字绷带固定右足踇趾，术后患者清醒，生命体征稳定，安返病房（病例 17 图 1）。

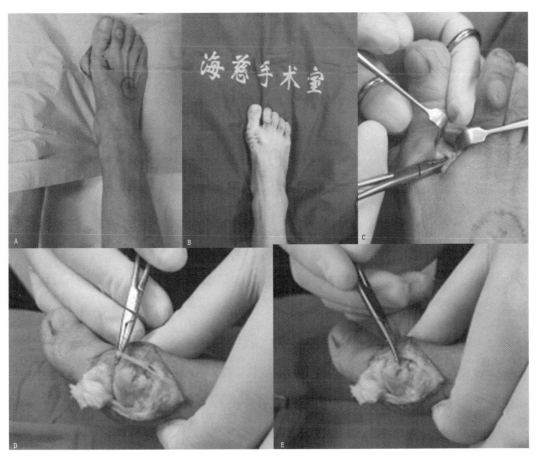

病例 17 图 1　踇外翻手术示意图

注：A. 术前；B. 术后；C 踇内收肌；D. 保护神经；E. 增生的骨赘

术后首次病程记录：患者于某，女，61 岁，因"右足踇趾外翻畸形 10 年余"门诊以"右足踇外翻"收入院。术前诊断：踇外翻（右足）；慢性胃炎；腰椎间盘突出。于 2019 年 12 月 16 日 11：00 在全麻下行右足踇外翻矫形术、右足踇内收肌移位术、增生骨赘切除术、内侧关节囊紧缩术。手术顺利，出血大约 30ml，术后给予 8 字绷带固定右足踇趾，静脉滴注七叶皂甙钠脱水药物、氟比洛芬酯止痛对症治疗，注意观察右足踇趾末梢血运。

术后第 7 日病程记录：右足手术切口对合良好，无红肿和渗出，右足踇趾外翻畸形矫正，末梢血运良好。建议患者出院，术后 14 天切口拆线，术后穿矫形鞋 3 个月。

患者出院后 1 个月随访，述说右足手术切口无疼痛，右足外穿矫形鞋，下地行走良好。

九、出院诊断

1. 踇外翻（右足）。

2. 慢性胃炎。

3. 腰椎间盘突出。

十、相关知识

踇外翻畸形是一种以前足部畸形、疼痛为主要症状的疾病，常伴有拇囊肿和胼胝体的发生。过去，常常因为不重视和对这种前足畸形认识不够而忽略治疗或简单处理。目前进行踇外翻畸形矫正的手术方式有 200 多种。在如此浩渺如烟的手术方案中，如何能为患者选择治疗这种疾病的最佳方案，在治疗过程中减少患者的痛苦和治疗周期，提高患者的生活质量，值得我们去努力钻研。

1. 踇外翻畸形的发病率及致病因素　踇外翻畸形是一种复杂的前足疾病，在中老年女性群体中有较高的发病率。踇外翻畸形的发病率因为人种、地区、性别的不同而有很大差别，国内外文献报告的发病率从 2%～50% 不等，女性患者较男性患者多，国内的文献报道中男女发病率之比最高可达 1：19。

踇外翻畸形的形成是一个漫长而持续存在过程。其病因至今仍是大多数学者所争论的重点话题。Lam 和 Hodgson 指出穿鞋不当是踇外翻畸形发生的主要原因，穿鞋者中踇外翻的发生率为 33%，不穿鞋者仅 1.9%。Hylon 通过对 2627 名患者的穿鞋习惯观察研究，发现长期穿着高跟鞋和头部为尖型的皮鞋更容易导致患踇外翻畸形。Nguyen 等学者对 600 名踇外翻患者的信息进行统计发现女性踇外翻畸形患者中，长期穿高跟鞋工作生活的患者占一个较高的比例。高跟鞋改变了足底负重区，使足底应力由原来足跟、足底外侧和前足而集中到前足部分，尤其以第一跖趾关节处。第一跖长期受到不良姿势的挤压，使足底应力发生变化。第一跖骨为了维持稳定，代偿性内收来适应足底应力变化，足部肌肉和肌腱也代偿性加强收缩，以稳定前足行走时的步态。然而，少数长期穿着高跟鞋的女性终生未患踇外翻畸形相关疾病。同样，临床上也有报道一部分有健康穿鞋习惯的女性和男性踇外翻患者。

家族遗传史是另一个重要因素。Hardy 等学者首先提出踇外翻畸形有遗传倾向的说法，随后其他学者也相继在不同人群中开展遗传学的研究，据 Glynn 发现有 68% 的踇外翻患者是由家族遗传所导致的。温建民在 2002 年针对中国人群中踇外翻国人群的踇外翻畸形患者的遗传比例达 70.8%，致病基因只通过卵细胞将其中的遗传信息传给下一代。其中在青少年踇外翻畸形患者这个群体中，约有 55% 的患者是家族遗传性发病。但是，无论是具有先天家族遗传史还是后天逐渐发生第一跖列的进行性发病，他们之间的发病程度没有显著性差别。其他因素如类风湿性关节炎患者、脑卒中均可诱发踇外翻畸形的发生。他们之间的发病程度没有显著性差第一跖趾关节扭伤、扁平足等。

2. 踇外翻畸形的发病机制　足的主要功能为负重，其中第一、第二跖骨起到主要的负重作用，第三、第四、第五跖骨主要负责适应高低不平的地面。为维持足弓的形态，从前足到后足的骨和软组织承担着全身的重量压力。由于足部畸形会引起足底应力分布区的改变，导致踇外翻畸形的发生。常常发生在第一跖趾关节内侧处。有两个原因：一是第一跖趾关节内侧的副韧带薄弱；二是第一跖楔关节的连接与其他跖骨和楔骨的连接相比往往要松弛一些。第一跖骨、第一跖趾关节、第一跖楔关节的软组织力量失去平衡，引起第一跖骨逐渐内收，造成第一跖骨头向内侧移位。但是，籽骨周围的韧带和肌肉仍然牵拉籽骨使在维持原位置不变。由于籽骨的位置相对于足来说是固定的，但是相对于第一跖骨头而言，籽骨则是向外侧发生移位，实则是第一跖骨头向内侧移位。当长时间行走和穿鞋不当时，第一跖骨和第一跖趾关节超过其生理负重压力，第一跖趾关节内侧关节囊和其内侧副韧带被迫牵拉，使负重的足弓的横弓和纵弓塌陷甚至消失，第二或第三跖骨头下有胼胝体形成。正常第一、第二跖骨间角度的范围在为 9° 以内，第一跖骨逐渐内收，导致第一、第二跖骨间角度不断增大。随着第一跖骨头增生的关节囊和骨锥向内侧突出，经过与鞋长时间的摩擦和挤压，第一跖骨头内侧开始形成踇囊肿、踇囊炎或胼胝体。一些中重度的踇外翻畸形还可能累及到第二跖骨列，挤压第二足趾造成第二足趾屈曲，形成骑跨趾或锤状趾。

3. 踇外翻畸形的影像学检查　对于拇外翻畸形患者，术前和术后都需要需常规拍摄双足部 X 线片，以此来评判拇外翻畸形程度和矫形恢复的状况。应观察测量的指标有：踇外翻角（hallux valguAngle）的正常值小于 15°，第一、第二跖骨间角（intermetatarsal angle）正常值小于 9°，骨远端关节角（distal metatarsal

articular angle）正常值小于 7°，远端关节固定角（distal articular set angle）正常值小于 7°，近端关节固定角（proximal articular set angle）正常值小于 7°，趾骨间角（inter phalangeal angle）正常值小于 10°，籽骨位置。

4. 踇外翻畸形的诊断　对于踇外翻畸形的诊断，首先应详细询问病史，包括有无家族遗传史，有无外伤、足部畸形或其他系统疾病、有无穿鞋不当史，踇外翻畸形的形成过程和持续时间，有无合并其他足趾畸形。其次是体格检查，应检查非负重状态和负重行走时的步态和第一跖趾关节的活动度。观察第一跖趾关节内侧的皮肤、压痛和踇囊肿的形成，检查横弓有无塌陷，有无胼胝体形成，尤其在第二、第三足底常有跖骨痛和胼胝体形成。正常的第一跖骨头向背侧有 5mm 以内的活动空间。由于第一跖骨和楔骨的连接较其他跖骨弱，当第一跖楔关节松弛时，第一跖骨头可向背侧移位在 9mm 以上，可认为是第一跖楔关节活动度过大。除了踇趾畸形外，还应关注其他足趾的情况。检查踇外翻畸形时，应注意从前足到中后足的全部检查，包括有无合并扁平足、跟腱挛缩等其他引起步态和足底应力改变的疾病，常容易导致踇外翻畸形的发生。

根据负重位 X 线片及足部 CT 等影像学资料，结合患者临床症状，Mann 将踇外翻畸形按严重程度分为轻、中、重三度。轻度畸形的患者其 HVA 在 16°～29°，且 IMA 在 10°～13°；中度畸形的患者其 HVA 在 29°～40°，且 IMA 在 13°～20°；重度畸形的患者其 HVA 常大于 40°，且 IMA 大于 16°。

5. 踇外翻畸形的非手术治疗　对于轻度踇外翻畸形的患者，因为症状不严重或心理因素的干扰，可采用非手术保守治疗，以此来减轻疼痛。包括选择穿宽松的鞋袜，穿戴分趾垫、跖痛垫或足弓垫等手段。但是，非手术治疗不能起到长期的矫形效果，只能尽量延缓踇外翻畸形的进一步发展。

6. 踇外翻畸形的手术治疗　中重度踇外翻畸形患者会首选手术治疗，而经保守治疗无效的患者最终也会选择手术治疗。自 18 世纪开始，有数万篇关于踇外翻研究的文献，踇外翻术式更是层出不穷。经过近几十年的发展，有资料显示，踇外翻的术式类型累计达到了 200 多种。术式的多样性主要是因为踇外翻畸形的多样性和复杂性，各位学者对第一跖趾关节的病理变化和生物力学因素理解有所不同。大多数踇外翻畸形的术式没有经受住上百年间临床的检验而被淘汰。至今仍在广泛应用的术式多是被临床检验证实有效，其中大部分术式经过改良，已经日渐成熟。常用的矫正踇外翻畸形的术式大致可分为以下 6 类。

（1）软组织平衡手术：这一术式由 Silver 首先开展研究，随后由 Mcbride 改良并大力推广。这类手术除了以 Mcbride 手术为代表外，还有 Silve 手术和 Du Vrie-Mann 手术。主要适用于矫正中轻度踇趾外翻畸形，合并有第一跖骨短缩且无第一跖趾退行性变的年轻患者。通过切除第一跖骨头内侧的增生骨赘,彻底松解第一跖趾关节外侧关节囊和踇收肌,使周围的软组织力量达到平衡,从而矫正 HVA,使足底应力分布均匀。由于对软组织的松解程度和内侧关节囊的缝合的松紧度难以准确把握,故此类手术复发率较高。

(2)截骨手术:手术种类繁多,包括第一跖骨远端截骨术、第一跖骨干截骨术、第一跖骨基底部截骨术、内侧楔骨截骨术、趾骨截骨术、第一跖趾关节手术、第一跖楔关节融合术、关节镜技术和联合手术等。

7. 小结　踇外翻的发病率非常高,随着生活水平的提高,患者不仅追求功能上的满意,往往还要求疗效的同时兼顾美观。踇外翻的矫正,尤其是手术治疗方法很多,对于轻、中、重度的每一类踇外翻患者都有着不同的手术方案。在选择手术方式时应考虑到踇外翻畸形的生物力学稳定性改变、手术适应证和禁忌证、患者的自身条件和主观意愿。为患者量身选择一种最合适的手术方式,是所有临床医生必须所关注的。

参考文献

[1]S-FL, Hodgson AR.A comparison of foot forms among the non-shoe and shoe-wearing Chinese population.J.Bone Joint Surg, 1958, 40A(5):1058-1060

[2]Nguyen US, Hillstrodi HJ, Li W, et al.Factors associated with hallux valgus in a population-based study of older women and men:the MOBILIZE Boston Stu.Osteoarthritis and cartilage/OARS, Osteoarthritis Research Society, 2010, 18(1):41-46

[3]温建民,桑志成,胡海威,等.中西医结合治疗踇外翻临床研究.中医药通报,2002, 12(6):7-9

病例 18 双膝关节半月板损伤关节镜微创手术治疗

一、一般资料

患者刘某，女，52 岁。

主诉：双膝反复疼痛半年。

现病史：患者半年前无明显诱因出现双膝关节疼痛，上下楼梯活动时加重，偶有弹响，就诊于外院。行 MRI 示双侧半月板撕裂，给予积极保守治疗（口服西乐葆 0.2g 2 次 / 日口服；盐酸氨基葡萄糖片 0.24g 3 次 / 日口服）效果不佳，双侧膝关节疼痛逐渐加重，影响日常生活及工作，为求进一步系统诊治来我院就诊。发病以来无发热，无胸痛、咯血，无腹痛、恶心、呕吐，饮食睡眠可，大小便正常。体重较前无明显变化。

既往史：既往有糖尿病、高血压病史，口服二甲双胍及缬沙坦治疗，血糖及血压控制良好，否认肝炎、肺结核等传染病史，否认重大外伤、手术及输血史，否认药物及食物过敏史，预防接种史不详。

个人史，婚育史、家族史：出生于当地、无外地久居史，无不良嗜好，饮食无特殊嗜好。已绝经，适龄结婚，育一子，配偶及子体健，否认家族遗传病史。

二、体格检查

T：35.5℃，P：68 次 / 分，R：17 次 / 分，BP：127/83mmHg。患者中年女性，发育正常，营养中等，神志清，精神可，查体合作。全身皮肤、黏膜无黄染，无出血点，皮肤色泽正常，弹性好，无蜘蛛痣、皮疹及皮下结节，浅表淋巴结未触及肿大。双眼睑无水肿下垂，眼结膜无充血水肿及出血点，眼球无突出震颤，巩膜无黄染，双瞳孔等大等圆，对光反射正常存在。耳郭无畸形，口腔黏膜无溃疡，牙龈无出血，腭垂居中，咽无充血。颈两侧对称，无抵抗，无颈静脉怒张及颈动脉搏动，气管居中，甲状腺无肿大，胸廓对称无畸形，胸骨无压痛。两侧呼吸动度正常，语颤一致，无胸膜摩擦感，双肺叩诊音清。肺下界大致相同、呼吸音清，未闻及干湿性啰音及胸膜摩擦音。心前区无局限性隆起，心尖冲动不明显，无抬举性波动，未触及震颤及心包摩擦感，心浊音界无扩大，心率 68 次 / 分，律齐，各瓣膜听诊区未闻及病理性杂音。腹部平软，无腹壁静脉曲张及胃肠型，无压痛及反跳痛。未触及包块，肝脾肋下未及，肝脾区无叩击痛，肝浊音界无扩大，无移动性浊音，肠鸣音正常，双肾区无叩痛，二阴未查。

三、专科检查

双侧膝关节略肿胀，浮髌试验（+），双侧膝关节过伸、过屈试验（+），双膝关节周围压痛（+），以内侧平台处明显。双膝关节麦氏征（+）、摇摆实验（+），髌骨研磨实验（+）；侧方应力试验（−），前、后抽屉试验（−）；双下肢感觉、肌力可，双膝反射、跟腱反射正常，双侧巴氏征（−）；双侧足背动脉搏动存在，末梢循环良好。

四、辅助检查

磁共振检查：①左膝退行性变；股骨下端、胫骨上端软骨损伤，髌骨软化。左膝内侧半月板后角、外侧半月板前角撕裂，内侧半月板前角及外侧半月板后角Ⅰ～Ⅱ级信号。腘窝囊肿（病例 18 图 1）；②右膝退行性变；股骨下端软骨损伤，髌骨软化。右膝内侧半月板后角、外侧半月板前角撕裂可能，腘窝囊肿（病例 18 图 2）（2019 年9 月 7 日，外院）。

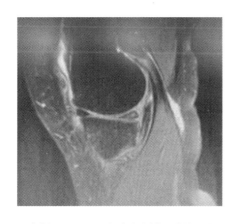 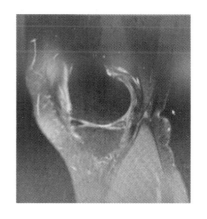

病例 18 图 1　右膝内侧半月板撕裂　　　病例 18 图 2　左膝内侧半月板撕裂

五、初步诊断

1. 半月板损伤（双膝；内外侧半月板）。
2. 双膝骨性关节炎。
3. 腘窝囊肿。
4. 高血压病 2 级。
5. 2 型糖尿病。

六、诊断依据

1. 老年女性，双膝反复疼痛半年。上下楼梯活动时加重，偶有弹响。
2. 查体　双侧膝关节略肿胀，浮髌试验（+），双侧膝关节过伸、过屈试验（+），双膝关节周围压痛（+），以内侧平台处明显。双膝关节麦氏征（+）、摇摆实验（+），髌骨研磨实验（+）。

3. 辅助检查　双膝磁共振检查示双膝关节退行性变，左膝内侧半月板后角、外侧半月板前角撕裂，内侧半月板前角及外侧半月板后角 $I \sim II$ 级信号；右膝内侧半月板后角、外侧半月板前角撕裂可能，腘窝囊肿。

七、鉴别诊断

1. 前交叉韧带或者是后交叉韧带的损伤　患者有明确膝关节外伤病史，伤后患者膝关节明显肿胀、疼痛伴有膝关节不稳感。查体：前、后抽屉试验阳性，膝关节MRI检查可明确诊断。

2. 膝关节内侧副韧带损伤　患者膝关节有明确外伤病史，伤后患者感膝关节内侧疼痛、肿胀。查体：膝关节外翻应力试验阳性，需要行膝关节MRI检查明确诊断。

3. 髌骨软化症　患者有膝前疼痛，上下楼及蹲起时疼痛加重。查体：髌骨研磨试验、单足蹲起试验阳性，膝关节MRI检查可明确诊断。

4. 滑膜炎　一些滑膜炎也是需要跟半月板损伤进行鉴别，因为在滑膜炎出现的同时会有关节的疼痛和大量的关节积液，这跟半月板损伤初期的表现非常类似，需要膝关节MRI及膝关节镜检查明确诊断。

八、诊疗经过

完善入院检查后，行双膝关节镜检＋滑膜清理＋软骨修整＋半月板修整＋右膝髁间窝成形术。

手术经过、术中发现的情况及处理：麻醉成功后，患者取仰卧位，双下肢股部中上1/3处敷气囊式止血带，常规术区消毒、铺无菌巾单。先左膝关节，后右膝关节，下肢驱血后，止血带充压40kPa。以标准外侧入路进入膝关节，探查髌上囊，见髌上囊滑膜增生。探查内外侧沟，见内侧滑膜增生肥厚明显。右膝关节股骨滑车有约0.5cm×0.5cm 2°软骨损伤，对应髌骨软骨面2°软骨损伤，右侧髌骨下级可见明显增生骨赘。探查髁间窝，可见右膝关节髁间窝封闭，骨质增生，前后交叉韧带撞击、前后交叉韧带完整，张力正常。探查可见双膝关节内外侧半月板后角部分撕裂，稳定，内外侧胫骨平台均有0.5cm×0.5cm 2°软骨损伤，内侧股骨髁有约0.5cm×0.5cm 2°软骨损伤，外侧股骨髁软骨可；内侧半月板退变明显，体部毛糙。常规前内外侧入路进入器械，刨刀、篮钳切除内外侧半月板撕裂区域，修整体部损伤半月板，探查剩余半月板稳定。使用刨刀及射频，修整股骨内侧髁、内侧胫骨平台、股骨滑车、髌骨软骨损伤；切除关节内增生滑膜，清理内侧增生肥厚的滑膜皱襞，磨钻行右膝关节髁间窝扩大成形术，髌骨下级骨赘摘除、成形术，射频行前交叉韧带皱缩，见伸直位无明显撞击，前交叉韧带张力可。彻底清理、冲洗。活动膝关节无弹响及交锁。依次缝合。取玻璃酸钠 25mg、复方倍他米松 1ml、罗哌卡因 10ml 分别给予双膝关节腔注射。检查无误，敷料包扎，弹力绷带固定下肢。手术结束。

术后首次病程记录：患者刘某，女，52 岁，因"双膝反复疼痛半年"收入院。于 2019 年 9 月 17 日行双膝关节镜检＋滑膜清理＋软骨修整＋半月板修整＋右膝髁间窝成形术，术中诊断为双膝半月板损伤。手术顺利，术后患者安返病房，给予七叶皂苷水消肿、氟比洛芬酯镇痛治疗。

术后第 2 日病程记录：患者自诉双膝关节轻度疼痛，无发热。查体：双下肢弹力绷带包扎在位，切口敷料完整，清洁干燥无渗出，切口周围皮温正常，无明显红肿，双侧膝关节活动受限，双下肢轻度水肿，双下肢股动脉、腘动脉、足背动脉搏动正常，末梢血运存在。患者病情平稳，完善术后检查，停心电监护，拔除导尿管，予止痛、消肿、保护胃黏膜等对症治疗，嘱适当功能康复锻炼。

患者住院观察 10 天后未再出现疼痛出院。

患者术后 3 周复查时双侧膝关节无明显肿疼痛不适，双侧膝关节屈伸活动良好，可室内弃拐行走，嘱患者适当行双下肢功能锻炼，口服盐酸氨基葡萄糖。

九、最后诊断

1．半月板损伤（双膝；内外侧半月板）。

2．双膝骨性关节炎。

3．腘窝囊肿。

4．高血压病 2 级。

5．2 型糖尿病。

十、相关知识

半月板损伤是运动性损伤常见损伤之一，好发于青壮年，多由创伤、关节退变、炎性疾患等因素引起。半月板具有传递负荷、吸收冲击、稳定关节、协调膝关节运动等重要功能，半月板损伤早期诊断和修复非常重要。半月板损伤关节镜治疗方法包括半月板全切除、半月板次全切除、半月板部分切除、半月板缝合修复等。由于半月板切除后会影响膝关节功能，加重骨关节炎表现，目前半月板修复研究正朝着生物材料和生物工程，如半月板移植、半月板支架等方向发展。半月板位置：结构半月板在股骨髁和胫骨平台之间，内外各一，呈新月形；由 70％水和 30％有机物质组成，有机物质中 75％为胶原，主要为Ⅰ型胶原，呈环状平行排列。外侧半月板相对内侧半月板，在大小形状上更大一些，其活动度也较大。成人半月板血管区范围在半月板外周的 10%～30%。因此一般半月板分为为 3 个区：红区（血运区，位于半月板滑膜缘 1～3mm）、红－白区（由红区毛细血管终末支供血，位于红区内侧 3～5mm）、白区（非血运区，位于红－白区内侧部分）。半月板损伤特点和手术修复根据膝关节损伤的病史、症状、体征、MRI 检查，一般可做出半月板损伤的诊断。半月板损伤多有膝关节外伤史，伴有行走时膝关节疼痛；部分患者有交锁症状，关节线处常有压痛，压痛点随着膝关节伸屈活动会转移；麦氏试验阳性。结合上述症状和体征，如怀疑半月板损伤，需考虑行 MRI 检查，以明确半月板损伤类型，了解膝关节内其他结构情况。MRI 检查的特异性和灵敏性较高，但仍存在假阳性和假阴性可能，故如情况允许，可通过关节镜检查判定半月板损伤部位、类型和程度，以便选择相应治疗方法。半月板具有传递负荷、吸收冲击、稳定关节、协调膝关节运动等重要功能，如果半月板发生损伤或撕裂，这些功能就会减弱，膝关节力学稳定性就会发变化，常导致早期骨关节炎发作。因此，对半月板损伤，应尽可能进行修复。关节镜手术治疗半月板损伤的优势，在于手术切口小，创伤轻，术后早期可行功能锻炼，同时还可很好地探查膝关节各部分，了解是否伴有关节软骨、韧带损伤等复合伤，以便一并治疗。关节镜手术治疗已代替开放手术，成为半月板损伤治疗的最佳手段。

全切除术或次全切除术：Annadle 早在 1885 年首次报道半月板开放式全切除术，可很好地缓解患者症状，有效改善膝关节功能。但在随后的随访观察中发现，术后患者膝关节接触面积减少 50%，压力增加 3～5 倍，引起关节间隙变窄、股骨髁变平，进而发展为关节软骨退变、骨关节炎。因此，尽量保留原有半月板结构，减少半月板切除部分，尽可能避免半月板全切除术的观点，已受到广大临床医生认同。目前，半月板全切除术、次全切除术仍应用于临床，主要作为半月板移植治疗的先行手术，同时仅对损伤严重的半月板，如半月板边缘放射状裂伤、变性严重而无法保留的损伤进行全切除。如果切除范围不当，反而对患者关节软骨无法起到有效的保护作用。

部分切除术：自 1962 年首例关节镜下半月板部分切除术报道以来，关节镜手术具有微创、手术风险小、术后早期功能锻炼等优点，使之广泛应用于临床。随着对半月板功能临床研究的进一步深入，保留半月板显得尤其重要。部分半月板切除术后，即使只是切除其周围部分，绝大部分完好，也仍然会对半月板承载负荷造成相当影响，因为切除半月板越多，施加到胫骨平台的最高压力越高。长期随访研究表明，半月板部分切除术后仍会造成关节软骨退变，而且部分切除术后半月板受力不匀，部分患者半月板其他区域会形成新的撕裂，从而需要再次治疗。尽管如此，半月板部分切除术对于半月板损伤的治疗依旧不可或缺。

缝合修补术：由于半月板全切除术、次全切除术后引起膝关节不稳定、骨关节炎等并发症，半月板缝合修补术开始逐渐应用于临床。缝合修补术对半月板血运区损伤的疗效良好，文献报道愈合率可高达90％，但对无血运区（即白区）损伤的效果不佳。

半月板重建：近年关于半月板缺失可导致关节退变已形成共识。于是，半月板重建术便应运而生，主要术式有异体半月板移植、自体移植物重建半月板和组织工程化半月板等。

过去半个世纪以来，半月板损伤的治疗发生了惊人变化，历经保守治疗到手术治疗，半月板完全切除、部分切除到缝合修补，开放手术到关节镜下手术，移植重建到组织工程化软骨重建等阶段。尽可能保留半月板形态、功能和生物力学特性，已成为临床治疗的目标。异体半月板移植术给半月板切除术后患者带来美好前景，但其微结构重建及避免远期骨关节炎方面仍有很多问题需要解决，且移植供体来源也有限。组织工程化半月板通过种子细胞体外构建半月板，并利用细胞生长因子调控种子细胞增生，达到重建半月板的目的，但就目前相关技术而言，仍以实验室试验为主。相信随着生物材料、生长因子、基因等方面研究进展，半月板损伤修复将获得更大突破，前景广阔。

参考文献

[1] 胡争波，李文虎，袁艾东，等 . 富血小板血浆治疗慢性半月板损伤的前期疗效观察 . 中华关节外科杂志（电子版），2019，13（1）：33-38

[2] 陈鹏宇，朱浩，袁峰 . 运动疗法与关节镜手术治疗中年退行性半月板损伤的效果观察 . 中国骨与关节损伤杂志，2019，34（4）：401-403

[3] 肖丹，江东，余家阔 . 半月板干细胞在半月板损伤修复中的研究现状 . 中国矫形外科杂志，2018，26（22）：2083-2087

[4] 穆胜凯，王景续，宫树一，等 . 关节镜手术治疗老年性骨关节炎半月板不同类型损伤患者的临床研究 . 中华保健医学杂志，2018，20（6）：506-509

病例 **19** 粘连性肩关节囊炎的针刀微创治疗

一、一般资料

患者庄某，女，65 岁。

主诉：左肩关节疼痛不适 3 个月余。

现病史：患者大约 3 个月前无明显诱因感左肩关节疼痛不适，伴左肩关节活动受限，左肩关节睡眠时均有疼痛，自行休息等治疗疼痛无好转，逐渐出现肩关节活动障碍，梳头、穿衣等动作明显受限。严重影响生活质量。遂来我院就诊，为求进一步系统诊治，门诊以"粘连性肩关节囊炎"收入病房。发病以来无发热，无胸痛、咯血，无腹痛、恶心、呕吐，饮食睡眠一般，大小便正常。体重较前无明显变化。

既往史：既往体健，无糖尿病，无高血压，无冠心病，无结核病史，无肝炎病史，无其他传染病史，预防接种史不详，无过敏药物及食物，无手术史，无重大外伤史，无输血史。

个人史：生于山东省，否认疫区、疫情、疫水接触史、否认吸毒史、否认冶游史、否认吸烟、饮酒史。

月经婚育史：已绝经，结婚年龄 20 岁，育有 1 女，家人均体健。

家族史：否认家族性遗传疾病史。

二、体格检查

T：36.3℃；P：76 次 / 分；R：19 次 / 分；BP：126/76mmHg，NRS：8 分，身高：156cm，体重：60kg。老年女性，发育正常，营养良好，神志清楚，精神正常。语言正常，表情自如，自主体位，正常面容，安静状态，查体合作。皮肤、黏膜颜色正常，皮肤弹性良，无皮下结节，无皮下出血，无肝掌蜘蛛痣，无皮疹，无水肿，无瘢痕，全身浅表淋巴结未触及肿大，头颅正常，无畸形，毛发分布均匀，眼睑正常，球结膜正常，巩膜无黄染，双侧瞳孔等大等圆，直径左：右约 3mm：3mm，对光反射正常。耳郭外观正常，外耳道无分泌物，乳突无压痛。鼻外观正常，鼻翼无煽动，鼻腔无分泌物，口唇红润，口腔黏膜正常，伸舌居中，咽部正常，咽反射正常，扁桃体无肥大，颈部抵抗无，气管居中，甲状腺未触及肿大，颈动脉搏动正常，颈静脉正常。胸廓对称，无畸形，无隆起，无塌陷，乳房无异常，肋间隙正常，无三凹征，呼吸动度两侧对称，节律规则。触诊无胸膜摩擦感，语音震颤有，叩诊清音，听诊双肺呼吸音清，无干湿性啰音。心前区无隆起，心尖冲动正常，心浊音界正常，心率 76 次 / 分，律齐，各瓣膜听诊区杂音未闻及病理性杂音。腹部平坦，呼吸运动正常，无肠胃型蠕动波，无局部隆起，全腹柔软，无压痛、无反跳痛，未触及腹部包块，肝脾肋下未触及，腹部叩诊鼓音，双肾区无叩痛，移动性浊音阴性，肠鸣音正常。肛门、直肠检查、外生殖器根据病情需要检查。脊柱、四肢无畸形，活动自如，脊柱生理弯曲存在。双下肢无水肿。腹壁反射正常，膝腱反射正常，跟腱反射正常，巴宾斯基征阴性、脑膜刺激征无。

三、专科检查

脊柱无明显畸形，颈椎 $C_3 \sim C_6$ 棘突间压痛，椎旁肌叩击痛，双 Hoffman 征（-），双上肢皮肤浅感觉无明显异常。左肩关节无明显肿胀，肩峰下、肱骨大结节及肩关节后方压痛明显，左肩关节外展、前屈、内收、内旋、外旋轻度受限，左肩体侧外展力弱，Job 试验（-），Obrien 试验（-），压腹试验（-），Liftoff（-）。左肩关节外展 $100°$，前屈 $100°$。左上肢未见明显浅表静脉曲张，未见皮疹及溃疡。左上肢肌张力无明显变化。

四、辅助检查

MRI 检查诊断：①左肩肱骨头邻关节囊肿；②左肩冈上肌肌腱、肩胛下肌肌腱损伤；肱二头肌长头腱损伤；③左肩肩袖间隙软组织肿胀，考虑粘连性肩关节周围炎；④左肩关节腔、肩峰下 - 三角肌下滑囊、喙突下滑囊及肩胛下肌上隐窝积液，结节间沟积液。

五、初步诊断

1. 粘连性肩关节囊炎（左）。
2. 颈椎病。

六、诊断依据

1. 病史　左肩关节疼痛 3 个月，伴有活动受限，自行休息缓解，后逐渐出现肩关节活动障碍，梳头、穿衣等动作明显受限。

2. 查体　颈椎 $C_3 \sim C_6$ 棘突间压痛，椎旁肌叩击痛，肩峰下、肱骨大结节及肩关节后方压痛明显，左肩关节外展、前屈、内收、内旋、外旋轻度受限，左肩关节外展 $100°$，前屈 $100°$。

3. 辅助检查　MRI 检查诊断：左肩肩袖间隙软组织肿胀，考虑粘连性肩关节周围炎。

七、鉴别诊断

1. 肩峰下撞击综合征　主要发生于患者肩部前屈、外展、内旋活动时，肱骨大结节与喙肩弓撞击，导致的肩峰下滑囊炎症、肩袖组织退变，以及肩袖、肱二头肌长头肌腱等结构发生炎症、损伤等一系列病理改变，引起肩部疼痛，活动障碍。

2. 肩袖撕裂　肩关节疼痛为最主要的症状，且经常在做过顶动作时加重，主动活动疼痛更加明显，严重时夜间会痛醒，冈上肌肌腱撕裂在肩袖撕裂中最为常见。MRI可见肌腱高信号、中断。

八、诊疗经过

完善入院检查后，于 2019 年 11 月 25 日 14：50 行左肩关节喙肱韧带离断＋小针刀肌肉松解术＋关节穿刺＋浮针治疗。

手术经过、术中发现的情况及处理（病例 19 图 1）：患者取平卧位，左肩部常规消毒铺巾，在 B 超定位下，确定喙突及外侧的喙肱韧带，罗哌卡因局部麻醉，钩镰刀沿喙突外侧骨面松解剥离，助手外旋左肩关节，直至外旋 60°，无菌纱布按压止血，局部皮肤缝合一针。

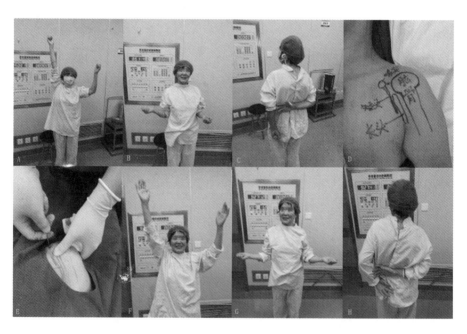

病例 19 图 1　手术过程

注：A：术前左肩关节上抬；B：术前左肩关节外旋；C：术前左肩关节背伸；D：术中标识；E：术中离断左喙肱韧带；F：术后左肩关节上抬；G：术后左肩关节外旋；H：术后左肩关节背伸

　　患者取俯卧位，于 $C_2 \sim C_7$ 棘突间标记 5 个点，左侧旁开 2.0cm 标记 5 个点，左侧肩胛骨内上缘标记 1 个点，左侧肩胛骨切迹处标记 1 个点，共计 19 个点。常规碘伏消毒 3 遍，1% 利多卡因局部麻醉，取 4 号小针刀逐一针刺松解、剥离，双侧肩胛骨切迹处切断部分韧带，直至针感松弛，出针，无菌纱布按压止血。创口贴外敷。

　　患者取侧卧位，左肩关节常规消毒铺巾，穿刺左侧肩关节，注射玻璃酸钠和复方倍他米松各一支。

九、最后诊断

1. 粘连性肩关节囊炎（左）。
2. 颈椎病。

十、相关知识

　　肩关节周围炎简称肩周炎，俗称凝肩、五十肩。以肩部逐渐产生疼痛，夜间为甚，逐渐加重，肩关节活动功能受限而且日益加重，达到某种程度后逐渐缓解，直至最后完全复原为主要表现的肩关节囊及其周围韧带、肌腱和滑囊的慢性特异性炎症。肩关节周围炎是以肩关节疼痛和活动不便为主要症状的常见病症。本病的好发年龄在 50 岁左右，女性发病率略高于男性，多见于体力劳动者。如得不到有效的治疗，有可能严重影响肩关节的功能活动。肩关节可有广泛压痛，并向颈部及肘部放射，还可出现不同程度的三角肌的萎缩。

　　1. 病因

　　（1）肩部原因

　　1）本病大多发生在 40 岁以上中老年人，软组织退行病变，对各种外力的承受能力减弱。

　　2）长期过度活动、姿势不良等所产生的慢性致伤力。

　　3）上肢外伤后肩部固定过久，肩周组织继发萎缩、粘连。

　　4）肩部急性挫伤、牵拉伤后因治疗不当等。

　　（2）肩外因素：颈椎病，心、肺、胆道疾病发生的肩部牵涉痛，因原发病长期不愈使肩部肌肉持续性痉挛、缺血而形成炎性病灶，转变为真正的肩关节周围炎。

　　2. 临床表现

　　（1）肩部疼痛：起初肩部呈阵发性疼痛，多数为慢性发作，以后疼痛逐渐加剧或钝痛，或刀割样痛，且呈持续性，气候变化或劳累后常使疼痛加重，疼痛可向颈项及上肢（特别是肘部）扩散，当肩部偶然受到碰撞或牵拉时，常可引起撕裂样剧痛，肩痛昼轻夜重为本病一大特点，若因受寒而致痛者，则对气候变化特别敏感。

（2）肩关节活动受限：肩关节向各方向活动均可受限，以外展、上举、内旋外旋更为明显，随着病情进展，由于长期失用引起关节囊及肩周软组织的粘连，肌力逐渐下降，加上喙肱韧带固定于缩短的内旋位等因素，使肩关节各方向的主动和被动活动均受限，特别是梳头、穿衣、洗脸、叉腰等动作均难以完成，严重时肘关节功能也可受影响，屈肘时手不能摸到同侧肩部，尤其在手臂后伸时不能完成屈肘动作。

（3）怕冷：患者肩怕冷，不少患者终年用棉垫包肩，即使在暑天，肩部也不敢吹风。

（4）压痛：多数患者在肩关节周围可触到明显的压痛点，压痛点多在肱二头肌长头肌腱沟处、肩峰下滑囊、喙突、冈上肌附着点等处。

（5）肌肉痉挛与萎缩：三角肌、冈上肌等肩周围肌肉早期可出现痉挛，晚期可发生失用性肌萎缩，出现肩峰突起、上举不便、后伸不能等典型症状，此时疼痛症状反而减轻。

3．诊断和鉴别诊断　根据病史和临床症状多可诊断。常规摄片，大多正常，后期部分患者可见骨质疏松，但无骨质破坏，可在肩峰下见到钙化阴影。年龄较大或病程较长者，X线平片可见到肩部骨质疏松，或冈上肌腱、肩峰下滑囊钙化征。

临床上常见的伴有肩关节周围炎的疾病包括：颈椎病、肩关节脱位、化脓性肩关节炎、肩关节结核、肩部肿瘤，风湿性、类风湿性关节炎及单纯性冈上肌腱损伤，肩袖撕裂，肱二头肌长头肌腱炎及腱鞘炎等。这些病症均可表现为以肩部疼痛和肩关节活动功能受限。但是由于疾病的性质各不相同，病变的部位不尽相同，所以，有不同的伴发症可供鉴别。

4．治疗

（1）中医内治法：即内服中药，多选用具有滋补肝肾、祛邪止痛、养血活血、伸筋通络功效的中药，根据肩周炎的病因病机遣药组方，标本兼治，滋补肝肾、强壮筋骨治其本，祛风除湿、散寒止痛治其标。西医则是口服消炎镇痛类药物，如美洛昔康、洛索洛芬钠等。

（2）中医外治法：选用补气养血、活血通络、散寒止痛类中药进行熏蒸、离子导入或制成药酒、药膏治疗，取得较好疗效。如刘保朋采用中药（桂枝、羌活、威灵仙、防风、川芎、乳香、没药、伸筋草、透骨草、桑枝等）熏蒸配合功能锻炼治疗肩周炎123 例，总有效率为98.37%。

（3）针灸疗法：针灸为治疗肩周炎的重要手段，具有疗效好、经济安全、无不良反应等优点，起到行气和血、舒筋通络、祛风散寒、调和阴阳等作用。常选用的穴位有肩前、肩贞、肩髃、天宗、臂臑、合谷、曲池、条口、承山等，与此同时还配合辨证、辨经取穴，灵龟八法推算开穴等。针灸疗法治疗本病的方法更是多种多样，包括普通针刺、电针、火针、温针灸、腹针、腕踝针、耳针、平衡针、浮针、放血疗法等，有单独应用者，也有配合其他方法者。多数研究证实针灸治疗肩周炎具有较为满意的疗效。

（4）推拿疗法：推拿具有疏通经络、调和气血、滑利关节、理筋整复等功效，对局部血循环改善及病变组织修复有促进作用，在肩周炎治疗中应用也较为广泛。常用推拿手法有一指禅推法、滚法、拔伸法、弹拨法、摇法、按揉法及活动关节法等。

（5）小针刀疗法：此为朱汉章所创，是中医针刺与西医手术相结合的产物，能够有效松解肩周软组织粘连，在较短时间内解除患者痛苦，恢复肩关节活动功能，是治疗肩周炎的常用方法，效果较为明显。如张友芝运用小针刀治疗肩周炎，在喙突处肱二头肌短头、长头附着点、冈上肌止点等处进行横行切割及纵行疏通剥离，明显优于常规针刺疗效（$P < 0.05$）。

（6）局部或痛点封闭：即在局部或痛点注入不同剂量（如利多卡因、普鲁卡因等）和类固醇药物不同浓度的局麻药（如醋酸泼尼松龙、曲安奈德、得宝松等），以阻断疼痛刺激的传导并改善病变组织的营养和代谢，从而促进愈合。

（7）神经阻滞疗法：一般在急性期或剧烈疼痛时选用，具有阻断疼痛传导通路、消除疼痛恶性循环、改善血液循环、抗炎的作用。临床中常用于治疗肩周炎的神经阻滞为肩胛上神经阻滞、腋神经阻滞、臂丛神经阻滞和星状神经节阻滞。

（8）药物关节腔内注射：常用注射药物为玻璃酸钠注射液，也有注射其他西药注射剂和医用臭氧。玻璃酸钠为关节滑液的主要成分，具有润滑关节、抵御感染、清除氧自由基、参与软骨修复等多种生理功能。

（9）物理因子治疗：即应用一种或几种物理因子作用于人体病变部位，促进局部组织血液循环和淋巴回流，起到消炎镇痛、软化瘢痕、消散粘连等作用。临床中用于治疗肩周炎的物理因子主要有中频电疗法、高频电疗法、电磁波治疗、超声波和激光等，其中最为常用的为中频电疗法和高频电疗法。

（10）关节松动术：为近年来治疗肩周炎的一种常用治疗方法，集合生物学、力学、神经三个方面的作用于一体，通过利用关节的生理运动和附属运动，采用牵拉、分离、旋转、滑动等手法，达到解除肌肉痉挛、缓解疼痛、松解粘连等作用。国内目前采用关节松动术治疗肩周炎多为澳大利亚的 Mainland 方法。

（11）肩关节镜手术松解：多在肩周炎严重到各种保守治疗方法无效或疗效有限时才考虑实施关节镜微创手术松解，关节镜微创手术（主要包括切除肩袖间隙处的炎症滑膜，松解关节盂肱韧带、喙肱韧带及前方关节囊，分离肩下方关节囊）。随着近年关节镜微创技术发展、更新，关节镜下松解已渐渐成为治疗肩周炎关节僵硬的一种重要手段，特别是对那些注重生活质量、期望缩短肩周炎自愈时间的患者来说，无疑更是一种好的选择。

参考文献

[1] 刘保朋 . 中药熏蒸配合功能锻炼治疗肩周炎 123 例临床疗效分析 . 内蒙古中医药，2012，（16）：36-37

[2] 张友芝 . 小针刀治疗肩周炎临床疗效观察 . 中医药临床杂志，2009，21（2）：300-301

[3] 李大刚，黄星垣，黎建义 . 分期治疗腕管综合征 84 例疗效分析 . 中医正骨，2008，20（3）：25-26

[4] 孙宇哲 . 腕管综合征显微外科治疗 12 例体会 . 实用全科医学，2004，2（3）：235

病例 **20** 白塞氏病

一、一般资料

患者邵某某，女性，47 岁。

主诉：反复口腔溃疡 10 年余，下肢红斑 1 年，关节痛半年余。

现病史：患者 10 余年前无明显诱因出现口腔溃疡，发作不频繁，无外阴和肛周溃疡，无光过敏，无脱发，无眼部不适，无皮肤痤疮样皮疹，未系统诊治。1 年前患者口腔溃疡发作频率增加，1 个月约发作 1 次，伴发舌体溃疡，并出现下肢皮肤红斑结节，直径 2 ~ 5cm，压痛，就诊于青岛 ×× 医院。查血沉 14.5mm/h，T_3、T_4、TSH、免疫球蛋白、ANCA 正常，TSPOT 阴性。肌电图：未见明显异常改变。诊断"白塞氏病"，给予"美卓乐、反应停（沙利度胺）"口服，口腔溃疡较前减轻，红斑结节消退。半年前患者出现近半年关节疼痛，晨起僵硬，活动后改善，乏力并伴有胸闷，偶发下肢胫前红斑结节，为进一步诊治来我院就诊。患者自发病以来，无腹痛、腹泻、无头晕头痛，无肌痛肌无力。精神焦虑，食欲缺乏，睡眠可，二便调，自发病以来体重下降 3 ~ 3.5kg。

既往史：无慢性病史，无其他传染病史，预防接种史不详，无过敏药物及食物，无手术史，无重大外伤史，无输血史。

个人史、婚育史、家族史：生于山东省，否认疫区、疫情、疫水接触史，否认吸毒史，否认冶游史，否认吸烟、饮酒史。月经量中等，无痛经，已婚，适龄结婚，育有 1 子，家人体健。父母体健，否认家族遗传病史。

二、体格检查

T：37℃，P：75 次 / 分，R：18 次 / 分，BP：130/90mmHg。中年女性，发育正常，营养良好，神志清楚，精神正常。语言正常，表情自如，自主体位，慢性面容，安静状态，查体合作。皮肤、黏膜颜色正常，皮肤弹性良，无皮下出血，无肝掌、蜘蛛痣，无皮疹，无水肿，无瘢痕，全身浅表淋巴结未触及肿大。头颅正常，无畸形，毛发分布均匀。球结膜正常，巩膜无黄染，双侧瞳孔等大等圆，直径左：右约 3mm：3mm，对光反射正常。耳郭外观正常，外耳道无分泌物，乳突无压痛。鼻外观正常，鼻翼无煽动，鼻腔无分泌物。口唇红润，口腔黏膜正常，伸舌居中，咽部正常，咽反射正常，扁桃体无肥大。颈部抵抗无，气管居中，甲状腺未触及肿大，颈动脉搏动正常，颈静脉正常。

胸廓对称，无畸形，无隆起，无塌陷，乳房无异常，肋间隙正常，无三凹征，呼吸动度两侧对称，节律规则。触诊无胸膜摩擦感，语音震颤有，叩诊清音，听诊双肺呼吸音清，无干湿性啰音。心前区无隆起，心尖冲动正常，心浊音界正常，心率75次/分，律齐，各瓣膜听诊区未闻及病理性杂音。腹部平坦，呼吸运动正常，无肠胃型蠕动波，无局部隆起，全腹柔软，无压痛、反跳痛，未触及腹部包块，肝脾肋下未触及，腹部叩诊鼓音，双肾区无叩痛，移动性浊音阴性，肠鸣音正常。肛门、直肠检查未查，外生殖器未查。脊柱、四肢无畸形，活动自如，脊柱生理弯曲存在。双下肢无水肿。腹壁反射正常，膝腱反射正常，跟腱反射正常，巴宾斯基征阴性、脑膜刺激征无。

三、专科检查

口腔黏膜溃疡瘢痕，双下肢胫前可见红斑，直径约2cm，有压痛。

四、辅助检查

2018年12月6日：血沉14.5mm/h，T_3、T_4、TSH、免疫球蛋白、ANCA正常，ENA：阴性；TSPOT阴性（青岛××医院）。

五、初步诊断

1. 中医诊断　狐惑病（气虚痰结证）。
2. 西医诊断　贝赫切特病。

六、诊断依据

1. 中医辨证辨病依据　患者中年女性，反复口腔溃疡10年，伴下肢红斑1年，关节痛半年余，神清语利，近身未闻及异常气味，舌淡红、苔白、舌边瘀点，脉沉细。综合四诊，脉症合参，该病当属祖国医学之"狐惑病"范畴，辨证为气虚痰结证，患者中年女性，脏腑功能下降，气血生化乏源，内生痰浊，组织气血运行，不通则痛，故全身疼痛。痰结下肢为痰核结节。气虚毒盛，故反复口腔溃疡，舌脉为佐证。

2. 西医诊断依据

（1）患者反复口腔溃疡10年余，伴双下肢红斑1年，关节痛半年余。近1年口腔溃疡约1个月发作一次，溃疡疼痛明显，可见黄色溃疡面，近半年关节疼痛，晨起僵硬，活动后改善。

（2）查体：口腔黏膜溃疡瘢痕，双下肢胫前可见红斑，直径约2cm，有压痛（病例20图1）。

（3）辅助检查：血沉14.5mm/h，T_3、T_4、TSH、免疫球蛋白、ANCA正常，ENA阴性，

TSPOT 阴性。

根据国际白塞病研究组于 1989 年制定的诊断标准，患者反复口腔溃疡，伴有关节疼痛，下肢结节性红斑，符合白塞氏病的分类诊断标准。

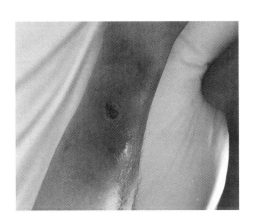

病例 20 图 1 下肢胫前可见红斑

七、鉴别诊断

1. 系统性红斑狼疮（SLE） 是自身免疫机制介导的以血清中出现多种自身抗体和多器官系统累及为主要临床特征的弥漫性结缔组织病。育龄期女性多见，可有发热、各种皮疹、多发性浆膜炎、关节痛、狼疮肾炎等表现，多数患者抗核抗体（ANA）阳性，血清补体（C3、C4）降低，特异性抗体如 SM 抗体、DNA 抗体、核小体抗体可出现阳性。

2. 扁平苔藓 也可累及黏膜部位，最常发生于口腔，表现为双颊黏膜为重的白色网状细纹，也可出现溃疡、大疱，伴有烧灼感。但其皮疹主要表现为小的、紫红色的、多角形的扁平丘疹，部分患者也可出现甲扁平苔藓，一般不伴有外阴溃疡。

3. 天疱疮 半数以上的患者先出现口腔黏膜发生水疱和糜烂，容易与白塞氏病相混淆，但其后多出现皮肤损害，可出现皮肤出现核桃大小的水疱，水疱破裂后可出现超红色的溃疡面，桥粒芯抗体多呈阳性，临床易于鉴别。

八、诊疗经过

入院后予抗炎、止痛等对症治疗。给予美洛昔康片 15mg 1 次 / 日抗炎止痛，替普瑞酮胶囊 50mg 3 次 / 日抑酸保胃，反应停 50mg 1 次 / 晚。完善相关检查，血常规：血红蛋白 111g/L、血小板计数 382×10^9/L；血沉 41.00mm/h，C- 反应蛋白 11.90mg/L；生化全套、凝血机制、大便常规、肿瘤标志物、甲状腺功能全套、肝炎筛查、HIV、TPPA 无明显异常。免疫球蛋白 G 6.31g/L，类风湿因子 3.22IU/ml，抗核抗体、APS、ANCA、自免肝抗体等免疫学检查无明显异常。胸部 CT：提示左肺舌叶、下叶炎症，建议抗炎复查除外其他。双膝关节正侧位：双膝关节轻度退变，必要时进一步检查（病例20图2）。

上级医师详查病情，患者关节症状明显，四肢乏力，炎症指标稍有增高，考虑为白塞病累及关节导致。双肺炎症，予邦达4500mg 1次/12小时抗感染治疗。双下肢红斑结节，加用雷公藤多甙片50mg 2次/日免疫抑制治疗，同时予注射用血塞通0.4g 1次/日活血化瘀，改善循环；予秋水仙碱0.5 2次/日抗纤维化治疗，对关节症状有预防作用。

继续完善影像学检查：甲状腺＋腹部＋泌尿系：①肝静脉声像图未见明显异常；②胆囊内中强回声——胆囊息肉可能；③双肾输尿管膀胱未见明显异常；④甲状腺声像图未见明显异常；⑤双侧颈部低回声——性质？淋巴结可能。心脏彩超：左室舒张功能降低早期，肺动脉高压（轻-中度）。颈椎＋腰椎MRI：颈椎退行性变；$C_{5/6}$椎间盘突出。腰椎退行性变；$L_{2/3}$、$L_{3/4}$椎间盘膨出，$L_{4/5}$、L_5/S_1椎间盘突出。

治疗2周后复查，关节症状减轻，双下肢红斑结节消退明显，血常规、肝功能未见明显异常，血沉32mm/h，C-反应蛋白正常，继续给予目前治疗，患者症状好转后出院，门诊继续观察。

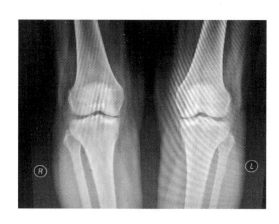

病例20图2　双膝关节轻度退变

九、最后诊断

1. 中医诊断　狐惑病（气虚痰结证）。
2. 西医诊断　①贝赫切特病；②骨关节炎；③肺动脉高压；④胆囊息肉。

十、相关知识

白塞病（behcet's disease，BD）又称贝赫切特病，因其在地中海、中东及东亚地区多发，又被称为"丝绸之路病"，是一种全身性血管炎症性疾病。除了典型的口-眼-生殖器三联征以外，BD 在我国的发病率约为 14/10 万，BD 还可以累及心、肺、消化道、神经等系统和组织。本病男性较女性发病率更高，且男性出现血管或神经系统受累较女性更多，病情更重。

本病的发病机制尚不明确，可能为多种因素共同作用的结果，有研究发现 BD 有家族聚集性，最早发现Ⅱ类基因 HLA-B51 与白塞病的发病相关，HLA-B51 阳性的人群，罹患 BD 的概率高于普通人群的 6 倍。随着对 BD 研究的不断加深，与 BD 相关的基因逐渐被发现，HLA-B27、HLA-B57、HLA-A26 等，可在 HLA-B51 阴性的患者中有较高的携带率，说明 BD 的发病与遗传有一定关联性；免疫也是 BD 治病的重要因素，抗原诱导下出现免疫功能的紊乱，导致炎症细胞的亢进，进而使相关的器官的受累，其中 T 细胞在 BD 发病中的作用日益受到重视，Th1 细胞、Th2 细胞、Th17 细胞以及一些相关的细胞因子都在 BD 的发病中发挥着重要作用。BD 的发病还与感染、体内微量元素的失衡相关。

BD 全身系统都可以累及，但多随着疾病进展，病程延长，才会相继出现系统性的多脏器受累。因此，白塞病患者异质性较为明显。口腔溃疡是 BD 最显著的临床症状，几乎所有的 BD 曾有口腔溃疡的病史，主要为复发性的阿弗他溃疡，口腔任何部位皆可出现，溃疡可单发或者多发，边缘清楚，深浅不一，表面可有黄色覆盖物。BD 的口腔溃疡多有自限性，2 周左右一般可自行愈合，且无瘢痕。3/4 的患者可出现生殖器的溃疡，临床表现与口腔溃疡相似，但其病程较口腔溃疡更长并伴有更剧烈的疼痛。

BD 的眼部症状的发病率为 45%～90%，大约 1/5 的患者可为首发症状。葡萄膜炎是 BD 最常见的眼部受累表现，BD 出现视网膜病变时往往提示预后不良，1/4 的患者可能因此出现失明，是本病致残的主要原因。皮肤表现也是 BD 常见的临床表现，主要表现为结节性红斑、脓疱疹、假性毛囊炎或痤疮样的结节。结节性红斑和对微小创伤后的炎症反应（针刺反应）对于白塞病具有较高的诊断价值，BD 侵犯消化道时又被称为肠白塞，主要表现为消化道的溃疡，此外 BD 还可以侵犯神经、血管、心、肺等器官，导致血栓、动脉瘤等，BD 侵犯神经系统，导致脑干和脊髓的病变是本病致残和死亡的主要原因。

BD 的关节表现广泛存在，以关节为首发症状的仅次于以口腔溃疡、结节红斑、外阴部溃疡为第四位，且常呈间歇性、反复发作性。可见于 50% 的 BD 患者，BD 的关节炎主要为炎症性的关节表现，不同于 RA，BD 较少出现侵蚀性的关节表现，且预后往往较好。主要累及大关节，膝、踝关节受累最为常见。X 线可显示受累关节附近的骨质疏松、增生。HLA-B27 阳性的患者可以出现强直性脊柱炎类似的临床表现。

BD 的诊断主要依靠临床表现，并无特异性的影像学检查和实验室检查；实验室检查可见血沉和 C- 反应蛋白升高，电子胃镜和结肠镜、彩超多普勒超声、磁共振、血管造影等可以辅助明确疾病的患病部位和受累的脏器，神经 BD 常伴有脑脊液的增高，急性期对磁共振成像极为敏感。针刺反应实验对 BD 有较高的诊断意义，检查方法为：用 20 号无菌针头在前臂屈面中部斜行刺入约 0.5cm 沿纵向稍做捻转后退出，24 ～ 48 小时后局部出现直径＞ 2mm 的毛囊炎样小红点或脓疱疹样改变即为阳性。此试验特异性较高且与疾病针刺反应与疾病的活动度呈正比，在我国针刺反应的阳性率约为 70.7％。

目前临床上较多应用的为国际白塞病研究组 1989 年发布的分类诊断标准。如果患者有反复的口腔溃疡，并有反复的外阴溃疡、眼病变、皮肤病变、针刺试验阳性中的两条，即可诊断 BD。该诊断标准强调了 BD 常见的口眼生殖器以及皮肤的病变，对典型的 BD 有着较高的特异性，但未将 BD 导致的神经、消化道、血管、心、肺等脏器的病变纳入诊断标准，仅仅作为有利于诊断的症状，因此有一定的局限性。2013 年提出的新的 BD 国际标准（ICBD），新的诊断标准对 BD 的症状进行赋分：口腔溃疡、生殖器溃疡、眼部病变各为 2 分，皮肤病变、血管病变、神经病变、针刺反应各为 1 分，根据研究显示，新的诊断标准的敏感性为 93.9％，特异性为 92.1％。与 1989 年提出的分类标准相比，新标准的敏感性得到了提高，而特异性也维持在很高的水平。

BD 的治疗原则在于缓解症状，抑制炎症的加剧和复发，防止不可逆的脏器损伤，因其 BD 患者的异质性强，不同患者的受累的系统以及预后有着较大的差异，因此强调个体化的治疗。BD 是系统性的自身免疫疾病，可出现多系统受累，多学科协作诊治，可以有效缓解患者临床病程。非甾体抗炎药具有较好的镇痛作用，可以缓解全身症状、退热，对溃疡、红斑结节和关节炎症导致的疼痛效果较好；秋水仙碱可以缓解关节、皮肤、溃疡和眼部的症状，主要机制可能为抑制了白细胞的趋化能力，抑制了由炎症因子诱导的中性粒细胞 - 内皮细胞黏附能力，阻止溶酶体脱颗粒及溶酶体酶释放，还可通过干扰细胞间黏附分子、选择素抑制 T 淋巴细胞活化及其与内皮细胞的黏附，发挥强大的抗炎作用；一般用量为 0.5mg 2 ～ 3 次／日；反应停对于 BD 导致的口腔溃疡、外阴溃疡和皮肤病变效果较好，但该药物易引起患者困倦，导致神经的轴索变性，出现四肢麻木。根据患者病情的轻重和脏器受累的情况，可以加用糖皮质激素，BD 患者对激素治疗较为敏感，突然停药后容易反复。较为严重的眼炎、神经病变或者血管炎病变可用甲泼尼龙 1g/d 冲击治疗。还可配合免疫抑制药，如甲氨蝶呤、硫唑嘌呤、环磷酰胺、环孢素等。近年来，生物制剂治疗 BD 的报道不断增多，临床取得较好的效果，2018 EULAR 发布的 BD 临床管理指南，将生物制剂写入指南推荐，其在缓解 BD 的系统受累，降低炎症水平，都有着不错的临床效果。

患者以关节疼痛，伴有口腔溃疡和结节红斑入院，血清学检查无明显异常，反复口腔溃疡，伴有下肢红斑和关节受累，符合白塞氏病的诊断标准。秋水仙碱对 BD 缓解关节症状的同时，缓解结节红斑。我国为结核大国，对于结节性红斑的患者，需要注意是否合并有结核感染，据调查我国结节性红斑中，合并有结核感染的占 25.4%。患者查 T-SPOT 阴性，可初步排除结核感染继发的结节红斑可能。患者既往服用反应停，下肢结节红斑仍有反复，病情活动，加用雷公藤多苷片 20mg 2 次 / 日起服用，可逐渐加量，对口腔溃疡、皮下结节、关节病、眼炎的治疗皆有较好的疗效。

参考文献

[1]de Menthon M, Lavalley MP, Maldini C, et al.HLA-B51/B5 and the risk of Behçet's disease：a systematic review and meta-analysis of case-control genetic association studies.Arthritis Rheum, 2009, 61（10）：1287-1296

[2]Montes-Cano MA, Conde-ón M, García-Lozano JR, et al.HLA and non-HLA genes in Behçet's disease：a multicentric study in the Spanish population.Arthritis Res Ther, 2013, 1（5）：R145

[3] 刘盛秀 . 白塞病发病机制研究进展 . 皮肤性病诊疗学杂志, 2018, 25（5）：310-313

[4] 孙利平、邓雪蓉、张卓莉，等 . 白塞病关节受累的临床特点 . 现代医学与健康研究电子杂志, 2018, 2（5）：149-150

[5] 中华医学会风湿病学分会 . 白塞病诊断和治疗指南 . 中华风湿病学杂志, 2011, 5（15）：345-347

[6] 毕衡、唐镇江、杨立丁 . 慢性骨髓炎的中西结合治疗体会 . 湖南中医药大学学报, 2010, 30（10）：33-34

[7] 尹涛、张玉芳、周琳，等 . 秋水仙碱治疗白塞病 25 例疗效观察 . 中国医药导报, 2012, 9（34）：83-84

[8] 郑文洁,李璐 . 关于《2018 年最新白塞综合征临床管理 EULAR 指南》解读 . 中华临床免疫和变态反应杂志, 2018, 12（3）：259-262

[9] 钟娇娇、贺雨南、张军民 . 近 25 年结节性红斑患者中结核感染特点的 Meta 分析 . 中国麻风皮肤病杂志, 2019, 35（7）：412-418

病例 **21** 成人斯蒂尔氏病

一、一般资料

患者王某，女性，37岁。

主诉：发热伴多关节肿痛8年。

现病史：患者8年前无明显诱因发热，体温39.7℃，伴有咽痛，颈部可见皮疹，多随体温升高出现，体温下降后皮疹消退，随后出现四肢关节肿痛，活动受限，就诊于青岛××医院，予足时抗感染治疗，症状改善不显，行淋巴结活检，无明显异常，诊断为成人斯蒂尔氏病，予甲氨蝶呤片、纷乐（硫酸羟氯喹片）、洛索洛芬钠、醋酸泼尼松片等抗炎止痛、免疫抑制等治疗，症状缓解明显，后自行停用激素和免疫抑制药，现仍是由关节不适，为进一步诊疗，于本病区住院治疗。患者入院时症状：体温无明显异常，双手掌指关节、近端指间关节、双腕、双肘关节疼痛；活动后双膝关节症状明显加重，晨僵难以缓解，乏力，阴雨天关节无明显加重。患者自发病以来无脱发、光过敏、腮腺肿痛、口腔及外阴溃疡、雷诺现象。精神、饮食、睡眠尚可。二便正常，体重无明显变化。

既往史：既往中度骨质疏松症病史，无高血压、糖尿病等慢性病史，无肝炎、结核等感染病史；预防接种史不详，无过敏药物及食物，无手术史，无重大外伤史，无输血史。

个人史、婚育史、家族史：生于山东省，否认疫区、疫情、疫水接触史，否认吸毒史，否认治游史，否认吸烟、饮酒史，既往月经量少，无痛经，未育，家人体健。父母体健，无家族遗传病史。

二、体格检查

T：36.3℃，P：96次/分，R：20次/分，BP：119/88mmHg。中年女性，发育正常，营养良好，神志清楚，精神正常。语言正常，表情自如，自主体位，慢性面容，安静状态，查体合作。皮肤、黏膜颜色正常，皮肤弹性良，无皮下结节，无皮下出血，无肝掌、蜘蛛痣，无皮疹，无水肿，无瘢痕，全身颈部和腋窝可触及淋巴结肿大。头颅正常，无畸形，毛发分布均匀。眼睑正常，球结膜正常，巩膜无黄染，双侧瞳孔等大等圆，直径左：右约3mm：3mm，对光反射正常。耳郭外观正常，外耳道无分泌物，乳突无压痛。鼻外观正常，鼻翼无煽动，鼻腔无分泌物。口唇红润，口腔黏膜正常，伸舌居中，咽部正常，咽反射正常，扁桃体无肥大。颈部抵抗无，气管居中，甲状腺未触及肿大，颈动脉搏动正常，颈静脉正常。胸廓对称，无畸形，无隆起，无塌陷，乳房无异常，肋间隙正常，无三凹征，呼吸动度两侧对称，节律规则。触诊无胸膜摩擦感，语音震颤有，叩诊清音，听诊双肺呼吸音清，无干湿性啰音。心前区无隆起，心尖冲动正常，心浊音界正常，心率96次/分，律齐，各瓣膜听诊区杂音未闻及病理性杂音。腹部平坦，呼吸运动正常，无肠胃型蠕动波，无局部隆起，全腹柔软，无压痛、无反跳痛，未触及腹部包块，肝脾肋下未触及，腹部叩诊鼓音，双肾区无叩痛，移动性浊音阴性，肠鸣音正常。肛门、直肠、外生殖器未查。双下肢无水肿。腹壁反射正常，膝腱反射正常，跟腱反射正常，巴宾斯基征阴性、脑膜刺激征无。

三、专科检查

双手掌指关节、近端指间关节压痛，屈伸不利，攥拳困难；双肘关节屈伸困难，双膝关节骨摩擦音（+）。

四、辅助检查

抗核抗体阴性，血沉43.00mm/h，C-反应蛋白35.3mg/L（我院，2015年5月18日）。

五、初步诊断

1. 中医诊断　痹症（肝肾亏虚证）。
2. 西医诊断　①成人斯蒂尔氏病；②中度骨质疏松症。

六、诊断依据

1. 中医辨病辨证依据　患者四肢关节肿痛，乏力畏寒，晨起关节僵硬，舌红、苔白厚，脉沉细。综合脉证，四诊合参，属于中医学"痹证"范畴，患者中年女性，先天不足，形体衰微，乏力畏寒，晨起关节僵硬，此为肝肾不足，阳气衰败，脏腑失调，内蕴毒邪，流注关节所致，当属"肝肾亏虚证"。

2. 西医诊断依据

（1）发热伴多关节肿痛8年，滑膜炎症状持续时间超过6周。

（2）查体：双手掌指关节、近端指间关节压痛，屈伸不利，攥拳困难；双肘关节屈伸困难，双膝关节骨摩擦音（+）。

（3）辅助检查：暂无。

成人斯蒂尔氏病为排他性诊断，进一步完善诊疗。

七、鉴别诊断

1．类风湿关节炎　都可以出现全身大小关节的肿痛，伴有晨僵和炎症指标的升高。但类风湿关节炎多为对称性的小关节受累，免疫学检查可出现类风湿因子增高，较少会出现持续性的高热和皮疹等症状。

2．淋巴瘤　本病也可出现发热、淋巴肿大和肝脾肿大。成人斯蒂尔氏病的淋巴结的穿刺活检和骨髓穿刺多为正常，临床易于鉴别。

3．败血症　都伴有高热，可累及关节，出现关节的红肿疼痛，败血症多有比较明显的中毒症状，发热前伴有很明显的寒战，血、骨髓培养多呈现阳性，抗生素治疗有效，可与成人斯蒂尔氏病相鉴别。

八、诊疗经过

入院后完善相关检查，关节症状不适，予对症治疗：纷乐（硫酸羟氯喹片）0.1g 2次/日免疫抑制治疗；予洛索洛芬纳60mg 3次/日抗炎止痛。查血常规、尿常规、粪便常规未见明显异常；血沉33mm/h，C-反应蛋白15mg/L；凝血机制：D-二聚体：2.16mg/L；甲状腺功能、生化、肿瘤未见明显异常。类风湿因子、抗CCP抗体、抗磷脂抗体、抗核抗体、ENA谱、ANCA、自免肝组合等免疫学检查无明显异常。

影像学检查：肺部CT平扫未见异常。双侧腋窝多发淋巴结轻度肿大，请结合临床。双手正斜位＋胸椎腰椎正侧位置：双手多个指关节边缘毛糙，请结合临床（病例21图1）；胸、腰椎骨质未见明显异常，必要时进一步检查。浅表淋巴结＋甲状腺＋乳腺＋腹部泌尿系＋妇科彩超示：①甲状腺右叶囊性结节；②甲状腺左叶低回声结节；③双侧乳腺腺体结构紊乱——符合乳腺增生声像图；④双侧颈部、腋窝及腹股沟多发低回声——肿大淋巴结（反应增生性？）；⑤脂肪肝；⑥双肾输尿管膀胱声像图未见明显异常；⑦子宫肌瘤；骶髂关节CT平扫：双侧骼侧关节面下致密影，轻度致密性骨炎？（病例21图2）。左膝关节MRI：①左侧髌骨软化。左膝关节滑膜炎，关节腔积液；②右侧髌骨软化。右侧股骨上段异常信号，请结合CT检查；③右膝关节滑膜炎，胫骨上端受侵；关节腔积液。髋关节平扫MRI：①双侧髋关节腔滑膜增厚；②左侧股骨颈局部凹陷，考虑股骨颈疝窝可能性大；③双侧骼血管旁及腹股沟区多发淋巴结肿大；④盆腔积液；⑤子宫右后方异常信号，附件？请结合超声；⑥子宫肌瘤，宫颈囊肿。

上级医师查房，详查病情，患者查免疫学检查无明显异常，关节症状仍有反复，炎症指标增高，无发热，加强免疫抑制等治疗。加用甲氨蝶呤片每周三10mg、叶酸片每周四10mg。洛索洛芬钠片60mg 3次/日抗炎止痛；加用替普瑞酮胶囊50mg 3次/日保护消化道黏膜。查双侧颈部，腋窝淋巴结肿大，请血液科会诊，查双锁骨上区未见明显意义的肿大淋巴结，暂不行淋巴结活检，建议定期复查。

　　入院 10 日后复查：血沉 23mm/h，关节炎组合未见明显异常，嘱患者出院，门诊继续观察。

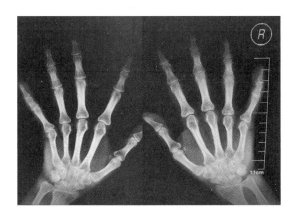

病例 21 图 1　双手正位

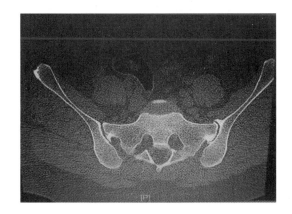

病例 21 图 2　骶髂关节 CT 平扫

九、最后诊断

1. 类风湿关节炎（活动期）。
2. 中度骨质疏松症。
3. 全身性骨关节炎。
4. 甲状腺结节。
5. 乳腺增生。
6. 脂肪肝。
7. 子宫肌瘤。
8. 致密性骨炎。
9. 盆腔积液。

10. 宫颈囊肿。

十、相关知识

成人斯蒂尔病（adult onset Still's disease, AOSD）是一种少见的复杂的可累及多系统的全身性炎症性疾病，其临床表现类似于系统型起病的幼年型慢性关节炎。本病在全球皆可发生，有国外研究指出其发病率低于 1/10 万，女性略多于男性，好发年龄多在 16～35 岁，无种族差异。本病的病因及发病机制尚不明确，一般多认为本病与感染、遗传因素及免疫因素相关。大多数患者病前多有上呼吸道感染病史，或疾病初期出现咽喉炎、抗 O 升高等。此外，本病患者可能存在一定的遗传缺陷，罹患本病可能与其特定的人白细胞相关抗原基因型、炎性因子基因多态性密切相关。而免疫调节异常在本病中起主导作用，多表现在细胞免疫紊乱、体液免疫异常。

AOSD 的病程长短不一，其临床表现多以发热、皮疹及关节肌肉症状为主。几乎所有患者都会出现发热，发热类型多呈弛张热或周期性的顽固高热，体温多在 39℃以上，有的可达 42℃，可自行降温。临床表现多为突然高热，约 50% 的患者发热前出现畏寒，每日内多呈现单峰热，少数可出现双峰热，且至少一次体温可达正常。

在本病早期，大多数患者出现皮疹，其形态多变。皮疹可为斑丘疹或红斑，也可呈现荨麻疹样，伴或不伴瘙痒，多出现在躯干、四肢以及机械刺激的部位，少数皮疹可出现在面部、手掌及足趾。时隐时现是本病皮疹的特点，皮疹随发热出现，热退后皮疹也隐退，且消退后多不留痕迹。值得注意的是，在四肢或下腹按压或热敷可诱发淡红色皮疹或使皮疹的颜色加深，称 Koebrer 现象，有诊断参考价值。

关节肌肉症状也是本病常见的临床表现之一。几乎所有的患者会出现关节疼痛，90% 以上的会出现关节炎，可多关节炎或单关节炎，与机体发热有很大关系。关节症状常在发热时明显加剧，热退后减轻或缓解。关节疼痛呈游走性或固定性，以前者居多，疼痛部位常无肿胀，多影响大关节，以膝关节最早和最易受累，腕、肘、肩、踝关节也常受侵犯，但也可累及近端指间关节、掌指关节等小关节。有滑膜炎者可能出现渗出性关节积液，但一般比较轻微，很少引起关节破坏或变形。少数患者由于其受累关节的软骨及骨组织遭到侵蚀，在疾病晚期可能会出现关节僵直，甚则畸形。关节症状既可首发，又可在发热数周甚则病程数年后才出现。50% 以上的患者会伴有不同程度的肌肉酸痛，可呈全身性或以腓肠肌痛为著的局部表现，部分患者可见肌无力及肌酶轻度增高。

50%～90% 的患者会出现咽喉肿痛，可发生在疾病初期或存在整个病程中，随发热而加重，热退后缓解，但咽部仅有轻微的充血、红肿，一般无渗出物，咽拭子培养阴性，抗生素治疗无效。此外，还可出现淋巴结病及脾大、肝大和肝功能异常、胸膜炎及心包炎、眼受累及血液学异常等表现。

本病缺乏临床特异性检查结果，常用的实验室检测中类风湿因子及抗核抗体一般为阴性，几乎所有 AOSD 患者的血沉增快，中性粒细胞增高，80％以上的患者血白细胞增高，其数值在 $15×10^9/L$ 以上，有时可呈现类白血病反应。肝功能异常比较常见，主要是丙氨酸氨基转移酶和乳酸脱氢酶轻中度增高。

血清铁蛋白有助于 AOSD 的诊断，其作为一种急性时相的反应蛋白，疾病活动期炎症明显时浓度增加。血清铁蛋白水平与疾病活动性存在正相关，当疾病进入了缓解期，血清铁蛋白水平下降至正常，故其对判断病情是否活动及评价治疗效果有一定意义。有研究显示，血清铁蛋白水平高于正常上限的 5 倍以上对于诊断 AOSD 更具临床意义，且其水平越高越具有诊断价值。但血清铁蛋白水平升高也可见于其他疾病，比如感染、恶性肿瘤等。此外，糖化铁蛋白在诊断 AOSD 时比血清铁蛋白可能更具有特异性，AOSD 时糖化铁蛋白的数值下降，但其在疾病活动期及疾病缓解后几个月内均存在降低。因此，其不能作为评价疗效和疾病活动期监测的实验室指标。

AOSD 的诊断比较困难，临床上缺乏特异性的诊断指标，尚无统一的诊断标准，极易漏诊误诊。目前应用较多的是日本的 Yamaguchi 标准和美国的 Cush 标准。日本标准：①主要条件：发热≥39℃并持续 1 周以上；关节痛持续 2 周以上；典型皮疹；血白细胞≥$15×10^9/L$；②次要条件：咽痛；淋巴结和（或）脾肿大；肝功能异常；RF 和 ANA 阴性；③排除：感染性疾病、恶性肿瘤、其他风湿性疾病。符合 5 项或更多条件（至少含 2 项主要条件），可做出诊断。Cush 标准：①必备条件：发热≥39℃；关节痛或关节炎；RF＜1：80；ANA＜1：100；②另需具备下列任何两项：血白细胞≥$15×10^9/L$；皮疹；胸膜炎或心包炎；肝大或脾大或淋巴结肿大。临床上若出现患者长期反复发热（弛张热为主）、一过性的斑丘疹、关节痛和（或）关节炎、血白细胞显著升高、RF 及 ANA 阴性时应高度怀疑本病。

AOSD 目前仍缺乏极其有效的治疗方法，根据本病病情程度的不同，治疗多遵循缓解症状、预防复发和并发症的原则。临床上，单纯用非甾体类抗炎药治疗 AOSD 的效果往往不明显，足量使用的情况下约 20％患者的发热及关节症状可得到控制。而对于大部分患者来说，糖皮质激素仍然是本病治疗的基础，每日常用泼尼松 0.5～1mg/kg；而对于必须长期大剂量应用激素以控制全身症状或使用激素后仍不能控制病情或有进行性的关节病变的患者，应联合慢作用药。当首选甲氨蝶呤，其能改善患者的慢性关节炎症状，减少激素的用量；若病情仍控制不佳，可联合其他慢作用药，如来氟米特、羟氯喹等。但要注意药物的不良反应，定期监测肝肾功能。而对于部分难治的、重症的 AOSD 患者，可予糖皮质激素冲击治疗或坏磷酰胺冲击治疗，必要时可采用生物制剂。目前有研究表明，白介素-1（IL-1）抑制药被认为是治疗难治性 AOSD 的主要生物制剂，可显著改善 AOSD 患者的临床症状和实验室检测指标。

AOSD 患者的预后较好，少部分患者呈自限性，多数患者易间歇发作，随时间推移可能出现典型 RA 的表现或合并其他疾病，注意定期随访，从而随时调整治疗方案以改善预后。本患者以发热和关节炎表现就诊，免疫学检查无明显异常，抗核抗体正常，查全腹 CT、淋巴结活检、肿瘤标志物检查皆未见明显异常，后详查病史，患者无外地居住史，未接触过家畜，基本排除肿瘤、感染及其他自身免疫性疾病。

AOSD 是一种排他性诊断，患者既往于外院反复性淋巴结穿刺，查全腹 CT、肿瘤标志物等无明显异常，基本排除肿瘤可能；查抗核抗体、免疫球蛋白、ENA 谱、ANCA、APS 抗体等无明显异常，基本排除其他自身免疫疾病导致的全身病变。患者初诊时，以仔细询问有无牲畜、家畜接触史，有无疫区、疫情接触史，有无生食过牛羊肉，排除病原微生物的感染，结合患者临床表现，橘红色皮疹，持续高热，抗感染治疗无效，淋巴结肿大，四肢关节明显的肿痛，实验室检查白细胞计数升高，符合成人斯蒂尔氏病的诊断，故于外院诊治时加用糖皮质激素 0.5 ～ 1mg/kg 1 次 / 日。患者本次入院，炎症指标增高，四肢关节肿痛，无高热，炎症指标升高，暂不调整激素用量，加用甲氨蝶呤控制病情，进一步完善检查，排除其他疾病继发的关节症状。

参考文献

[1]Ishaq M, Nazir L, Riaz A, et al.Adult-onset Still'sdisease a case series and review in a south Asianpopulation.Int J Rheum Dis, 2012, 15（5）：96-100

[2] 张奉春 . 风湿免疫科诊疗常规 . 北京：人民卫生出版社，2014，96-98

[3] 中华医学会风湿病学分会 . 成人斯蒂尔病诊断及治疗指南 . 中华风湿病学杂志，2010，14（7）：487-489

[4] 尹春香, 王晓非 . 临床常用白介素 -1 抑制剂治疗成人斯蒂尔病的研究进展 . 山东医药，2019，59（22）：112-114

病例 **22** 丹毒

一、一般资料

患者耿某某，女性，66岁。

主诉：左足红肿热痛3天。

现病史：患者3天前无明显诱因左足关节出现红肿、疼痛，伴发热，体温最高达38.5℃，后红肿向全足部蔓延，自服非甾体抗炎药后症状稍有减轻，局部仍热肿，为求进一步诊疗，收入本病区。患者入院症见：左足关节红肿疼痛，活动不利，无晨僵，余关节无明显不适，无口眼干，患者自发病以来无头痛头晕，无胸闷憋气，无咳嗽咳痰，无肌痛肌无力，精神可，饮食可，大便正常，小便正常，体重未见明显变化。

既往史：2型糖尿病病史，口服二甲双脲，血糖控制不详；无高血压病、冠心病等慢性病史，无结核、肝炎等感染病史，预防接种史不详，无过敏药物及食物，无手术史，无重大外伤史，无输血史。

个人史、婚育史、家族史：生于山东省，否认疫区、疫情、疫水接触史，否认吸毒史，否认冶游史，否认吸烟、饮酒史。已绝经，已婚，适龄结婚，育有1女，否认家族性遗传病。

二、体格检查

T：36.6℃，P：77次/分，R：18次/分，BP：135/75mmHg。老年女性，发育正常，营养良好，神志清楚，精神正常，语言正常，表情自如，自主体位，正常面容，安静状态，查体合作。皮肤、黏膜颜色正常，皮肤弹性良，无皮下结节，无皮下出血，无肝掌、蜘蛛痣，无皮疹，无水肿，无瘢痕，全身浅表淋巴结未触及肿大。头颅正常，无畸形，毛发分布均匀。球结膜正常，巩膜无黄染，双侧瞳孔等大等圆，直径左：右约3mm：3mm，对光反射正常。耳郭外观正常，外耳道无分泌物，乳突无压痛。鼻外观正常，鼻翼无煽动，鼻腔无分泌物。口唇红润，口腔黏膜正常，伸舌居中，咽部正常，咽反射正常，扁桃体无肥大。颈部抵抗无，气管居中，甲状腺未触及肿大，颈动脉搏动正常，颈静脉正常。胸廓对称，无畸形，无隆起，无塌陷，乳房无异常，肋间隙正常，无三四征，呼吸动度两侧对称，节律规则。触诊无胸膜摩擦感，语音震颤有，叩诊清音，听诊双肺呼吸音清，无干湿性啰音。心前区无隆起，心尖冲动正常，心浊音界正常，心率 77 次 / 分，律齐，各瓣膜听诊区未闻及病理性杂音。腹部平坦，呼吸运动正常，无肠胃型蠕动波，无局部隆起，全腹柔软，无压痛、无反跳痛，未触及腹部包块，肝脾肋下未触及，腹部叩诊鼓音，双肾区无叩痛，移动性浊音阴性，肠鸣音正常。脊柱、四肢无畸形，活动自如，脊柱生理弯曲存在。腹壁反射正常，膝腱反射正常，跟腱反射正常，巴宾斯基征阴性、脑膜刺激征无。

三、专科检查

左足色如涂丹、肿胀明显、压痛明显、皮温高、屈伸活动受限（病例 22 图 1）；左侧腹股沟处未扪及肿大淋巴结；直腿伸踝试验（-），尼霍夫征（-）；双侧股动脉搏动可，双侧腘动脉搏动可，双侧胫后动脉及足背动脉搏动可。

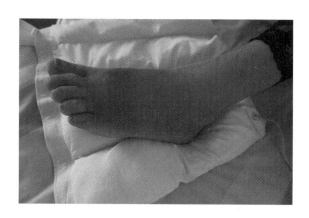

病例 22 图 1　左足检查

四、辅助检查

暂无。

五、初步诊断

1. 中医诊断　丹毒（热毒血瘀证）。
2. 西医诊断　①丹毒；②2 型糖尿病。

六、诊断依据

1. 中医辨病辨证依据　患者左足关节肿痛明显，色暗红，畏热喜凉，活动不利，触痛明显，舌暗红苔黄白，脉弦涩，综合脉证，四诊合参，本病属于中医学"丹毒"范畴。外感邪气，入里化热结而成热毒，攻注于足，以致关节红肿疼痛，气滞血瘀，舌脉俱为佐证。

2. 西医诊断依据

（1）左足红肿热痛 3 天。3 天前左足关节无明显诱因出现肿痛，伴有高热，非甾体抗炎药后症状稍有减轻。

（2）查体：左足色如涂丹、肿胀明显、压痛明显、皮温高、屈伸活动受限；左侧腹股沟处未扪及肿大淋巴结；直腿伸踝试验（－），尼霍夫征（－）；双侧股动脉搏动可，双侧腘动脉搏动可，双侧胫后动脉及足背动脉搏动可。

（3）辅助检查：患者自述既往无血尿酸异常。

排除血栓性疾病和痛风性关节炎，考虑丹毒可能性大。

七、鉴别诊断

1. 痛风性关节炎　与丹毒皆为急性发病，伴有发热、乏力等全身症状，关节红肿热痛，伴有受累部位皮肤改变，实验室检查皆可见中性粒细胞增高和外周血白细胞总数增高。尤其是丹毒侵犯下肢关节，累及足背、踝关节、第一跖趾关节时给鉴别诊断带来一定的难度。但痛风性关节炎属于代谢性风湿病，发病前多有 4～5 年高尿酸血症，影像学是鉴别诊断的重要手段，痛风性关节炎在 X 线片侵蚀样改变，超声下可有特征性的"双轨征"或者"暴雪征"；双能 CT 下可见痛风结晶。痛风性关节炎抗感染治疗无效，对非甾体抗炎药敏感。

2. 感染性关节炎　都可以有急性的全身症状，伴有局部肢体和关节的红肿疼痛，但感染性关节炎炎症水平往往更高，部分患者可伴有脓毒血症。

八、诊疗经过

入院先予抗炎等对症治疗，予美洛昔康片 15mg　1 次 / 日抗炎止痛；中药涂擦治疗外敷患处以清热凉血止痛；患处三阴交刺络放血，凉血散瘀，缓解局部循环压力。入院查血常规：白细胞计数 13.12×10^9/L，中性粒细胞百分比 87.14%，血红蛋白 103g/L，血沉 18.00mm/h；生化：谷丙转氨酶 45U/L，谷氨酰转肽酶 71U/L，低密度脂蛋白 2.23mmol/L；肌酸激酶 333.0U/L，乳酸脱氢酶 234U/L，羟丁酸脱氢酶 184U/L，C- 反应蛋白 14.37mg/L，类风湿因子、抗 CCP 抗体、抗溶血性链球菌抗体无明显异常；ENA 谱、ANA 定量、ANCA、APS 抗体无明显异常。

上级医师查房，详查病情，患者局部水肿，红肿疼痛，查免疫指标无明显异常，追溯病史既往无血尿酸升高，受累皮肤局部，皮色暗红，色入丹涂，局部有烧灼感，丹毒诊断较为明确，予抗感染治疗。予喜炎平注射液 250mg 静脉点滴 1 次 / 日清热解毒；四妙丸 6g　2 次 / 日口服清热利湿；注射用哌拉西林钠他唑巴坦钠 4500mg 静脉点滴 2 次 / 日抗感染；给予甲钴胺注射液 1 支穴位注射 1 次 / 日，营养神经。

继续完善相关检查：胸部 CT 平扫未见异常；$L_{4/5}$、L_5/S_1 椎间盘突出；$C_{3/4}$、$C_{4/5}$、$C_{5/6}$、$C_{6/7}$ 椎间盘突出。甲状腺彩超：甲状腺右叶多发结节——性质？结节性甲状腺肿？腹部彩超：脂肪肝；泌尿系彩超未见明显异常。心脏彩超示：①左室壁增厚；②节段性室壁运动异常；双下肢动静脉彩超未见明显异常。

患者局部症状缓解明显，颜色暗红，疼痛减轻，予患者抗生素治疗 10 天后复查血常规：白细胞计数 $9.12×10^9/L$，中性粒细胞百分比 74.14%，C- 反应蛋白、血沉无明显异常。停用抗生素，改为阿莫西林胶囊口服，症状好转后出院。

九、最后诊断

1. 中医诊断　丹毒（热毒血瘀证）。
2. 西医诊断　①丹毒；② 2 型糖尿病；③脂肪肝；④骨关节炎；⑤结节性甲状腺肿。

十、相关知识

丹毒（Erysipelas）是一种由链球菌引起的网状淋巴管炎，主要累及皮肤、黏膜或皮下组织内淋巴管。丹毒的病理机制主要为 A 族 β 型溶血性链球菌的感染，感染途径可以为皮肤或者黏膜的外伤，或者血行感染。丹毒的发病部位较为广泛，以下肢和面部最为常见，酗酒、糖尿病、营养不良等易诱发本病。

丹毒的病理表现主要为真皮层的水肿，血管、淋巴管的扩张，组织活检显示真皮层有炎性细胞浸润，以中性粒细胞为主。丹毒的全身症状较为显著，发病急，可有寒战、高热等前驱症状，数小时后可出现边界明显的水肿型红斑，皮肤紧绷光亮，伴有灼热感，可以迅速向周围扩大，全身症状和皮损一般在 4～5 天达到高峰，伴有局部淋巴结肿大。皮肤表现为片状红疹，色鲜红，边缘清，略隆起，手指轻压皮疹可变色，部分皮疹可有水疱，可有烧灼感，附近的淋巴结常常肿大、疼痛，部分患者可有象皮肿。实验室检查可见中性粒细胞增高和外周血白细胞总数增高。

丹毒的治疗强调卧床休息，清淡饮食，发病部位在下肢，则应抬高患肢。积极治疗患者患处附近的皮肤感染（如足癣），外用治疗可以予 50% 的硫酸镁溶液外敷，患者的药物治疗应该及早的应用抗生素，青霉素为首选药物，一般的治疗周期为 2 周，建议全身和局部症状消失后继续予抗感染治疗 3～5 天，避免症状复发。

中医治疗丹毒的历史悠久，多将下肢的丹毒称为"流火"，病机上认为本病为患者素体内蕴热毒，局部外感火热毒邪，由表入里，以致内外合邪，气血蕴热，壅滞筋脉经络所致。相对于现代医学的治疗，中医治疗也可以快速的改善患者的局部症状，其不良反应较小，可以作为现代医学的辅助治疗，一部分患者因为丹毒反复不愈，单纯抗感染治疗时间过长，细菌耐药，部分老年或基础病较多，可出现菌群失衡、免疫功能紊乱等，中医治疗是对现代医学很好的补充。现代研究发现，如四妙勇安汤、五味消毒饮等传统方剂，对于改善丹毒患者的临床症状，以四妙勇安汤为例，有研究表明金银花能有效抑制免疫炎症；当归不仅能抗对氧自由基，并有一定的抗炎作用；玄参不仅能促进局部血液循环、扩张血管，同时可消除患者机体的炎症，配合现代医学的治疗，能够直接的提升患者治疗总有效率。中医外治法对于丹毒的治疗往往有较好的疗效，常用的中医外治方法如溻渍法，相当湿敷和足浴，用药物包裹患处后，将患者下肢患处于药水中浸泡，促进药物吸收。溻渍疗法通过外用药物通过清热凉血、活血化瘀止痛，以达到治疗效果。箍围法是将具有解毒作用的中药调敷，是一种中医的传统治疗方法，金黄散是外科精义的名方，主要组成为天花粉、姜黄、黄柏、大黄、白芷等，有解毒清热、化痰除湿、软坚消肿的作用，有研究显示金黄散调水箍围法配合抗生素临床对于丹毒的患者效果明显。

本患者丹毒诊断较为明确，排除免疫性疾病和痛风性关节炎，结合患者临床表现，丹毒诊断较为明确，抗菌治疗结合中医外治方法缓解症状较为明显，本患者有糖尿病病史，需要积极控制血糖水平，平时注意生活护理，发病时嘱患者抬高患肢，并嘱饮食清淡，减少食用荤腥刺激的食物，发作期宜卧床休息，待病情缓解，加强锻炼，提高机体免疫力。

参考文献

[1] 冷唯. 金黄散外敷治疗下肢丹毒的护理效果探讨. 皮肤病与性病, 2019, 41 (5): 733-734

[2] 徐占红. 中西医结合治疗下肢丹毒临床分析. 临床医学研究与实践, 2018, 3 (12): 124-125

[3] 卢珊珊, 孔志凤. 中西医结合治疗丹毒 100 例. 光明中医, 2019, 34 (3): 353-356

[4] 王雷, 石建华. 下肢丹毒的中医外治法研究概况. 湖南中医杂志, 2019, 35 (7): 172-173

病例 **23** 对称性可凹型滑膜炎伴水肿

一、一般资料

患者徐某某，女性，87岁。

主诉：双手关节疼痛40年，周身关节疼痛1个月。

现病史：患者退休前为棉纺织工人，40年前双手近端、远端指间关节疼痛，未系统诊疗。1个月前无明显诱因，周身关节疼痛，自服止痛药，症状缓解不明显，现为求进一步诊疗，于我院风湿病科住院治疗。患者现症见：双手掌指关节、近端指间关节、左肘关节、双肩关节痛，双下肢跖趾关节肿痛，双下肢乏力；晨僵5分钟可缓解，阴雨天关节症状无明显变化；往来寒热，周身瘙痒，皮肤干燥，后背明显，有白色鳞屑，时有口干眼干，听力减退明显；胸闷憋喘，活动后加重；患者自发病无脱发、无口腔溃疡，无肌痛，无头痛头晕，无心悸，无指端遇冷变色；纳眠可，便秘，1次/2～3日，先干后稀；小便调。

既往史：原发性高血压病史10余年，血压最高180/100mmHg，自服波依定（非洛地平缓释片）降压，血压控制在130～140/70～90mmHg；老年性白内障病史20余年，有支气管哮喘病史14年，慢性支气管炎病史，现未服药物。重度骨质疏松病史5年；冠状动脉粥样硬化性心脏病病史20年，现服用阿司匹林；肾上腺结节病史、腰椎压缩性骨折病史5年。否认肝炎、结核等传染病病史，否认糖尿病病史。否认药物及食物过敏史，否认重大外伤、输血史，"左眼、右眼白内障超声乳化，人工晶体植入术"术后7年。预防接种史不详。

个人史、婚育史、家族史：生于山东省，否认疫区、疫情、疫水接触史，否认吸毒史，否认冶游史。吸烟60余年，一日4支。无饮酒史。已停经多年，既往月经正常，已婚，适龄结婚，育有2子1女，家人体健。否认重大家族遗传病史。

二、体格检查

T：36.5℃，P：83次/分，R：20次/分，BP：147/85mmHg。老年女性，发育正常，营养良好，神志清楚，精神正常。语言正常，表情自如，被动体位，慢性面容，安静状态，查体合作。后背皮肤干燥，有白色鳞屑，刮之基底无薄膜征，皮肤弹性良，无皮下结节，无皮下出血，无肝掌、蜘蛛痣，无皮疹，无水肿，无瘢痕，全身浅表淋巴结未触及肿大。头颅正常，无畸形，毛发分布均匀。眼睑正常，球结膜正常，巩膜无黄染，双侧瞳孔等大等圆，直径左：右约 3mm ∶ 3mm，对光反射正常。耳郭外观正常，外耳道无分泌物，乳突无压痛。鼻外观正常，鼻翼无煽动，鼻腔无分泌物。口唇红润，口腔黏膜正常，伸舌居中，咽部正常，咽反射正常，扁桃体无肥大。颈部抵抗无，气管居中，甲状腺未触及肿大，颈动脉搏动正常，颈静脉搏动异常。胸廓对称，无畸形，无隆起，无塌陷，乳房无异常，肋间隙正常，无三凹征，呼吸动度两侧对称，节律规则。触诊无胸膜摩擦感，语音震颤有，叩诊清音，听诊双肺呼吸音粗，有少许干啰音。心前区无隆起，心尖冲动正常，心浊音界正常，心率 83 次 / 分，律齐，各瓣膜听诊区未闻及病理性杂音。腹部平坦，呼吸运动正常，无肠胃型蠕动波，无局部隆起，全腹柔软，无压痛、无反跳痛，未触及腹部包块，肝脾肋下未触及，腹部叩诊鼓音，双肾区无叩痛，移动性浊音阴性，肠鸣音正常。直肠检查未查，外生殖器未查。双手近端指间关节、远端指间关节骨节膨大、关节半脱位、呈蛇形手改变；双手掌指、近端指间、远端指间关节、左肘关节压痛；双膝关节骨摩擦音（+）；双下肢肌力 4+。腹壁反射正常，膝腱反射正常，足跟反射正常，巴宾斯基征阴性、脑膜刺激征无。

三、专科检查

双手近端指间关节、远端指间关节骨节膨大、关节半脱位改变；双手掌指、近端指间、远端指间关节、左肘关节压痛；双膝关节骨摩擦为（+）；双下肢肌力 4+，双足、双手呈凹陷性水肿（病例 23 图 1）。

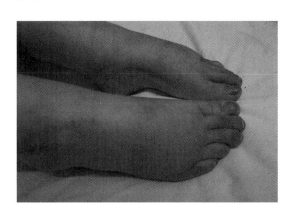

病例 23 图 1　双足凹陷性水肿

四、辅助检查

肺＋腰椎间盘＋肾上腺 CT：双肺纤维灶；左肺肺大疱，主动脉、冠状动脉钙化；左侧肾上腺结节，请结合临床；胆囊结石；左侧肾盂积水；T_{12}、L_2 椎体变扁，建议进一步检查；$L_{3/4}$、$L_{4/5}$ 椎间盘突出；腰椎退变（2017 年 9 月 1 日）。

五、初步诊断

1. 中医诊断　骨痹（肝肾亏虚证、寒湿痹阻证）。

2. 西医诊断　①全身性骨关节炎；②类风湿关节炎待诊；③冠状动脉粥样硬化性心脏病心功能Ⅲ级；④高血压病（3级很高危）；⑤白内障术后；⑥慢性支气管炎；⑦支气管哮喘；⑧腰椎压缩性骨折；⑨肾上腺结节；⑩重度骨质疏松症。

六、诊断依据

1. 中医辨证辨病依据　患者老年女性，周身关节疼痛，无明显红肿触热，综合脉症，四诊合参，该病当属祖国医学之"骨痹"范畴。患者为老年女性，禀赋不足，后天失养，肝主筋，肾主骨生髓，腰为肾之府，肝肾亏虚，故双手、双肩等关节疼痛；脉沉，此皆为肝肾亏虚之象，当属肝肾亏虚瘀血阻络证。

2. 西医诊断依据

(1) 双手关节膨大40年，周身关节疼痛1个月，入院症见：双手掌指关节、近端指间关节、左肘关节、双肩关节痛，双下肢乏力；晨僵活动5分钟可缓解。

(2) 查体：双手指间关节可见赫伯登结节（Heberden）和布夏尔（Bouchard）结节、关节半脱位、呈蛇形改变；双手掌指、近端指间、远端指间关节、左肘关节压痛；双膝关节骨摩擦音（+）。

(3) 辅助检查：腰椎间盘CT：T_{12}、L_2椎体变扁，建议进一步检查；$L_{3/4}$、$L_{4/5}$椎间盘突出；腰椎退变。

根据1995年美国风湿病协会骨关节炎分类标准，符合临床标准1～4条，临床＋放射学＋实验室标准1＋4＋5＋6条。符合骨关节炎分类诊断标准。

七、鉴别诊断

1. 类风湿关节炎　女性多见，主要表现为多发对称性小关节疼痛，伴晨僵（大于一小时），可累及颈椎、额颌、膝关节等，RF、抗CCP抗体阳性，可出现"纽扣样""鹅颈样"等特异性关节畸形，易于鉴别。

2. 风湿性多肌痛　炎症指标增高，四肢疼痛，血清学检查无明显异常；对称性可凹型滑膜炎伴水肿多表现为对称性的滑膜炎，伴有凹陷性水肿；风湿性多肌痛则主要侵犯肩胛带肌、骨盆带肌，导致肌肉疼痛、活动困难，伴有明显的晨僵等。

八、诊疗经过

患者入院时仍四肢关节肿痛，双下肢乏力，晨僵。予奥沙普秦肠溶片20mg抗炎止痛；予奥美拉唑镁肠溶片20mg抑酸保胃，嘱继服；阿托伐他汀钙片20mg 1次/日降脂治疗；

予非洛地平缓释片 1 次 / 日降压治疗；予阿司匹林肠溶片 0.1g　1 次 / 日。完善相关检查：糖类抗原 242：89.27U/ml；糖类抗原 199：356.81U/ml，铁蛋白 364.74ng/ml，糖类抗原 125：61.42KU/L；C- 反应蛋白 68.12mg/L；血沉 92.00mm/h；血小板计数 334×10^9/L，纤维蛋白原 4.08g/L；D- 二聚体测定 3.18mg/L；甲状腺素 145.7nmol/L；抗甲状腺过氧化物酶抗体 75.24U/ml；抗 PM-Scl 抗体：弱阳性（+-）；抗核抗体滴度（1：100）：阳性（+），核均质型。

影像学检查：双手正斜位：双手骨性关节炎，左肘关节骨质未见明显异常（病例23 图 2）；左侧肩关节正位：双肱骨大结节骨质毛糙；肺部 CT 平扫：双肺点状结节灶；双肺纤维灶，右肺上叶钙化灶；左肺下叶肺大疱；左肺下叶斑片影，建议抗感染治疗后复查；心脏增大；左侧肾上腺结节灶，建议进一步检查；胆囊结石。

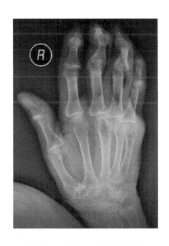

病例 23 图 2　手正斜位

颈部血管 + 下肢血管超声：①双侧颈动脉内膜增生并斑块形成；②双侧椎动脉结构、血流未见明显异常；③双侧颈静脉结构、血流未见明显异常；④双下肢动脉内中膜增厚并粥样斑块形成；⑤双下肢深、浅静脉结构，血流未见明显异常。腹部彩超：①甲状腺多发低回声结节、右叶大者（纵横比＞1）伴钙化——建议随诊；②胆囊多发结石；③胆囊多发息肉样病变；④胆囊内膜欠光滑。心脏彩色多普勒超声检查：①左室壁增厚；②节段性室壁运动异常；③左室舒张功能降低；④主动脉瓣：尖瓣退行性病变并关闭不全（中度）；⑤肺动脉高压（轻度）。

患者查免疫指标无明显异常，起病急骤，炎症指标增高，伴有晨僵，全身性骨关节炎不能完全解释关节症状，以及炎症指标增高，双手呈凹陷性水肿，影像学无明显侵蚀性改变，诊断考虑对称性可凹性滑膜炎伴水肿（RS3PE），RS3PE 和肿瘤关系密切，患者肿瘤标志物较高，请肿瘤科会诊，嘱积极对症治疗。定期复查肿瘤标志物。病情允许条件下，建议行胃镜、肠镜检查。进一步明确病情。予甲泼尼龙 8mg　1 次 / 日缓解关节症状，予阿法骨化醇软胶囊 1μg　1 次 / 日，碳酸钙 D_3 片补充钙质，予奥美拉唑镁肠溶片 20mg　1 次 / 日抑酸保胃。查肺部 CT ＋全腹 CT 示：心影增大，主动脉及冠脉硬化；左下肺少量炎症，结合胸部 CT 提示胆囊炎、胆囊结石（病例 23 图 3）；结合病史及超声：左肾上腺结节灶，腺瘤或其他？结合实验室及超声检查；下腹部部分小肠内散发小液气平，结合临床或复查。子宫略饱满，结合超声。骨质疏松改变。肺部存在感染，予邦达 4500mg　1 次 /12 小时抗感染治疗，抗感染 1 周后停药。查老年子宫略饱满，请妇科医师会诊，查患者老年子宫饱满，阴道分泌物增多，肿瘤标志物增高，可予外院行 PET-CT 检查。排除肿瘤，患者关节症状缓解明显，入院 10 日后复查糖类抗原 -242：67.74U/ml；糖类抗原 CA-125：77.27U/ml；糖类抗原 CA19-9：561.7U/ml；血沉 48.00mm/h；血红蛋白 110g/L；白蛋白：32.00mg/L，C- 反应蛋白 13.38mg/L。PET-CT 结果回示：子宫左侧囊实性肿块，内见斑片状高密度影，代谢增高，SUVmax 约 7.8，考虑肿瘤可能性大，转入外科行穿刺活检并手术治疗，诊断子宫内膜癌，行手术治疗，追踪患者病情，关节症状未反复，风湿病科随诊。

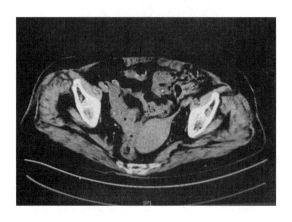

病例 23 图 3　腹部 CT

九、最后诊断

1. 中医诊断　骨痹（肝肾亏虚证、寒湿痹阻证）。

2. 西医诊断　①对称性可凹形滑膜炎伴水肿；②子宫内膜癌；③全身性骨关节炎；④冠状动脉粥样硬化性心脏病心功能Ⅲ级；⑤高血压病（3 级很高危）；⑥白内障术后；⑦慢性支气管炎；⑧支气管哮喘；⑨腰椎压缩性骨折；⑩肾上腺结节；⑪重度骨质疏松症。

十、相关知识

RS3PE（rimiting seronegative symmetrical synovitis with pitting edema）

又名缓和性血清阴性对称性滑膜炎伴凹陷性水肿综合征。本病 1985 年才被首次报道，多见于 50 岁以上的老年人，发病率约为 0.25%，男性多见，男女比例为 2：1。主要表现为急性的滑膜炎症和肢端的凹陷性水肿，免疫学检查无明显异常，对小剂量糖皮质激素敏感。本病尚无统一的诊断标准，可伴有其他风湿性疾病和肿瘤。

　　本病的发病原因暂不明确，有研究者认为 RS3PE 发病与血管内皮生长因子相关，促进滑膜炎的发生和血管渗出而导致的炎症反应。也有研究表明 RS3PE 与 HLA-B7、A2 高度相关，且 B62、Cw7 和 DW2 频率高；个别病案的发病可能与环境、感染相关，但现均无可信证据。

　　RS3PE 的基本病理为滑膜炎。肌腱炎、腱鞘炎也较为常见，这种改变引起周围组织的水肿而出现双手背或双足背凹陷性水肿。RS3PE 患者起病急骤，临床表现为对称性的关节滑膜的急性炎症，多累及双手掌指关节、指间关节、腕关节以及双手肌腱，出现晨僵和关节疼痛，也可累及肘、肩、膝、踝等大关节。水肿和滑膜炎常同时发生，水肿多在手、足肌腱的背侧，对称分布，发病时影响活动，攥拳困难；RS3PE 的发病时全身症状以乏力为主，部分患者可伴有发热、乏力，关节疼痛可牵引附近肌肉出现疼痛或者僵硬。

　　RS3PE 的常规实验室检查多是非特异性的炎症表现，血沉、C- 反应蛋白增高，部分患者可出现轻度贫血；自身抗体的检查多呈阴性，类风湿因子和抗核抗体大多正常；部分患者可出现低滴度的抗核抗体阳性，可呈均质型和斑点型；影像学检查对 RS3PE 患者有一定的意义，有研究对 10 例症状严重的 RS3PE 患者进行了 MRI 检查，提示严重的肌腱腱鞘炎和（或）滑膜炎，表现为肌腱及肌腱周围或滑膜信号增强；对 6 例患者进行了手腕关节、踝关节的超声检查，提示为滑膜增厚、腱鞘炎或关节周围积液。关节滑液多呈炎症表现，滑膜组织的活检也多为非特异性的炎症和滑膜增生。

　　由于 RS3PE 的发病率较低，文献多为个案报道，暂无统一的诊疗标准和治疗规范。RS3PE 的诊断目前尚无严格的统一标准，按多数学者的共识，提出的诊断要点：①骤然起病；②累及老年人（年龄＞ 50 岁）；③对称性多关节炎伴肢端可凹性水肿；④非侵蚀性关节炎；⑤类风湿因子（RF）和抗核抗体阴性；⑥糖皮质激素有良好疗效。RS3PE 和肿瘤的发病密切相关，部分患者认为 RS3PE 为副肿瘤综合征或恶性肿瘤的早期表现。需要注意的是一项回顾性分析 50 例 RS3PE 患者的临床表现的研究中，其中 10 名患者合并患有肿瘤，这些患者发病时多有较为明显的全身症状，糖皮质激素治疗效果不佳，肿瘤切除或化疗后症状缓解，另共有 18 名患者的肿瘤标志物升高，提示 RS3PE 和肿瘤的相关性。一些 RS3PE 患者随着病情的进展，发展为其他的自身免疫疾病，如血清阴性的类风湿关节炎、干燥综合征、血清阴性脊柱关节病、风湿性多肌痛等。50 例 RS3PE 患者的回顾性研究中，有 4 患者在随诊中关节症状反复发作，逐渐出现高滴度的类风湿因子阳性和抗CCP抗体阳性，影像学检查发现骨侵蚀，确诊为RA。因此对于RS3PE患者应定期随诊，检测免疫学指标的变化。

RS3PE一般对于小剂量的糖皮质激素敏感（相当于醋酸泼尼松片10～20mg），尤其是消除关节肿胀。非甾体抗炎药对RS3PE治疗效果，有学者认为非甾体抗炎药较糖皮质激素控制病情所需的疗程更长；若糖皮质激素治疗效果不明显，也可以考虑短期加用免疫抑制药，如甲氨蝶呤、柳氮磺胺吡啶等。

RS3PE的患者发病虽急，但预后较好，症状缓解，停用药物后，大多数患者症状可以持续缓解，部分患者可有轻微手关节挛缩，无功能性损害；有研究表明，RS3PE有一定自限性，部分患者1～3年可自行缓解；对于糖皮质激素治疗效果不明显的患者，应警惕发展为其他自身免疫疾病或者合并肿瘤可能。

患者入院时双手小关节凹陷性水肿，且伴有关节疼痛和晨僵，此需要与类风湿关节炎相鉴别；完善检查后，无合并其他自身免疫疾病，且患者发病特点符合RS3PE的临床表现，发病较急，老年多见，予甲泼尼龙片8mg 1次/日抑制免疫炎症，症状改善明显，诊断考虑RS3PE。

治疗2周后血液炎症指标较前缓解明显，更进一步验证了RS3PE的诊断，患者入院2周后出现阴道分泌物增多，结合影像学检查，考虑CT示子宫饱满；肿瘤标志物高，以及PET-CT结果，考虑CA可能性大。行肿瘤切除术后，关节症状缓解明显，未反复。

参考文献

[1]Barquero-Romero J.RS3PE syndrome.Med Clin（Bare），2007，129（14）：560

[2]杨利玲，易旭，刘娟，等.缓解性血清阴性对称性滑膜炎伴凹陷性水肿综合征一例.中华医学杂志，2019，99（17）：1340-1341

[3]Schaeverbeke T，Vernhes JP，Bannwarth B，et al.Is remitting seronegative symmetrical synovitis with pitting edema（RS3PE syndrome）associated with HLA-A2.Br J Rheumatol，1995，34（9）：889-890

[4]王天，张奉春.一种特殊类型的关节炎—RS3PE.中华风湿病学杂志，2000，4（5）：312-315

[5]田真，赵义.50例缓和性血清阴性对称性滑膜炎伴凹陷性水肿综合征的临床特点分析.临床内科杂志，2019，36（7）：472-475

[6]李桂叶，安媛，栗占国.缓解性血清阴性对称性滑膜炎伴凹陷性水肿综合征14例临床分析并文献复习.中华风湿病学杂志，2012，16（7）：468-472

[7] 谢长好，李志军，陈琳洁，等．缓解性血清阴性对称性滑膜炎伴凹陷水肿及文献复习．中华临床免疫和变态反应杂志，2011，5（4）：307-312

[8]KarmachaRya P, Donato AA, Aryal MR, et al.RS3PE revisited：a systematic review and meta-analysis of 331 cases.Clin Exp Rheumatol, 2016, 34（3）：404-415

病例 **24** 反应性关节炎

一、一般资料

患者王某某，男性，35 岁。

主诉：尿频 1 年，下腰背僵痛 3 个月。

现病史：患者自诉 1 年前无明显原因及诱因出现尿频，尿道口红肿、睾丸疼痛，劳累时加重，于外院诊断为"泌尿道感染"，间断服用左氧氟沙星片、头孢地尼分散片等抗生素治疗，效果一般。1 个月后出现左眼瘙痒感，于外院诊断为"结膜炎"，予以"奥洛他定、玻璃酸钠滴眼液、氟米龙"等药物后好转。近 3 个月无明显诱因出现下腰背僵痛，夜间翻身疼痛明显，活动后减轻，伴左侧髋关节、右侧大腿根部疼痛，1 周前就诊于我院门诊，查骶髂关节 MRI 示：右侧骶髂关节髂骨面下异常信号，右侧髂骨局灶性脂肪沉积，诊断为强直性脊柱炎待诊，泌尿道感染。予以美洛昔康片口服，患者诉腰痛稍好转，仍有不适，收入病区治疗。入院症见：下腰背僵痛，夜间翻身疼痛明显，活动后减轻，伴左侧髋关节、右侧大腿根部疼痛，时有右足踝关节疼痛，纳眠可，大便调，小便频，无尿痛尿急尿道灼热感，近期体重较前无明显变化。患者自患病以来，无发热咽痛，无皮疹，无面部红斑，无双手双腕等小关节肿痛，无反复口腔溃疡。近 3 个月无明显原因及诱因出现时有咳嗽、咽痒，无明显咳痰，无喘憋胸闷，未行任何诊治。

既往史：既往体健，无慢性病史，无其他传染病史，预防接种史不详，无过敏药物及食物，无手术史，无重大外伤史，无输血史。

个人史、婚育史、家族史：生于山东省，否认疫区、疫情、疫水接触史，否认吸毒史，否认冶游史，否认吸烟、饮酒史。已婚，适龄婚育，育有 1 子，家人体健。否认家族性遗传病病史。

二、体格检查

T：36.5℃，P：80 次 / 分；R：20 次 / 分；BP：138/87mmHg。中年男性，发育正常，营养良好，神志清楚，精神正常。语言正常，表情自如，自主体位，正常面容，安静状态，查体合作。皮肤、黏膜颜色正常，皮肤弹性良，无皮下结节，无皮下出血，无肝掌、蜘蛛痣，无皮疹，无水肿，无瘢痕，全身浅表淋巴结未触及肿大。头颅正常，无畸形，毛发分布均匀。眼睑正常，球结膜正常，巩膜无黄染，双侧瞳孔等大等圆，直径左：右约 3mm ：3mm，对光反射正常。耳郭外观正常，外耳道无分泌物，乳突无压痛。鼻外观正常，鼻翼无煽动，鼻腔无分泌物，口唇红润，口腔黏膜正常，伸舌居中，咽部正常，咽反射正常，扁桃体无肥大，颈部抵抗无，气管居中，甲状腺未触及肿大，颈动脉搏动正常，颈静脉正常。胸廓对称，无畸形，无隆起，无塌陷，乳房无异常，肋间隙正常，无三凹征，呼吸动度两侧对称，节律规则。触诊无胸膜摩擦感，语音震颤有，叩诊清音，听诊双肺呼吸音清，无干湿性啰音。心前区无隆起，心尖冲动正常，心浊音界正常，心率 80 次 / 分，律齐，各瓣膜听诊区杂音未闻及病理性杂音。腹部平坦，呼吸运动正常，无肠胃型蠕动波，无局部隆起，全腹柔软，无压痛、无反跳痛，未触及腹部包块，肝脾肋下未触及，腹部叩诊鼓音，双肾区无叩痛，移动性浊音阴性，肠鸣音正常。肛门、直肠检查（未查），外生殖器（未查）。脊柱、四肢无畸形，活动自如，脊柱生理弯曲存在。双下肢无水肿。腹壁反射正常，膝腱反射正常，跟腱反射正常，巴宾斯基征阴性、脑膜刺激征无。

三、专科检查

胸廓活动度减低，颈项活动受限，腰部活动受限，双侧"4"字试验（+），指地距 0cm，枕墙距 0cm，双侧骶髂关节压痛，腰椎棘突及椎旁肌压痛。

四、辅助检查

1. 骶髂关节 CT 示　右侧髂骨缘骨质密度略增高，提示局部增生硬化，右侧髂骨关节面下小斑片状混杂密度影，建议结合磁共振（2018 年 12 月 23 日，我院）（病例24 图 1）。

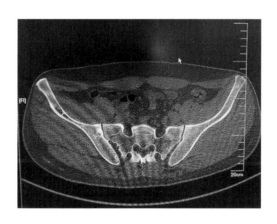

病例 24 图 1　骶髂关节 CT

2．ANCA 全套阴性；ENA 谱均阴性；抗核抗体及其滴度：阴性（2018 年 12 月 26 日，青岛 ×× 医院）。

3．骶髂关节 MRI 示　①右侧骶髂关节髂骨面下异常信号，炎性病变？请结合临床及实验室检查，注意复查；②右侧局灶性脂肪沉积（2018 年 12 月 27 日，我院）。

4．前列腺液培养＋药敏　解脲支原体（+），对阿奇霉素、克拉霉素、司帕沙星、罗红霉素敏感（2018 年 12 月 29 日，青岛 ×× 医院）。

五、初步诊断

1．中医诊断　痹证（肾虚湿热证）。

2．西医诊断　①反应性关节炎；②泌尿系感染。

六、诊断依据

1．中医辨证辨病依据　神清语利，近身未闻及异常气味，双肩关节疼痛，下腰背疼痛，夜间翻身疼痛明显，左膝关节上方肌肉疼痛，右侧腹股沟处疼痛，左侧节疼痛，疼痛晨起时加重，尿频，舌红苔薄白，脉弦滑。综合四诊，脉症合参，该病当属祖国医学之"痹症"范畴，辨证为"肾虚湿热证"，患者为青年男性，先天不足，肾精亏虚，不容则痛，腰为肾之府，肾主骨，肾虚督空，故腰痛、关节疼痛；肾主水液，肾虚致水液代谢失调，湿邪内蕴，蕴而化热，湿热下注，故尿频、尿道口红肿。舌脉均为佐证。

2．西医诊断依据

（1）患者中年男性，1 年前尿频，尿道口红肿、睾丸疼痛，3 个月前下腰背疼痛，夜间症重，伴有晨僵，翻身困难，活动减轻，伴左侧髋关节、右侧大腿根部疼痛。

（2）查体：胸廓活动度减低，双侧"4"字试验（+），指地距 0cm，枕墙距 0cm，双侧骶髂关节压痛。

（3）辅助检查：前列腺液培养＋药敏：解脲支原体（+），骶髂关节 CT 示髂骨局部增生硬化。

患者有下肢为主的寡关节炎，发病前 4 周有典型的尿道炎，且有实验室证据支持，排除引起单或寡关节炎的其他原因，如感染性关节炎、莱姆病及链球菌；根据 1996 年 ReA 的分类诊断标准，可诊断为反应性关节炎。

七、鉴别诊断

1．细菌性关节炎　与 ReA 都为急性发病的关节炎，全身症状明显，多伴有高热、乏力等症状，关节局部炎症明显，但细菌性关节炎影像学改变多为滑膜炎，出现关节的积液和软组织肿胀，滑膜液为重度炎症，滑液培养可以发现致病菌。ReA 一般表现为附着点炎、附着点骨髓水肿和滑膜炎。

2. 类风湿关节炎　都可以出现类风湿关节炎，好发于 30～50 岁的女性，主要表现为对称性的小关节受累，伴有明显的全身症状。类风湿关节炎以侵蚀性的滑膜炎为主，影像学表现为滑膜增生和炎症和骨破坏，免疫学检查可见 RF，抗 CCP 抗体等指标阳性，ReA 为非对称性寡关节炎，滑膜增生较轻，常出现附着点炎相关病变，一般无骨及软骨破坏。

3. 痛风性关节炎　与 ReA 都为急性发病，可出现关节红肿疼痛，白细胞计数增高，伴有发热等全身症状；但痛风性关节炎常累及第一跖趾关节，关节疼痛剧烈，活动受限，呈咬噬感、烧灼感，血尿酸值高，病程较长者可以出现痛风结石，影像学检查可有尿酸盐沉积的表现。

八、诊疗经过

入院后完善相关检查：尿常规正常；血常规正常；粪便常规＋潜血正常；ESR 正常；肝炎筛查：乙肝表面抗体 21.38mIU/ml；HIV、RPR 均阴性；生化全套示：球蛋白 32.00g/L，白球比 1.4，IgG 6.48g/L，IgM 0.20g/L；HLA-B27 阳性；关节炎组合正常；凝血机制＋D- 二聚体：纤维蛋白原 1.79g/L，偏低；呼吸道病原体 8 项均阴性；甲状腺功能正常；PCT 正常；肿瘤标志物（芯片）均正常。胸部＋髋关节 CT 未见异常；心脏彩超：大致正常超声心动图。腹部＋泌尿系彩超：①肝胆胰脾未见明显异常；②肝静脉未见明显异常；③双肾输尿管膀胱前列腺声像图未见明显异常。治疗予阿奇霉素 0.5g 抗感染治疗，予注射用血塞通 0.4g 1 次 / 日活血化瘀，美洛昔康 15mg 1 次 / 日抗炎止痛消肿，奥美拉唑镁肠溶片 20mg 1 次 / 日抑酸保胃。抗感染治疗 2 周后患者关节症状减轻，晨僵不显，夜间疼痛减轻，无尿路刺激征，纳眠可，二便调，停用阿奇霉素，加用柳氮磺胺吡啶 0.5g 2 次 / 日免疫抑制治疗，风湿病科随诊。

九、最后诊断

1. 中医诊断　痹证（肾虚湿热证）。
2. 西医诊断　①反应性关节炎；②泌尿系感染。

十、相关知识

反应性关节炎（reactive arthritis，ReA）是一种发生于某些特定部位感染后出现关节炎。以前也被称为赖特综合征（Reiter），主要为尿道炎、结膜炎和关节炎的一种三联征。由于本病没有特征性的诊断和试验，部分患者除关节症状外，其他症状不明显，易被误诊，因此流行病学报道较少，在国外的相关统计。ReA 的发病率为

0.06%～1%。本病的发生与感染密切相关，已知 ReA 和某些微生物感染相关，尤其是肠道和泌尿生殖系的细菌，具体机制现未完全明了；ReA 的发病也与基因和免疫异常相关，大多数 ReA 患者与 HLA-B27 相关，因此有假说认为，反应性关节炎是由外界因子和遗传因素相互作用导致的。

ReA 多伴有比较明显的全身症状，一般在感染 2 周左右发病，伴有高热、乏力倦怠，大多数患者会出现中度甚至高度的发热，每天体温会出现 1～2 个高峰，对退热药并不明显，该疾病有一定的自限性，通常 10～40 天可自动缓解。关节症状的程度和患者体温的变化往往同步。

关节炎是 ReA 最常见的首发症状，多为急性的关节炎症，发生于感染出现后的 1～6 周，大多数患者的表现为非对称性的多关节炎或少关节炎，大关节的受累多见，膝、踝、肩、肘、髋关节等都可受累，部分患者也可累及手足等小关节。受累关节呈现肿胀、发热、剧烈疼痛和触痛。膝关节肿胀的常可以伴有大量积液。部分患者可出现手指、足趾弥散性肿胀，称为腊肠指；跟腱和髌腱附着点出现肿胀触痛，可出现明显的骶髂关节炎，伴有比较明显的炎性腰背痛，多呈非对称性，多伴有韧带骨赘。ReA 的关节炎初次发病症状 3～4 个月消退，部分患者可长达半年，初次发病可完全恢复，但有复发倾向，部分患者可在反复炎症中出现关节的破坏。

泌尿和生殖道的炎症，也是 ReA 较为显著的临床表现，典型的患者在性接触或者痢疾后的 1～2 周出现无菌性的尿道炎症，主要表现为尿频和尿道的烧灼感，尿道口红肿，伴有分泌物。旋涡状龟头炎为无痛性浅表潮湿的溃疡，开始为小的水疱，常在尿道周围，也可以累及全龟头，一般持续几周内可自愈。约 3/5 的患者可出现眼部的病变，主要为结膜炎、虹膜炎和角膜的溃疡。多为结膜的无痛性的发红，分泌物增加，一般 2～7 天可以消退，有 5% 的患者可以发展为虹膜炎，如不治疗，约有 11% 的患者可以失明。

约半数的患者出现皮肤黏膜的症状，10%～30% 的患者可出现溢脓性皮肤角化症，此为 ReA 的特征性改变。主要表现为病变皮肤的过度角化，多见于足底、手掌，也可以累及甲周、阴囊、阴茎等，初始的病变为水疱，后可以逐渐发展为斑疹、结节和丘疹，其病变的外观有时难与银屑病相鉴别。此外，ReA 还可以累及心脏，出现主动脉的病变和传导异常；出现肾小球肾炎、IgA 肾病、系统性血管炎等病变。

病原体的培养对诊断 ReA 重要，尿道炎症状的患者可做培养，有肠道症状的患者，大便培养可确定诱发疾病的微生物。ReA 急性期，血沉、C- 反应蛋白和白细胞可以显著升高，随着病情控制，可逐步恢复正常。HLA-B27 阳性的患者对中轴关节的受累以及眼的色素膜炎有一定的辅助诊断的价值，同血清阴性脊柱关节病一样，抗核抗体、类风湿因子等免疫指标往往无异常。

影像学的改变可以帮助 ReA 的诊疗，ReA 患病的早期多无影像学的改变，随着病情的进展，数月后可出现异常，最明显的为绒毛状骨膜反应。肌腱附着点是在跟腱，大约 10% 的患者伴有骶髂关节的改变，随着病情的进展，约有 70% 的患者最终可出现骶髂关节的影像学改变，其中非对称椎旁"逗号样"骨化是 ReA 的独特的影像学改变，第 10、第 11、第 12 胸椎和第 1、第 2、第 3 腰椎多见，也可出现非对称性的韧带骨化。MRI 对滑膜炎、关节积液、骨髓水肿以及肌腱、韧带病变显示敏感，对早期诊断关节附着点炎性病变有较高的敏感性。ReA 在 MRI 上的主要表现为附着点炎或（和）附着点周围骨髓水肿。

反应性关节炎的诊断多沿用 1996 年的标准：

1. 外周关节炎　下肢为主的非对称性寡关节炎。

2. 前驱感染的证据　①如果 4 周前有临床典型的腹泻或尿道炎，则实验室证据可有可无；②如果缺乏感染的临床证据，必须有感染的实验室证据。

3. 排除引起单或寡关节炎的其他原因　如其他脊柱关节病、感染性关节炎、莱姆病及链球菌 ReA。

4. HLA-B27 阳性，ReA 的关节外表现（如结膜炎、皮肤、心脏与神经系统病变等），或典型脊柱关节病的临床表现（如炎性下腰痛、交替性臀区疼痛、肌腱端炎或虹膜炎）不是 ReA 确诊必须具备的条件。

本患者前驱感染史明显，前列腺液培养有支原体感染，下肢关节受累，伴有骶髂关节病变，HLA-B27 阳性，有眼部受累的情况，排除其他肿瘤、感染、自身免疫疾病所导致的关节症状，反应性关节炎诊断成立。

ReA 的治疗尚无根治的方法，治疗的主要目的也为抗炎，保护关节，避免关节破坏。非甾体抗炎药可以有效地缓解反应性关节炎病情，降低炎症水平，缓解关节症状，但不能从根本上控制疾病进展；对于病情较重，病程超过 3 个月合并有关节破坏的患者，可加用慢作用抗风湿药，首选柳氮磺吡啶（SASP），SASP 为磺胺吡啶和 5- 氨基水杨酸的化合物，能够对血栓素合成酶、脂氧酶及合成通路发挥作用，进而实现抗叶酸代谢、抗炎和调节免疫的目的；重症患者也可考虑加用甲氨蝶呤。反应性关节炎的发病机制主要是分子模拟学说，考虑为致病菌和人体的某些组织成分具有的相似性，感染的机体内细菌和正常组织的发生了交叉反应，从而导致了疾病的发生，但抗生素尚不能证明抗生素对于缓解关节症状有效，对其在治疗过程中的使用仍有争议。

反应性关节炎也为脊柱关节病的一种，患者以下腰背疼痛为主，HLA-B27 阳性，且骶髂关节 CT 可见影像学改变，慢性患者约有 70% 都有单侧或者双侧骶髂关节受累。有研究表明，有脊柱关节炎病史的患者家属中，反应性关节炎的患病率显著增高。本病患者临床表现需要与强直性脊柱炎相鉴别，强直性脊柱炎和反应性关节炎都好发于青年男性。都可以累及脊柱和外周关节,可出现非急性非对称性少关节炎,伴有下腰痛、骶髂关节炎和眼部受累,但是本病患者有较为明显的前驱感染史以及全身症状,且往往有一定自限性。强直性脊柱炎的炎性腰背痛和骶髂关节炎较为典型,可以伴有骶髂关节的融合,脊柱关节骨桥形成,出现关节强直,临床需要鉴别。患者入院时仍有感染征象,伴有发热继续予抗感染治疗,同时加用非甾体抗炎药抑制关节炎症,加用柳氮磺吡啶免疫抑制治疗。对于服用非甾体药物症状不能缓解的患者,可以考虑加用糖皮质激素。

参考文献

[1] 中华医学会风湿病学分会 . 反应性关节炎诊断及治疗指南 . 中华风湿病学杂志,2010,14(10):702-704

[2] 薛丹丹,冯苏,陈娟 . 反应性关节炎的 MRI 表现 . 中国医学影像学杂志,2019,27(4):305-308

[3] 李佳,陈晓翔,姜林娣,等 . 重组人 II 型肿瘤坏死因子受体 – 抗体融合蛋白治疗强直性脊柱炎的多中心随机双盲对照临床研究 . 中华风湿病学杂志,2015,19(11):750-755

[4] 吴俊玲,郑山根 . HLA-B27 致强直性脊柱炎的分子模拟学说 . 华南国防医学杂志,2005,19(3):34-36

病例 25　风湿性多肌痛

一、一般资料

患者李某某，女性，54 岁。

主诉：四肢肌肉僵痛伴麻木 3 个月。

现病史：患者 3 个月前无明显诱因出现四肢关节疼痛，伴有麻木，晨僵 1 小时，活动后减轻，未系统规范治疗，后逐渐出现颈肩僵痛，自服非甾体抗炎药治疗，症状改善不明显，后于我院风湿免疫科就诊。查血沉、C- 反应蛋白增高，关节炎组合无明显异常，诊断考虑风湿性多肌痛，收入风湿病科进一步诊疗。入院症见：臀部，双侧大腿，肩胛带肌疼痛，活动不利，仍有晨僵，活动后可减轻，左膝关节疼痛，余关节无明显不适，口干口苦，时有口臭。患者自发病以来，无头痛头晕，无胸闷憋气，无咳嗽咳痰，无脱发，无口腔溃疡，无皮疹，纳眠可，二便调，近期体重无明显变化。

既往史：无其他慢性病史，无其他传染病史，预防接种史不详，无过敏药物及食物，曾行子宫切除术，无重大外伤史，无输血史，无食物药物过敏史。

个人史、婚育史、家族史：生于山东省，否认疫区、疫情、疫水接触史，否认吸毒史，否认冶游史，否认吸烟、饮酒史。已婚，结婚年龄，育有 1 子 1 女，家人体健，否认其他遗传家族病史。

二、体格检查

T：36.4℃，P：70 次 / 分，R：18 次 / 分，BP：132/85mmHg。中年女性，发育正常，营养良好，神志清楚，精神正常。语言正常，表情自如，自主体位，慢性面容，安静状态，查体合作。皮肤弹性良，无皮下结节，无皮下出血，无肝掌、蜘蛛痣，无皮疹，无水肿，无瘢痕，全身浅表淋巴结未触及肿大。头颅正常，无畸形，毛发分布均匀。眼睑正常，球结膜正常，巩膜无黄染，双侧瞳孔等大等圆，直径左：右约 3mm ：3mm，对光反射正常。耳郭外观正常，外耳道无分泌物，乳突无压痛。鼻外观正常，鼻翼无煽动，鼻腔无分泌物，口唇红润，口腔黏膜正常，伸舌居中，咽部正常，咽反射正常，扁桃体无肥大，颈部抵抗无，气管居中，甲状腺未触及肿大，颈动脉搏动正常，颈静脉正常。胸廓对称，无畸形，无隆起，无塌陷，乳房无异常，肋间隙正常，无三凹征，呼吸动度两侧对称，节律规则。触诊无胸膜摩擦感，语音震颤有，叩诊清音，听诊双肺呼吸音清，无干湿性啰音。心前区无隆起，心尖冲动正常，心浊音界正常，心率 70 次 / 分，律齐，各瓣膜听诊区杂音未闻及病理性杂音。腹部平坦，呼吸运动正常，无肠胃型蠕动波，无局部隆起，全腹柔软，无压痛、反跳痛，未触及腹部包块，肝脾肋下未触及，腹部叩诊鼓音，双肾区无叩痛，移动性浊音阴性，肠鸣音正常。肛门、直肠检查未查，外生殖器未查。双下肢无水肿。腹壁反射正常，膝腱反射正常，跟腱反射正常，巴宾斯基征阴性、脑膜刺激征无。

三、专科检查

双膝关节骨摩擦音（+），双上肢肌力Ⅴ-级，双下肢肌力Ⅴ-级，左肩关节外展活动受限，颈肩肌、肩胛带肌、骨盆带肌压痛。

四、辅助检查

血沉 49mm/h；C-反应蛋白 30.79mg/L，类风湿因子、CCP 无明显异常。

五、初步诊断

1. 中医诊断　肌痹（热毒内蕴证）。
2. 西医诊断　风湿性多肌痛。

六、诊断依据

1. 中医辨病辨证依据　患者四肢乏力，肌肉酸痛，活动不利，晨起症重，口干口苦，饮水可缓解，喜凉畏热，时有自汗，纳眠可，二便调。舌暗红苔黄白，脉弦。综合四诊，脉症合参，该病当属祖国医学之"肌痹"范畴，患者喜凉，口臭，舌暗苔黄，此皆为中焦阳明内蕴热毒，攻注于四肢肌肉，阻痹筋脉气血，导致肌肉酸痛，活动受限，辨证属于热毒内蕴证。

2. 西医诊断依据

（1）患者中年女性，臀部、双侧大腿、肩胛带肌疼痛，晨僵，患者服用醋酸泼尼松片 10mg 1 次 / 日，症状改善明显。

（2）查体：双上肢肌力Ⅴ-级，双下肢肌力Ⅴ-级，颈肩肌、肩胛带肌、骨盆带肌压痛。

（3）辅助检查：C-反应蛋白 30.79mg/L；血沉 49.00mm/h。

根据 2011 年风湿性多肌痛和巨细胞动脉炎诊断和治疗指南，患者发病年龄大于 50 岁，双侧颈部、肩胛部或及骨盆部肌痛晨僵；血沉 40mm/h，小剂量糖皮质激素有效。可诊断风湿性多肌痛。

七、鉴别诊断

1. 巨细胞动脉炎　70%的巨细胞动脉炎合并风湿性多肌痛，两者合并时鉴别较困难，巨细胞动脉炎发病时多出现头痛，视觉异常，颞动脉怒张、搏动增强或减弱伴有触痛，小剂量糖皮质激素治疗反应不佳，进一步明确诊断，需行颞动脉造影、超声、活检等。

2. 类风湿关节炎　尤其要与早期的类风湿关节炎相鉴别，类风湿关节炎也可有明显的晨僵，炎症指标升高等。但类风湿关节炎以滑膜炎为主要表现，以对称性小关节为主，且类风湿因子、抗 CCP 抗体往往阴性，随着病情进展，可出现关节破坏。

3. 皮肌炎　主要以近端肌无力为主，较重的患者可以累及呼吸肌和吞咽肌；除炎症指标增高外，伴有激酶升高，肌炎抗体阳性，肌肉 MRI 可见肌肉水肿，肌电图可有肌源性损害，肌肉活检也可见淋巴细胞的浸入。皮肌炎还伴有特征性的皮疹，系统损害也较为显著。

八、诊疗经过

入院后完善相关检查，血常规：中性粒细胞百分比 47.60%，淋巴细胞百分比 44.10%，血小板计数 322×10^9/L；尿常规：潜血 Ca80 2+，红细胞 71.33/μl；甲状腺功能：抗甲状腺过氧化物酶抗体 62.40U/ml；生化：甘油三酯 2.10mmol/L，肌酐 31μmol/L；肝炎筛查：乙肝表面抗体 25.64mIU/ml；左膝关节正侧位，提示双板骨软化症，余骨未见明显异常，请结合临床，必要时进一步检查。肺部 CT 平扫：双肺未见异常；肝左叶囊肿；肝脏钙化灶。颈椎正侧位＋腰椎正侧位＋胸椎正侧位：①颈椎退行性改变；②胸椎骨质增生改变；③腰椎退变，L_4 椎体略向前移动；请结合临床，必要时进一步检查。腹部＋泌尿系＋妇科彩超：①脂肪肝（轻度）；②肝内钙化灶；③子宫阙如。腰椎平扫 MRI：腰椎退行性变；$L_{1/2}$、$L_{4/5}$ 椎间盘膨出，$L_{3/4}$ 椎间盘突出，腰背部皮下软组织略水肿；左肩 MRI（病例 25 图 1）示：①左侧肱骨头骨软骨损伤；②左侧肩袖冈上肌肌腱、冈下肌肌腱以及肩胛下肌肌腱损伤；③左侧二头肌 - 盂唇复合体损伤；④左侧肩关节腔、肩峰下 - 三角肌下滑囊、喙突下滑囊以及肩胛下肌上隐窝积液，结节间沟积液或膜增厚；⑤左侧肩胛下肌水肿。完善实验室和影像学检查，结合患者临床体征，发病时因肌肉疼痛导致活动受限，双肩抬举不利，双下肢蹲起困难，考虑 PMR 诊断较为明确。入院时继续予泼尼松片 15mg 1 次/日免疫抑制治疗；骨化三醇软胶囊 0.25μg 1 次/日；碳酸钙 D_3 片 0.6g 1 次/日促进钙质吸收，改善骨代谢；替普瑞酮胶囊 50mg 3 次/日保护消化道黏膜；硫酸氨基葡萄糖胶囊 2 粒 3 次/日改善软骨代谢；云克 20ml 1 次/日抗炎，改善骨代谢。患者发病时肌肉较显，病程缠绵难愈，属中医热毒内蕴所致，予喜炎平注射液 10ml 1 次/日清热解毒；服药一周后肌肉症状缓解明显，晨僵小于 10 分钟，颈肩带肌、骨盆带肌、肩胛带肌压痛减轻，查体：双下肢肌力Ⅴ－级，双上肢肌力Ⅳ级。辅助检查：ESR：23mm/h，CRP：13.9mg/L。左肩关节仍有不适，考虑予肩关节症状好转后出院。

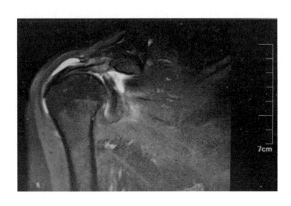

病例 25 图 1　左肩 MRI

九、最后诊断

1. 中医诊断　肌痹（热毒内蕴证）。

2. 西医诊断　①风湿性多肌痛；②全身性骨关节炎；③肝囊肿；④脂肪肝；⑤高脂血症。

十、相关知识

风湿性多肌痛（polymyalgia rheumatica，PMR）主要以肩胛带肌、骨盆带肌和颈肌疼痛和僵硬为主要特征，同时伴有血沉升高等全身反应的一种综合征。多见于 50 岁以上的患者，流行病学示女性较男性多 2～2.5 倍，且随着年龄的不断增长，发病率呈增高趋势，本病有家族聚集的发病趋势。典型的症状是肩胛带肌、骨盆带肌和颈肌僵痛，严重者出现肌力下降、活动受限。

风湿性多肌痛的病因尚不明确，现并无明确的某种病原体与 PMR 的发病有着直接的关系，但仍有研究发现细小病毒 B19、肺炎支原体和肺炎衣原体等可能与 PMR 的发病有一定关系，提示感染在 PMR 的发病中起到一定的作用。在 PMR 患者的肩关节和肌肉组织均可见 T 细胞和巨噬细胞导致的炎症改变，IL-6 在 PMR 患者的外周血中显著增高，固有的炎症反应作用也可能是导致 PMR 发病的重要因素。遗传因素也为 PMR 发病的因素之一，HLA-DRB14 与北欧 PMR 的患者发病关系密切，但也可见于类风湿关节炎和巨细胞动脉炎，其在发病的具体机制尚需进一步的研究。

全身表现可有发热、乏力、全身酸痛；一般症状持续时间较长，可历时数月；肌肉症状为 PMR 最显著的表现，主要以僵痛为主，肩胛带肌、骨盆带肌和颈肌受累最为明显，常伴有肌肉活动的受限，如不能弯腰系鞋带，双肩抬举受限，双下肢肌肉受累导致行走困难。PMR 导致的关节活动受限不同于多发性肌炎，主要为疼痛导致的活动不利、肌力下降，但长期未治疗的患者，可能会出现肌肉萎缩。PMR 患者需要注意肿瘤风险，尤其是患者全身症状明显，伴有乏力、发热等，往往与副肿瘤综合征等难以鉴别。FMR 发病前 6 个月的肿瘤风险可能小幅度升高，在 PMR 就诊后的 1 年时间内，是肿瘤发生的高危时期；诊断 PMR 时需要注意肿瘤风险。

PMR 同样可伴有关节症状，有研究显示，有 15%～50% 的 PMR 患者伴有外周关节炎，以膝、腕关节最多见，多为一过性的滑膜炎，甚至可能出现四肢远端的弥散性凹陷性水肿。

PMR 无特异性的实验室检查，血沉和 C- 反应蛋白可呈高滴度升高，炎症指标的高低和病情相关，肌酶往往呈正常水平，免疫学检查如类风湿因子、抗核抗体和其他自身抗体，以及肌肉活检和肌电图一般无明显异常。影像学检查对 PMR 的诊断日益重要，B 超和磁共振可显示肩、髋关节的滑膜炎，肩峰下、三角肌下滑膜炎是最常见的损伤。超声可显示受累关节周围结构的非滑膜炎性炎症反应，如果显示对称性肱二头肌长头肌腱鞘炎或肩峰三角肌下的黏液囊炎对 PMR 诊断很有意义，对于部分临床症状不典型，或者炎症指标升高不显著的患者，再鉴别 PMR 和其他原因导致的关节肌肉疼痛的疾病，特异性可提高 89%。

2012 年，EULAR/ACR 联合公布了 PMR 的临时分类标准。双肩胛疼痛，大于 50 岁，炎症指标（血沉、C- 反应蛋白）增高者，可进行评分。晨僵＞ 45 分钟评 2 分；髋部疼痛或运动受限评 1 分；类风湿因子及抗环瓜氨酸肽抗体阴性评 2 分；其余关节无受累 1 分；超声标准 5a：至少有一侧肩部三角肌下黏液囊炎、肱二头肌腱鞘炎或肩关节滑膜炎；至少一侧髋部滑膜炎或转子处黏液囊炎评 1 分；双侧肩三角肌下黏液囊炎，肱二头肌腱鞘炎，或肩关节滑膜炎评 1 分。不包括超声检查，≥ 4 分可以诊断，包括超声检查则需≥ 5 分诊断。有研究表明，在临床标准 4 分以上鉴别诊断其敏感度和特异度分别为 68% 和 78%，若结合临床标准和超声标准，评分 5 分以上的鉴别敏感度和特异度分别为 66% 和 81%。PMR 是一个排除性诊断，因此必须排除感染、肿瘤，其他自身免疫疾病受累导致的肌肉和关节症状，需要重视影像检查在诊断 PMR 的地位，避免在临床出现误诊或漏诊。

对于 PMR 患者的治疗，要重视患者的心理疏导，适当活动，适当的功能锻炼，避免患者出现肌肉萎缩、肢体失用。药物治疗首选小剂量糖皮质激素，激素的治疗强调个体化治疗，指南推荐泼尼松 12.5 ～ 25mg 1 次 / 日作为最小有效糖皮质激素的起始剂量治疗 PMR，考虑非甾体抗炎药长期服用，非甾体抗炎药对该病患者的敏感性较差，且长期服用非甾体抗炎药不良风险较高，不建议使用非甾体抗炎药。首次发病的患者，可以在 4 ～ 8 周减量至醋酸泼尼松 10mg/d 口服；复发患者 4 ～ 8 周可减量至患者病情复发时的剂量。达到缓解后，每月可减量泼尼松 1mg/d。PMR 的治疗周期较长，一般推荐激素逐渐减量，疗程不短于 12 个月，防止疾病复发，对糖皮质激素不敏感，或者出现严重不良反应者，可考虑加用甲氨蝶呤 7.5 ～ 10mg/w。

患者中老年女性，发病时炎症指标显著增高，双肩关节抬举受限，晨僵明显。入院后进一步完善检查，免疫指标无明显异常，排除肿瘤和其他感染，诊断考虑风湿性多肌痛，即予醋酸泼尼松片 15mg 1 次 / 日，症状改善明显。治疗对糖皮质激素的敏感，更进一步佐证了风湿性多肌痛的诊断。经治疗患者症状改善，肌肉僵痛缓解，但左肩关节仍有不适，考虑患者中老年女性，存在 PMR 合并有骨关节炎可能，且不能排除关节肌腱、韧带导致的肩关节活动受限，完善肩关节 MRI，示肩峰滑囊广泛积液，其中喙突下 - 三角肌处的积液对 PMR 的诊断具有一定特异性。提示仍有免疫炎症存在，嘱患者继续免疫抑制抗炎等治疗，坚持服用醋酸泼尼松片 5mg 1 次 / 日。

因 PMR 无特征性的实验室检查和影像学检查，鉴别诊断尤为重要。当 PMR 有滑膜炎症时，较高的炎症指标和明显的晨僵易与类风湿关节炎相混淆；肌肉僵硬、疼痛为主要表现时，则应注意与皮肌炎、多发性肌炎等病相鉴别；此外，如格林巴利综合征、免疫性疾病的周围神经受累（如类风湿关节炎、干燥综合征）导致的肌无力、甲状腺疾病、重症肌无力等也可出现肌力的下降，因此在诊断 PMR 时，往往要经过充足的鉴别诊断以后再进行治疗，避免误诊。

参考文献

[1] 中华医学会风湿病学分会 . 风湿性多肌痛和巨细胞动脉炎诊断和治疗指南 . 中华风湿病学杂志，2011，15（5）：348-350

[2] 戴巧定，宋欣伟 . 64 例风湿性多肌痛临床特点及诊治分析 . 中华全科医学，2015，13（5）：725-727，768

[3] 耿研，张卓莉 . 2015 年美国风湿病学会 / 欧洲抗风湿联盟风湿性多肌痛管理推荐 . 中华临床免疫和变态反应杂志，2016，10（1）：1-3

[4] 朱盈姿，董凌莉 . 风湿性多肌痛诊疗进展 . 内科急危重症杂，2017，23（2）：154-159

[5] 张晓慧，张卓莉 . 2012 年风湿性多肌痛暂行分类标准发布 . 中华临床免疫和变态反应杂志，2013，7（3）：215-216

病例 **26** 干燥综合征

一、一般资料

患者张某某，女性，51 岁。

主诉：口眼干 5 年，伴双手近端指间关节疼痛 4 个月。

现病史：患者 5 年前无明显诱因出现口眼干，口干频频饮水，吞咽干性食物需水送服，眼干泪少，眼睛磨砂感，未系统治疗。2019 年 5 月，患者双手近端指间关节肿痛，握拳不固，活动受限，双膝关节偶有活动时疼痛，右肘关节偶有屈伸疼痛，就诊于青岛 ×× 医院。查抗核抗体阳性，颗粒型（1∶32 000），均质型（1∶320），考虑为干燥综合征。予"醋酸泼尼松 10mg 口服 1 次 / 日，白芍总苷胶囊 0.6g 2 次 / 日口服，硫酸羟氯喹片 0.2g 1 次 / 日口服"，患者关节减轻，后自行停药，症状反复。4 个月前现患者无明显诱因出现双手近端指间关节、掌指关节胀痛，双膝关节疼痛，稍有晨僵，口干眼干仍显，说话需频频饮水，欲哭无泪，双眼有磨砂感，异物感。自发病以来无面目红斑，无肌肉酸痛无力，无口腔及外阴溃疡，为进一步诊疗入院治疗，现仍四肢关节疼痛，口眼干燥，纳眠可，二便调，近期体重无明显变化。

既往史：腰椎间盘突出症病史，无其他慢性病史，无结核、肝炎等传染病史，预防接种史不详，无过敏药物及食物，无手术史，无重大外伤史，无输血史。

个人史、婚育史、家族史：生于山东省，否认疫区、疫情、疫水接触史，否认吸毒史，否认冶游史，否认吸烟、饮酒史。适龄婚育，育有 1 子，家人体健。父母健在，否认家族遗传病史。

二、体格检查

T：36.0℃，P：82 次 / 分，R：20 次 / 分，BP：124/79mmHg。中年女性，发育正常，营养良好，神志清楚，精神正常。语言正常，表情自如，自主体位，慢性面容，安静状态，查体合作。皮肤、黏膜颜色正常，皮肤弹性良，无皮下结节，无皮下出血，无肝掌、蜘蛛痣，无皮疹，无水肿，无瘢痕，全身浅表淋巴结未触及肿大。头颅正常，无畸形，毛发分布均匀。眼睑正常，球结膜正常，巩膜无黄染，双侧瞳孔等大等圆，直径左：右约 3mm∶3mm，对光反射正常。耳郭外观正常，外耳道无分泌物，乳突无压痛。鼻外观正常，鼻翼无煽动，鼻腔无分泌物。口唇红润，口腔黏膜正常，伸舌居中，咽部正常，咽反射正常，扁桃体无肥大；颈部抵抗无，气管居中，甲状腺未触及肿大，颈动脉搏动正常，颈静脉正常。胸廓对称，无畸形，无隆起，无塌陷，乳房无异常，肋间隙正常，无三凹征，呼吸动度两侧对称，节律规则。触诊无胸膜摩擦感，语音震颤有，叩诊清音，听诊双肺呼吸音清，无干湿性啰音。心前区无隆起，心尖冲动正常，心浊音界正常，心率 82 次 / 分，律齐，各瓣膜听诊区杂音未闻及病理性杂音。腹部平坦，呼吸运动正常，无肠胃型蠕动波，无局部隆起，全腹柔软，无压痛无反跳痛，未触及腹部包块，肝脾肋下未触及，腹部叩诊鼓音，双肾区无叩痛，移动性浊音阴性，肠鸣音正常。肛门、直肠检查（未查），外生殖器（未查）。双下肢无水肿。腹壁反射正常，膝腱反射正常，跟腱反射正常，巴宾斯基征阴性、脑膜刺激征无。

三、专科检查

双手雷诺氏征 +-，无腮腺肿，无指端遇冷变色，无猖獗龋齿，双手掌指关节，近端指间关节压痛。

四、辅助检查

抗核抗体阳性，颗粒型（1 : 32 000），均质型（1 : 320）（2019 年 5 月 21 日，青岛大学 ×× 医院）。

五、初步诊断

1. 中医诊断　燥痹（虚血瘀证）。
2. 西医诊断　①干燥综合征；②腰椎间盘突出症。

六、诊断依据

1. 中医辨病辨证依据　患者中老年女性，口眼干 5 年，伴双手近端指间关节疼痛 4 个月。神清语利，口眼干，双手肿痛，晨起僵硬，舌红苔少，舌下络脉迂曲，脉弦细。综合脉证，四诊合参，该病当属祖国医学之"燥痹"范畴，辨证为"阴虚血瘀证"。患者中老年女性，燥邪外袭，久之伤及津液，导致阴虚，则出现口眼干，阴虚久之，津液亏虚，津亏血瘀，不通则痛，不荣则痛，出现关节疼痛。

2. 西医诊断依据

（1）中年女性，5 年前以口眼干为首发症状，口干频频饮水，吞咽干性食物需水送服，眼睛磨砂感，4 个月前双手近端指间关节疼痛。

（2）专科检查：双手近端指间关节肿，压痛，活动受限；右肘关节屈伸疼痛，双膝关节压痛。

（3）辅助检查：抗核抗体阳性，颗粒型（1∶32 000），均质型（1∶320）。

患者有口眼干燥症状持续时间超过 6 个月，临床表现符合干燥综合征口眼干燥的特点，抗核抗体异常，诊断考虑为干燥综合征。可进一步完善 ENA 谱、角膜染色、泪液分泌实验、唇腺活检、腮腺造影等相关检查，进一步明确诊断。

七、鉴别诊断

1. 灼口综合征　可出现明显的口干，服固体食物需饮水送服，但灼口综合征是发生在口腔黏膜，以烧灼感、疼痛感为主要表现的一种病症，常为良性病变，无眼、肺、关节、血管等其他脏器的受累，免疫学检查和炎症指标无明显异常。

2. 系统性红斑狼疮　也可出现口眼干燥的症状，出现抗 SSA、抗 SSB 抗体阳性，部分 SLE 患者也可继发 SS；不同于原发的 SS，系统性红斑狼疮多见于育龄期女性，有特征性的蝶状红斑等皮肤损害，肾脏的表现以肾小球的损伤为主，可出现低补体血症，血清学检查中可见 SM 抗体、双链 DNA 抗体等系统性红斑狼疮抗体阳性，临床易于鉴别。

八、诊疗经过

入院后完善相关检查，查血常规、尿常规无明显异常；甲状腺功能：抗甲状腺过氧化物酶抗体 78.33U/ml；生化全套：球蛋白 31.00g/L，抗链球菌溶血素 O 241.1U/ml，类风湿因子 85.67U/ml；血沉 31.00mm/h（本院）；乙肝表面抗体 476.06mIU/ml，乙肝 e 抗体 0.12S/C0，乙肝核心抗体 10.90S/C0；ENA 谱：抗 Ro-52 抗体阳性（++），抗 SSB 抗体阳性（+），抗 SSA 抗体阳性（++），抗核抗体定量，核颗粒型（1∶1000）阳性（+），肿瘤标志物、APS 抗体、ANCA 无明显异常。患者双手近端指间关节、双膝关节、颈部疼痛，给予中药涂擦治疗通络止痛。胸部 CT 平扫未见异常；肝脏钙化灶；双膝正侧位：双膝关节退行性变。双手正位片：双手部分关节骨关节炎改变（本院）（病例 26 图 1）；肝炎筛查：乙肝表面抗体 476.06mIU/ml，2019 年 10 月 21 日抗 Ro-52 抗体：阳性（++）；抗 SSA 抗体：阳性（++）；抗 SSB 抗体：阳性（+）；抗核抗体核型（IIF法）：核颗粒型；抗核抗体滴度（1∶100）：阳性（+）；抗核抗体滴度（1∶320）：阳性（+）；抗核抗体滴度（1∶1000）：阳性（+）；ANCA、APS 抗体无异常。心脏彩超：①左室舒张功能降低（早期）；②主动脉瓣、二尖瓣退行性病变。甲状腺（含相关淋巴结）彩色多普勒超声、腹部、涎腺（颌下腺）、涎腺（腮腺）彩超示：①肝内胆管结石；②肝静脉及其属支未见明显异常；③甲状腺多发结节——性质？结甲？④双侧颈部多发低回声——性质？淋巴结可能；⑤双侧腮腺实质回声欠均，请结合临床；⑥双侧颌下腺未见明显异常（本院）。治疗上继续予云克 20ml　1 次 / 日抗炎，改善骨代谢；美

洛昔康片 7.5mg 1 次 / 日抗炎止痛；硫酸羟氯喹片 200mg 1 次 / 日；白芍总苷胶囊 0.6
2 次 / 日调节免疫治疗；奥美拉唑镁肠溶片 20mg 1 次 / 日抑酸保胃。请眼科会诊，查
泪液分泌实验阳性（病例 26 图 2），诊断干眼症，予玻璃酸钠滴眼液 4 次 / 日缓解眼
部症状。根据 2002 年 EULAR 发布的干燥综合征的分类诊断标准，口眼干燥症状，泪
液分泌实验阳性，SSA 和 SSB 抗体阳性，且彩超示伴有腮腺回声不均，符合 SS 的临床
表现，可诊断干燥综合征。患者关节症状好转后出院，嘱风湿病科门诊随诊。

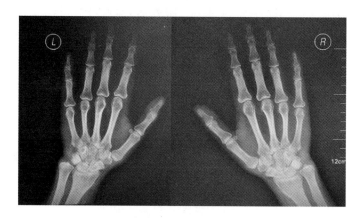

病例 26 图 1　双手正位片

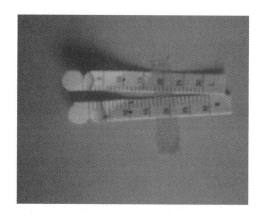

病例 26 图 2　泪液分泌实验阳性

九、最后诊断

1. 中医诊断　燥痹（阴虚血瘀证）。

2. 西医诊断　①干燥综合征；②腰椎间盘突出症。

十、相关知识

干燥综合征（Sjogren's syndrome）是系统性的自身免疫疾病，其主要累及的

是外分泌腺，根据其发病类型，可分为原发性和继发性，继发性 SS 指的是发生于其他诊断明确的自身免疫疾病后，而原发性干燥综合征在我国的发病率约为 0.77%，男女比约为 1 : 9。多见于 50 岁以上。

SS 的发病原因并不明确，部分学者认为其发病为多种因素相互作用的结果，遗传、感染、内分泌因素，为诱导发病的重要因素。已经被证实，部分 HLAII 类基因的一些点位与 SS 的发病相关，且不同的种族间存在差异。研究发现 SS 患者的腮腺和肾脏中有 EB 病毒的早期抗原，并发现 EB 病毒可以激活 B 淋巴细胞，与干燥综合征的一些临床表现相似。SS 的发病可能还存在着神经内分泌系统的失调，SS 的患者，女性明显高于男性，有报道男女的患病比为 1 : 10，提示下丘脑 - 垂体 - 性腺轴在发病中的作用，尤其 SS 的女性患者，绝经后的发病率明显增高，提示本病发病可能与雌激素相关。本病的发病机制主要机体细胞免疫和体液免疫反应异常，主要为 B 细胞的功能高度亢进，外分泌腺出现严重的淋巴细胞的浸润，造成组织炎症和破坏。

SS 主要累及外分泌腺的上皮细胞，以唾液腺和泪腺最常见的受累腺体，病理检查可见腺体中有大量的淋巴细胞浸润和腺体导管的扩张或者狭窄，上皮细胞出现萎缩，导致腺体的功能受损。本病的病理表现还可以为中小血管的血管炎症，血管炎的病变是出现肾脏、皮肤、雷诺现象、皮肤溃疡、神经损害的病理基础。

口眼干燥常常为干燥综合征最常见的临床表现，SS 的口眼症状具有一定的特征性，有 70%~80% 的患者出现口干，具体可表现为：说话时需频频饮水，服固体食物需饮水送服，夜间可因为口干起床饮水等。部分患者伴有猖獗龋齿（牙齿变黑、片状脱落，仅留有残根），腮腺炎、舌乳头的萎缩和口腔溃疡等；眼干主要表现为不能耐受的磨砂感和异物感，甚至出现那干燥性角结膜炎。

SS 的全身症状主要为发热、乏力等，体温最高可达 39℃ 以上，2/3 的 SS 患者有多系统受累。皮肤：高球蛋白紫癜，多呈米粒样，边界清楚的红色丘疹，10 天左右可自行消退，消退后多有色素沉着，少数患者出现结节性红斑，雷诺氏征阳性。肾脏：约有 50% 的 SS 患者有肾脏受累，多导致远端肾小球异常，严重者可出现肾小管酸中毒，继而出现低钾麻痹，甚至肾钙化、肾结石和软骨病；少部分 SS 患者可累及肾小球，出现肾病综合征的表现，可有大量的蛋白尿，低蛋白血症，甚至肾功能不全。肺：SS 的呼吸损害多肺功能的异常，主要的病理表现为：肺间质纤维化、肺大疱等，小部分患者可以出现肺动脉高压，提示预后不良；累及血液系统可见白细胞和血小板的减少；5% 的患者还可以出现神经系统受累，临床表现为周围神经的受累，可有下肢的麻木、疼痛，末梢感觉异常。除此之外，SS 还可累及甲状腺、消化系统等，由于干燥综合征患者的 B 细胞复制异常活跃，有报告称干燥综合征患者的 B 细胞淋巴瘤患病风险是普通人群的 15~20 倍，查体时应重视体格检查，必要时可行活检进一步明确诊断。

原发性的 SS 患者，在关节受累的患者中是广泛存在的，高达 70％～80％ 的 SS 患者伴有疼痛，10％ 的患者可以出现关节肿胀，关节症状可在口眼症状前数年出现，可累及全身的大小关节，表现为晨僵、关节疼痛和间歇性的滑膜炎症，极少出现关节的畸形和功能障碍。SS 继发的关节症状少见侵袭性关节炎，也可表现有炎性关节表现，相对于类风湿关节炎患者，仅小部分表现有关节肿胀，但多不严重，且呈一过性，影像学检查一般无明显异常。关节结构的破坏非本病的特点；SS 患者的常规检查往往无特异，1/5 的患者可出现贫血，也可有白细胞和血小板降低；50％ 的患者可出现氯化铵负荷实验的阳性，提示肾小管酸中毒，尿常规 pH 多次大于 6 的患者，也许警惕肾小管酸中毒可能；部分患者可出现血沉、C- 反应蛋白等炎症指标增高；90％ 的患者可出现高球蛋白血症，如出现巨球蛋白血症和单克隆性的高免疫球蛋白血症，需要警惕淋巴瘤的可能。SS 可出现多种自身免疫抗体，70％ 的患者伴有抗 SSA 抗体阳性，抗 SSB 抗体被称为 SS 的标记性抗体，可见于半数的 SS 患者；70％～80％ 的患者也可出现类风湿因子增高，滴度高者，多伴有高球蛋白血症。

眼部和口腔的实验检查，有助于 SS 的诊断，眼部：SS 的患者可见：① Schirmer（滤纸）试验（+）：即 ≤ 5mm/5min（健康人为 > 5mm/5min）；②角膜染色阳性：双眼各自的染点 > 10 个；③泪膜破碎时间阳性：即 ≤ 10 秒（健康人 > 10 秒）。口腔：①涎液流率阳性：即 15 分钟内收集到自然流出涎液 ≤ 1.5ml（健康人 > 1.5ml）；②腮腺造影阳性：即可见末端腺体造影剂外溢呈点状、球状的阴影；③涎腺核素检查阳性：即涎腺吸收、浓聚、排出核素功能差；④唇腺活检组织学检查阳性：即在 4mm^2 内有 50 个淋巴细胞聚集则称为 1 个灶，凡是有淋巴细胞灶 ≥ 1 者为阳性。唇腺活检作为形态病理学检查，被称为 SS 的病理诊断"金标准"，诊断敏感性和特异性很高。

SS 最为常用的是 2002 年的分类诊断标准，需要满足诊断标准 6 条中的 4 条即可诊断，包括了 SS 的口腔、眼部症状、免疫学检查，但每条的赋值相同，未体现唇腺活检和免疫学检查在 SS 诊断中的特异性。2016 年欧洲抗风湿病联盟和美国风湿病协会发布了 SS 新的分类诊断标准，并对 SS 的症状和体征重新赋值，患者应至少符合 1 项干燥症状，可进行评分，总分 ≥ 4 分即可诊断 SS。①唇线活检阳性（3 分）；②抗 SSA 抗体阳性（3 分）；③至少 1 眼 OSS 评分 ≥ 5 分（或 van Bijsterveld 评分 ≥ 4 分）（1 分）；④至少 1 眼 Schirmer 试验 ≤ 5mm/5min（1 分）；⑤静态唾液流率 ≤ 0.1mL/min（1 分）。排除可出现干燥症状的头面部放化疗、结节病、免疫缺陷性疾病等。相较以前的分类诊断标准，2016 年分类标准特异性可达 95％，敏感度可达 96％，提高了 SS 的诊断率。

患者干燥综合征诊断较为明确，本次入院，以关节症状为主，类风湿因子增高，完善实验室检查，CCP 抗体阴性。查双手正斜位＋双膝正侧位，可见关节退变，未见明显异常，结合患者症状，晨僵不显，考虑关节症状为干燥综合征继发的表现，且双手雷诺氏征为血管炎表现。积极治疗原发病，予抗炎止痛等对症治疗，缓解关节症状；予硫酸羟氯喹片、白芍总苷调节免疫，予美洛昔康止痛消肿。需要注意的是，本文讨论的主要为原发性的干燥综合征，有 4/5 左右的 SS 患者可出现类风湿因子阳性，需要与类风湿关节炎继发的干燥综合征患者相鉴别，类风湿关节炎继发 SS 的关节症状，一般认为是类风湿关节炎导致的，病理改变以滑膜炎和血管翳的生成为主，可出现小关节的对称性肿痛，伴有晨僵，容易出现关节的侵蚀和破坏，还可以出现抗 CCP 抗体阳性，但干燥症状较原发性的 SS 为轻。SS 患者多为中老年女性，更年期后钙质流失加速，更易出现骨的退变，进而出现骨关节炎，骨关节炎的症状可以和 SS 的关节症状同时出现，但骨关节炎多为承重骨和双手各关节的受累，X 线片可见关节间隙狭窄，有骨摩擦音，临床易于鉴别。

参考文献

[1] 中华医学会风湿病学分会 . 干燥综合征诊断及治疗指南 . 中华风湿病学杂志，2010，14（11）：766-768

[2] 吴桐，明冰霞，董凌莉 . 干燥综合征的诊治现状 . 内科急危重症杂志，2019，25（2）：95-97

[3] 侯佳奇，薛鸾 . 原发性干燥综合征发病机制概述 . 现代免疫学，2019，39（1）：58-63

[4] 王静，佘春晖，刘斌 . 原发性干燥综合征的研究进展 . 中国药物与临床，2019，19（16）：2762-2763

[5] 王晨琼，董凌莉 . 唇腺活检在干燥综合征中的应用及价值 . 内科急危重症杂志，2016，22（2）：101-106

[6] 郝然，李学民 . 干燥综合征分类标准的变化与诊断新进展 . 国际眼科杂志，2019，19（10）：1713-1716

病例 **27** 骨关节炎

一、一般资料

患者张某某，女性，80岁。

主诉：双手关节对称性肿痛2个月。

现病史：患者2个月前无明显诱因出现双手远端指间关节、近端指间关节肿痛（病例27图1），关节晨起发绀，阴雨天关节症状加重，余关节无明显不适，夜间痛显，自服布洛芬后症状减轻，就诊于风湿病科门诊。查血沉32.00mm/h，类风湿因子无明显异常，为求进一步诊疗，收入我病区。患者现症见：双手关节对称性肿痛，晨起拘挛不舒，右肩、双膝关节不适，活动受限。患者自发病以来，无头痛头晕，无胸闷憋气，无口眼干，无脱发，无光过敏、无皮疹，无口腔溃疡，无肌痛肌无力。纳可，眠差，二便调，近期体重无明显变化。

既往史：2型糖尿病病史4年，治疗情况不详；高血压病病史17年，血压最高达240/100mmHg，服药不详，血压控制在130/70mmHg左右；既往冠心病病史，服用药物不详。无结核病史，无肝炎病史，无其他传染病史，预防接种史不详，无过敏药物及食物，无手术史，无重大外伤史，无输血史。

个人史、婚育史、家族史：生于山东省，否认疫区、疫情、疫水接触史，否认吸毒史，否认冶游史，否认吸烟、饮酒史。已婚，适龄婚育，育有2子3女，家人体健。父母情况不详，否认遗传家族病史。

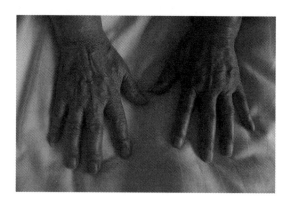

病例27图1 双手远端指间关节、近端指间关节肿痛

二、体格检查

T：36.3℃，P：69 次 / 分，R：18 次 / 分，BP：130/67mmHg。老年女性，发育正常，营养良好，神志清楚，精神正常。语言正常，表情自如，自主体位，慢性面容，安静状态，查体合作。皮肤、黏膜颜色正常，皮肤弹性良，无皮下结节，无皮下出血，无肝掌、蜘蛛痣，无皮疹，无水肿，无瘢痕，全身浅表淋巴结未触及肿大。头颅正常，无畸形，毛发分布均匀。眼睑正常，球结膜正常，巩膜无黄染，双侧瞳孔等大等圆，直径左：右约 3mm ∶ 3mm，对光反射正常。耳郭外观正常，外耳道无分泌物，乳突无压痛。鼻外观正常，鼻翼无煽动，鼻腔无分泌物，口唇红润，口腔黏膜正常，伸舌居中，咽部正常，咽反射正常，扁桃体无肥大，颈部抵抗无，气管居中，甲状腺未触及肿大，颈动脉搏动正常，颈静脉正常。胸廓对称，无畸形，无隆起，无塌陷，乳房无异常，肋间隙正常，无三凹征，呼吸动度两侧对称，节律规则。触诊无胸膜摩擦感，语音震颤有，叩诊清音，听诊双肺呼吸音清，无干湿性啰音。心前区无隆起，心尖冲动正常，心浊音界正常，心率 69 次 / 分，律齐，各瓣膜听诊区杂音未闻及病理性杂音。腹部平坦，呼吸运动正常，无肠胃型蠕动波，无局部隆起，全腹柔软，无压痛、无反跳痛，未触及腹部包块，肝脾肋下未触及，腹部叩诊鼓音，双肾区无叩痛，移动性浊音阴性，肠鸣音正常。肛门、直肠检查（未查），外生殖器（未查）。脊柱、四肢无畸形，脊柱生理弯曲存在。双下肢无水肿。腹壁反射正常，膝腱反射正常，跟腱反射正常，巴宾斯基征阴性、脑膜刺激征无。

三、专科检查

左侧第一腕掌关节压痛；双手远端指间关节、近端指间关节压痛，肿；双膝关节骨摩擦音（+）。

四、辅助检查

1. 腰椎 MRI　$L_1 \sim L_2$、$L_2 \sim L_3$、$L_3 \sim L_4$ 椎间盘膨出，$L_4 \sim L_5$、$L_5 \sim S_1$ 椎间盘突出并椎管狭窄，腰椎退行性变。（我院，2019 年 3 月 18 日）（病例 27 图 2）。

2. 糖化血红蛋白 9.50%（我院，2019 年 5 月 24 日）。

3. 血沉 32.00mm/h；类风湿因子无明显异常（我院，2019 年 10 月 27 日）。

五、初步诊断

1. 中医诊断　骨痹（肝肾亏虚证）。

2. 西医诊断　①骨关节炎；②2 型糖尿病；③高血压病 3 级（很高危）；④冠状动脉粥样硬化性心脏病。

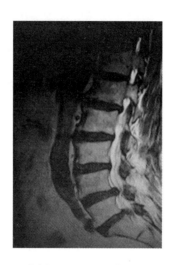

病例 27 图 2　腰椎 MRI

六、诊断依据

1. 中医辨病辨证依据　患者双手关节肿痛，综合脉症，四诊合参，该病当属祖国医学"骨痹"范畴。患者为中老年女性，禀赋不足，后天失养，肝主筋，肾主骨生髓，腰为肾之府，肝肾不足，故双膝、腰部、双手等关节不能荣养，不荣则痛；肝肾不足，不能鼓动气血，日久则瘀，不通则痛，辨证当属肝肾亏虚证。

2. 西医诊断依据

（1）老年女性，双手关节对称性肿痛 2 个月。远端和近端指间关节受累，双膝关节疼痛，晨起关节发绀，活动后减轻。

（2）查体：左侧第一腕掌关节压痛，双手远端指间关节、近端指间关节压痛，肿；双膝关节骨摩擦音（+）。

（3）辅助检查：腰椎 MRI：$L_1 \sim L_2$、$L_2 \sim L_3$、$L_3 \sim L_4$ 椎间盘膨出，$L_4 \sim L_5$、$L_5 \sim S_1$ 椎间盘突出并椎管狭窄，腰椎退行性变。

根据影像学检查患者腰椎退变明显，属于骨关节炎范畴，且根据 1995 年美国风湿病协会修订的关于骨关节炎的诊断标准，符合膝骨关节炎诊断标准。

七、鉴别诊断

1. 类风湿关节炎　都可侵犯双手小关节，炎症指标可升高，但类风湿关节炎以对称性的小关节肿痛为主，除膝关节肿痛外，其他负重关节受累并不常见，类风湿关节炎免疫学检查可见类风湿因子，抗 CCP 抗体阳性。病程较久者可出现骨侵蚀。

2. 强直性脊柱炎　与骨关节炎类似，容易侵犯中轴关节、髋关节等承重关节，但强直性脊柱炎多表现为明显的炎性腰背痛，病理改变为肌腱附着点炎，容易侵犯骶髂关节，导致中轴关节韧带钙化，出现活动受限。强直性脊柱炎还可以侵犯眼、心、肺等脏器，实验室检查可见 HLA-B27 阳性。

3．银屑病关节炎　种类多样，如侵犯承重关节和手关节，容易与骨关节炎相混淆。但银屑病关节炎的关节表现可有滑膜炎和肌腱附着点炎，伴有明显的银屑病皮损，容易出现关节的破坏。

八、诊疗经过

入院后先给予抗炎止痛的对症处理，美洛昔康片 15mg　1 次／晚睡前抗炎止痛；奥美拉唑镁肠溶片 20mg　1 次／日抑酸保胃；予云克 20ml　1 次／日改善骨代谢，抗炎止痛。辅助检查结果回示：双手正斜位：双手骨质增生，请结合临床（病例 27 图 3）；尿常规：白细胞：2+ Cal25；白细胞 56.7 个／ul；血沉 32mm/h，中性粒细胞百分比 45.04％；淋巴细胞百分比 44.24％，免疫球蛋白 M：2.59g/L；抗甲状腺过氧化物酶抗体 39.77U/ml；B 型钠尿肽前体 789.3pg/ml；糖化血红蛋白 7.90％；葡萄糖 7.8mmol/L；肿瘤标志物、关节炎组合、ENA 谱、ANA 定量、APS 抗体、ANCA 等指标皆无明显异常。查骨密度示骨质疏松症。

追溯病史，患者既往高血压病、糖尿病病、冠心病病史，服用盐酸乐卡地平片 10mg　1 次／日、奥美沙坦酯片 20mg　1 次／日降压治疗；沙格列汀片 5mg　1 次／日降糖治疗。查肺部 CT ＋全腹 CT：胸部 CT 平扫未见异常；甲状腺增大，密度不均，请结合超声检查。右肾囊肿可能，随诊；胆囊结石，胆囊壁厚，请结合超声检查。腹部＋泌尿系＋甲状腺＋盆腔彩超：①甲状腺多发结节样回声性质：结节性甲状腺肿？②胆囊炎；③胆囊多发结石；④胆汁淤积；⑤子宫偏小——老年子宫。根据患者影像学示关节的退变明显，无骨侵蚀，排除感染、肿瘤以及其他的自身免疫疾病，结合患者体征，患者骨关节炎诊断较为明确。并补充诊断：胆囊结石，胆囊炎，甲状腺结节。

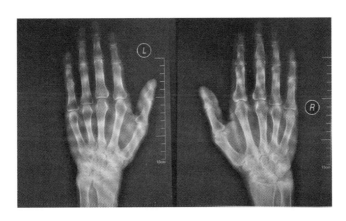

病例 27 图 3　双手正斜位

根据患者影像学检查嘱加用硫酸氨基葡萄糖胶囊 0.628g 3 次 / 日改善软骨代谢。患者血糖较高，查五点血糖异常，请内分泌科会诊，查患者早餐后和晚餐后血糖升高明显，考虑与饮食关系较大，嘱糖尿病饮食后，复查血糖。加用氟比诺芬凝胶贴膏抗炎止痛，加用碳酸钙片 0.6g 1 次 / 日补充钙质。嘱患者减少负重，适当的活动，避免过度劳累，注意休息。中医治疗予散寒止痛方研末外敷，涂擦治疗外敷患处，配合热敷，活血化瘀散寒止痛；中药透药治疗活血化瘀止痛。

九、最后诊断

1. 中医诊断　骨痹（肝肾亏虚证）。
2. 西医诊断　①骨关节炎；②2 型糖尿病；③高血压病 3 级（很高危）；④冠状动脉粥样硬化性心脏病；⑤胆囊结石；⑥胆囊炎；⑦甲状腺结节。

十、相关知识

骨关节炎（osteoarthritis，OA）主要为一种关节的退行性变作为主要表现的疾病，过度使用以及衰老导致关节结构出现改变，进而出现软骨的破坏，骨质增生，甚至关节功能丧失。OA 在中老年人中广泛存在，且随着年龄的提高，患病的人群越广泛，我国 60 岁以上发病率为 60%，75 岁及以上人群发病率高达 80%。其中女性较男性更为多见。可导致部分患者残疾。

骨关节炎发病机制多样，炎症因子、细胞合成代谢因子、激素等，都在骨关节炎的发病中起着重要的作用。白介素和 TNA-α 等致炎因子，刺激了免疫细胞的活性，同时参与了疾病的过程，如 TNA-α 可在 OA 的病程中增高，因起滑膜的增生和肥厚，加速疾病的进展。激素水平对于 OA 的发病有一定的影响，研究表明，雌激素对骨关节，尤其是关节软骨有一定的保护作用，雌激素的水平与关节的受累程度呈负相关。

骨关节炎的临床表现主要为关节的疼痛和压痛，骨关节炎多发于承重关节和手指各关节，病程较短的患者多为间断性的隐痛，从事劳动后症状可加重，休息可缓解，随着病程的延长，关节疼痛的发病频率上升，可变为持续性的疼痛，部分患者可伴有明显的关节红肿疼痛。OA 患者的关节症状在潮湿阴冷处多加重，部分患者关节不适和天气变化相关。骨关节炎患者也可以出现晨僵，但不同于类风湿关节炎，持续时间较短，活动后可明显的减轻，但是一般不超过 30 分钟。关节的退行性变表现为关节间隙的狭窄时，活动可出现明显的摩擦感，以膝关节最为常见。病程较长的患者可出现关节的活动受限，首先是由于软骨的破坏、关节间隙的狭窄；其次，患者由于关节处于急性期，炎症水平增高，导致关节活动不利。部分患者因为长期的活动受限、活动减少，导致关节失用，肌肉萎缩，进一步加重了关节症状。

OA 受累的关节较为广泛，不同的部位的骨关节炎临床表现有一定的特异性。OA 的手部受累多见于指间关节和腕掌关节，可出现手指关节的骨节膨大。近端指间关节的骨节膨大称为布夏尔结节，多与遗传相关，远端指间关节骨节膨大称赫伯登结节，多由于过度的活动所致。发作时可出现双手关节轻度的红肿，掌指关节受累较为少见，部分患者还可以出现方形手或蛇形手等改变。膝关节时 OA 最易累及的关节，严重者可出现严重者甚至出现"X 形""O 形"腿，发作时活动受限，蹲起困难，骨摩擦音明显。OA 在足的表现主要为姆外翻和足底的骨刺，部分患者可出现局部的压痛。OA 的脊柱受累也较为常见，颈椎和腰椎是易发部位，增生和骨赘的形成可导致关节局部不适、压迫血管，可引起局部的肢体麻木、疼痛、压迫神经，可出现放射性的疼痛。

OA 的类型众多，特殊类型的 OA，临床需要注意鉴别诊断。部分患者可有全身性骨关节炎的表现，多容易累及双手的各个关节，膝、踝、脊柱关节也可受累，表现为关节的红肿热痛，重症患者可表现为血沉和 C- 反应蛋白增快。也可有患者出现侵袭性关节炎，表现出类似于类风湿关节炎的临床表现，出现关节的肿痛畸形，滑膜病理可见免疫复合物以及血管翳，滑膜增生。部分患者最终发展为类风湿关节炎或者干燥综合征。

对 OA 患者来说，基础治疗尤为重要，尤其是病程短、症状轻的患者，正确的生活规范，适当的活动，往往可以缓解关节症状。①注意适当的健康教育，缓解患者焦虑的心态，改善生活规范；②注意选择适当的有氧运动，可缓解患者疼痛，改善功能；重点对关节周围的肌肉进行锻炼，使肌肉和韧带可对关节产生更好的保护；对于已经有关节破坏，活动受限的患者，可行关节功能训练，保持关节的最大活动度；③也可以通过物理治疗（针灸、按摩、水疗等）改善关节局部的循环，达到缓解关节症状的目的；④选择行动辅助工具，减轻患者受累关节的负重，缓解患者的关节症状。

非甾体抗炎药是 OA 患者最常应用的药物，但由于 OA 以老年患者为主，需注意非甾体抗炎药对肝肾功能，以及消化道的不良反应，固在应用时可加用质子泵抑制药。在口服抗炎药前，可先选择外用非甾体类药物的凝胶贴膏，对非甾体抗炎药无效的患者，可考虑应用其他的镇痛类药物。当关节局部症状较重如膝关节肿胀疼痛，可考虑关节腔灌注糖皮质激素、玻璃酸钠或非甾体类抗炎药等，也可局部外敷 NSAIDS 或辣椒碱等。氨基葡萄糖、双醋瑞因、硫酸软骨素等有降低基质金属蛋白酶胶原酶等活性的作用，还能抗炎、止痛、保护关节软骨、延缓 OA 发展的作用。但起效较慢，需治疗数周才能见效。对于病变严重，关节功能明显受限的 OA 关节镜手术或其他外科治疗，如截骨术、关节置换等改善关节功能。

本患者老年女性，入院时双手掌指关节、指间关节肿痛，查类风湿因子、抗 CCP 抗体、抗核抗体无明显异常，查全腹 CT、肿瘤标志物无明显异常，暂排除副肿瘤综合征可能。结合既往影像学检查，腰椎退变明显，血沉低滴度升高，考虑为骨关节炎导致的关节炎症。予氟比诺芬凝胶贴膏外用，嘱患者服用非甾体抗炎药从小量起服，予美洛昔康 7.5mg 1 次／日，加用硫酸氨基葡萄糖胶囊改善关节软骨的代谢，嘱患者减少活动，避风寒，注意休息。

糖尿病也可有继发的关节症状，僵直手综合征是糖尿病常见的并发症，出现手指活动麻木、持续僵直、发亮等，部分患者可有弹响指。患者骨关节炎诊断明确，但血糖控制不佳，可合并有糖尿病继发的症状，糖尿病继发的周围神经病变，也可使外周关节出现麻木不适。请内分泌科会诊，查早午餐后血糖较高，血糖升高与饮食相关，嘱患者糖尿病饮食，定期复查 5 个时间段的血糖。1 周后复查无明显异常，嘱继续服用沙格列汀片 5mg 1 次／日，关节症状改善后出院。

参考文献

[1] 中华医学会风湿病学分会．骨关节炎诊断及治疗进展．中华风湿病学杂志，2010，14（6）：416-419

[2] 卢双晶，刘又文，王会超．雌激素与女性骨关节炎的相关性．风湿病与关节炎，2014，3（4）：74-76

[3] 张荣，张向东，赵明宇．膝骨关节炎发病机制及治疗进展．风湿病与关节炎，2019，8（5）：68-72

[4] 中华医学会骨科学分会关节外科学组．骨关节炎诊疗指南（2018 年版）．中华骨科杂志，2018，38（12）：705-715

病例 **28** 化脓性骨髓炎

一、一般资料

患者肖某，女性，15 岁。

主诉：左膝关节肿痛 5 天，伴发热 4 天。

现病史：患者 5 天前无明显原因出现左膝关节肿痛，次日发热，体温最高达 40.5℃，伴恶寒、寒战、头痛，时有恶心呕吐，呕吐物均为胃内容物，非喷射状。就诊于青岛 ×× 医院。查胸部 CT 未见明显异常；查左膝关节 MRI 示：左膝关节外侧半月板前角损伤表现，股骨下端改变，骨挫伤？左膝关节大量积液，腘窝软组织挫伤改变，腘窝内多发小囊肿，未明确诊断，入院前一天于本院急诊就诊。查血常规示：淋巴细胞计数 0.66×10⁹/L，中性粒细胞百分比 77.71%，血沉 73.00mm/h；C- 反应蛋白 109.70mg/L；予以抗感染、退热等治疗，效果不显，患者仍反复发热，为行系统诊治，遂入住我病区。入院时仍左膝关节肿痛，活动不利，体温 37℃ 左右，偶有突发高热，体温可达 39℃ 以上，恶寒，时有寒战、头痛，纳眠差，二便调，近期体重较前无明显变化。

既往史：既往体健，无高血压、糖尿病等慢性病史，无其他传染病史，预防接种史不详，无过敏药物及食物，无手术史，无重大外伤史，无输血史。

个人史、婚育史、家族史：生于山东省，否认疫区、疫情、疫水接触史，否认吸毒史，否认冶游史，否认吸烟、饮酒史。否认其他遗传家族病史。

二、体格检查

T:39.1℃，P:88 次 / 分，R:22 次 / 分，BP:92/68mmHg。患者少年女性，发育正常，营养良好，神志清楚，精神正常。语言正常，表情自如，自主体位，慢性面容，安静状态，查体合作。皮肤弹性良，无皮下结节，无皮下出血，无肝掌、蜘蛛痣，无皮疹，无水肿，无瘢痕，全身浅表淋巴结未触及肿大。头颅正常，无畸形，毛发分布均匀。眼睑正常，球结膜正常，巩膜无黄染，双侧瞳孔等大等圆，直径左：右约 3mm：3mm，对光反射正常。耳郭外观正常，外耳道无分泌物，乳突无压痛。鼻外观正常，鼻翼无煽动，鼻腔无分泌物，口唇红润，口腔黏膜正常，伸舌居中，咽部正常，咽反射正常，扁桃体无肥大，颈部抵抗无，气管居中，甲状腺未触及肿大，颈动脉搏动正常，颈静脉正常。

胸廓对称，无畸形，无隆起，无塌陷，乳房无异常，肋间隙正常，无三凹征，呼吸动度两侧对称，节律规则。触诊无胸膜摩擦感，语音震颤有，叩诊清音，听诊双肺呼吸音清，无干湿性啰音。心前区无隆起，心尖冲动正常，心浊音界正常，心率 80 次 / 分，律齐，各瓣膜听诊区杂音未闻及病理性杂音。腹部平坦，呼吸运动正常，无肠胃型蠕动波，无局部隆起，全腹柔软，无压痛、无反跳痛，未触及腹部包块，肝脾肋下未触及，腹部叩诊鼓音，双肾区无叩痛，移动性浊音阴性，肠鸣音正常。肛门、直肠检查未查，外生殖器未查。双下肢无水肿。腹壁反射正常，膝腱反射正常，跟腱反射正常，巴宾斯基征阴性、脑膜刺激征无。

三、专科检查

左膝关节皮温高、肿胀、压痛，伸直困难，右侧骶髂关节压痛。

四、辅助检查

1. 胸部 CT（病例 28 图 1） 未见明显异常（2018 年 11 月 3 日，青岛 ×× 医院）。

2. 尿常规 潜血 2+，蛋白 +，尿胆原 +（2018 年 11 月 3 日，青岛 ×× 医院）。

3. 左膝 MRI（病例 28 图 2） 左膝关节外侧半月板前角损伤表现，请结合临床综合评价，股骨下端改变，骨挫伤？请结合临床进一步检查，左膝关节大量积液，腘窝软组织挫伤改变，腘窝内多发小囊肿（2018 年 11 月 3 日，青岛 ×× 医院）。

4. 血常规 淋巴细胞计数 0.66×10⁹/L；中性粒细胞百分比 77.71%，淋巴细胞百分比 14.62%，嗜酸性粒细胞百分比 0.20%，血红蛋白 118g/L，红细胞压积 32.70%，平均血红蛋白浓度 361g/L（2018 年 11 月 5 日）。血沉 73.00mm/h；补体 C3、C4 正常；关节炎组合：C- 反应蛋白 109.7mg/L；ANA 定量正常（2018 年 11 月 5 日我院门诊）。

5. 心电图 大致正常（2018 年 11 月 5 日入院即刻）。

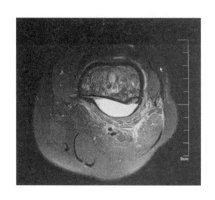

病例 28 图 1 胸部 CT

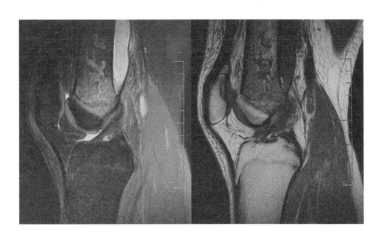

病例 28 图 2　左膝 MRI

五、初步诊断

1. 中医诊断　痹症（外寒内热证）。

2. 西医诊断　反应性关节炎待诊。

六、诊断依据

1. 中医辨证辨病依据　左膝关节红肿热痛，活动不利，发热，时有恶寒寒战，舌红苔微黄，脉浮，综合四诊，脉症合参，该病当属祖国医学之"痹病"范畴，辨证为"外寒内热"。患者为对少年女性，不慎感受外邪，郁闭肌腠，阳气不布，故发热寒战；外邪入里蕴湿化热，壅滞关节，不通则痛，故膝关节肿痛、活动不利，舌脉为佐证。

2. 西医诊断依据

（1）少年女性，左膝关节肿痛发病 5 天，伴有发热，最高可达 39℃以上。

（2）查体：左膝关节皮温高、肿胀、压痛、浮髌试验（+），屈伸活动受限。

（3）辅助检查：左膝 MRI 示：左膝关节外侧半月板前角损伤表现，请结合临床综合评价，股骨下端改变，骨挫伤？请结合临床进一步检查，左膝关节大量积液，腘窝软组织挫伤改变，腘窝内多发小囊肿；血常规示：中性粒细胞百分比 77.71%，淋巴细胞百分比 14.62%，2018 年 11 月 5 日血沉 73.00mm/h；C- 反应蛋白 109.7mg/L。

患者为少年女性，非反应性关节炎易感人群无前驱感染病史，单关节肿痛明显，症状较为突出，根据 1996 年反应性关节炎诊断标准，仍需进一步完善相关检查，排除感染性关节炎以及其他自身免疫疾病。

七、鉴别诊断

1. 骨肉瘤　部分的骨恶性肿瘤也可有发热，但是起病相对缓慢，以长骨骨干为多见，发病早期不会影响附近关节的活动，且受累部位附近查体或影像学检查可见肿块，组织学的活检可以进行鉴别诊断。

2. 蜂窝织炎　早期表现和化脓性骨髓炎类似，但从临床表现，骨髓炎的脓毒症症状更重，好发部位多为长骨的干骺端，化脓性骨髓炎患者的疼痛明显，软组织的感染炎症反应更加剧烈，如诊断困难不易鉴别可进一步查 MRI。

八、诊疗经过

入院后积极予抗感染、抗炎、退热等治疗，入院时高热寒战，伴有关节剧痛，抽血培养，予喜炎平注射液 10ml 清热解毒，予注射用头孢唑啉钠 2g 1 次 /12 小时抗感染治疗，乐松（洛索洛芬钠片）60mg 3 次 / 日抗炎止痛，以糖盐水 500ml ＋维生素 C、维生素 B_6 注射液补液。

进一步完善相关检查，查全腹 CT 无明显异常，肌酸激酶 828.0U/L，免疫球蛋白 G 5.66g/L；降钙素原 0.241ng/ml；G 试验阴性；细菌内毒素 0.0561EU/ml；乙肝五项（-）；呼吸道病原体 8 项：乙型流感病毒抗体阳性（＋），肺炎支原体抗体阳性（＋）；粪便常规＋潜血正常；APS 抗体：抗 β_2- 糖蛋白 1 抗体 IgM 26RU/ml；HIV、RPR 均阴性。查血培养提示金黄色葡萄球菌感染，患者左膝关节仍肿胀，行左膝关节穿刺术，未能抽取积液。

上级医师查房，详查病情，患者单关节受累，有高热，考虑感染性关节炎的可能性不能排除，炎症指标在影像学进展较快，嘱复查。复查左膝 MRI 示：左侧股骨下段及骨髓部异常信号，考虑急性化脓性骨髓炎，请结合临床其他检查；②左侧股骨后方异常信号，考虑脓肿可能；③左膝关节腔积液；④左侧股骨周围软组织水肿。左股骨下段 CT 示：左股骨下段干骺端后部皮质缺损，请关节外科会诊，考虑患者为少年女性，左膝关节肿痛 5 天，发热 4 天，病程短，发作急骤，体温最高达 40℃，伴有寒战；查体示左膝关节肿为炎性关节炎改变；血培养阳性，提示金黄色葡萄球菌感染；左侧股骨下段和骨髓部可见长 T_1 信号，考虑化脓性骨髓炎可能性大。入院后完善相关检查，免疫指标无明显异常，抗感染治疗有效。考虑急性血行性化脓性骨髓炎，根据药敏结果，继续予哌拉西林钠他唑巴坦钠 4.5g 1 次 /8 小时，治疗 10 天后复查血培养阴性，继续予抗感染治疗 4 天后，症状好转出院。

九、最后诊断

1. 中医诊断　痹症（外寒内热证）。
2. 西医诊断　①急性化脓性骨髓炎；②菌血症。

十、相关知识

急性化脓性骨髓炎（acute supperative osteomyelitis，ASO）主要为化脓性细菌引起的骨膜、骨、骨髓，以及骨相关软组织的感染。化脓性骨髓炎的根据致病途径主要有血源性、蔓延性、创伤性三种。蔓延性多为临近组织的蔓延至关节导致的化脓性骨髓炎；创伤性为细菌从伤口侵入骨组织后发生的感染；血源性化脓性骨髓炎最为常见，细菌从其他感染灶血行致骨组织，由于自身抵抗力的下降和致病菌较高的致病性导致出现化脓性的骨髓炎，多伴有脓毒败血症等全身性感染，症状较重。

儿童和青少年是急性血源性骨髓炎主要患病人群，男性多见，男女比为 4：1，该病好发于四肢、长骨干骺端，尤以胫骨最多，金黄色葡萄球菌为主要的致病菌，也可见乙型链球菌和白色葡萄球菌的感染，发病机制多为细菌侵入干骺端毛细血管，导致骨质破坏和诱发的修复反应。临床全身症状较为显著，体温可达 40℃ 以上，可并发寒战、头晕、呕吐、烦躁等。注意询问近期有无感染外伤，早期患病区域疼痛剧烈，周围肌肉痉挛，痛势剧烈，活动受限，局部皮肤温度升高，肿胀不明显。

急性化脓性关节炎尽早诊断及治疗可以提高患者的治愈率，但是并发的败血症和脓毒血症可危及患者的生命，早诊断早治疗显得尤为重要。因此，MRI 在急性化脓性骨髓炎的诊疗中有着较重要的意义。研究表明，在发病 3 天内 90.6% 的患者 MR 显示骨髓内可见异常信号影，发病 6 ~ 14 天 96.2% 的患者可见明显骨膜反应及骨质破坏，实验室检查多见白细胞计数增高，可达 $10 \times 10^9/L$ 以上，中性粒细胞可占 90% 以上，血沉和 C- 反应蛋白等炎症指标增高，血培养可出现阳性，但阳性率并不高，尤其是已经使用过抗生素的患者，在寒战高热时血培养的阳性率更高，可每隔 2 小时一次，共 3 次，以便调整抗生素的使用。

本病需要与风湿免疫科的反应性关节炎相鉴别，反应性关节炎发病也和感染相关，发作时的首发症状也可为急性的关节症状，伴有高热、乏力，实验室检查血沉和 C- 反应蛋白等炎症指标增高，影像学检查也可见侵蚀性改变；但反应性关节炎多见于 20 ~ 40 岁男性，主要因支原体、衣原体导致的泌尿系感染和肠道感染相关；关节症状和感染并不同步，一般发生在前驱感染的 1 ~ 6 周后，表现为下肢的寡关节炎，常常累及眼、皮肤、心脏等脏器，血行感染较为少见，10% 的患者会出现骶髂关节受累。实验室检查：部分患者 HLA-B27 可阳性，反应性关节炎的炎症特点主要为炎症部位非对称性的骨化，表现为肌腱附着点的骨膜反应和骨侵蚀，治疗上反应性关节炎的抗感染治疗效果不确切，至今仍有争议，主要以非甾体抗炎药和糖皮质激素控制关节炎症、生物制剂和慢作用抗风湿药抑制免疫炎症。

患者入院表现为高热寒战，完善检查，排除肿瘤、结核、免疫相关的关节炎，查 PCT、中性粒细胞、炎症指标增高，予抗感染、抗炎消肿等对症治疗，结合患者症状，考虑感染导致的关节炎可能性大。患者入院前查左膝关节MRI骨髓炎表现不明显，考虑此类关节炎影像学进展较快，入院后复查左膝关节MRI，骨髓可见明显的化脓性炎症，血培养异常，调整抗感染方案，明确诊断急性化脓性骨髓炎，治疗好转后出院。

参考文献

[1] 刘永强，尹森琴，郑忠勤，等. 磁共振诊断急性骨髓炎患者骨髓与软组织病变临床评价. 中华医院感染学杂志，2016，2（61）：136-138

[2] 刘书中，周熹，宋桉，等. 无乳链球菌感染致化脓性椎体骨髓炎1例报道. 实用老年医学，2019，33（1）：97-98

[3] 张玉双. MRI与X线在急性化脓性骨髓炎诊断中的应用价值. 医疗装备，2017，30（21）：100-101

病例 **29** 类风湿关节炎

一、一般资料

患者牟某某，女性，69 岁。

现病史：患者 3 个月前无明显诱因出现双手掌指关节、近端指间关节肿痛，未规范治疗，后逐渐出现四肢关节肿痛，伴有晨僵，活动后难以缓解，畏风寒，倦怠乏力。就诊于本院医院急诊内科，查血沉增高，双手正斜位可见骨侵蚀和骨质疏松，转入风湿病科病房行进一步诊疗。患者现双手掌指关节、近端指间关节、双腕、踝、膝、双足第一跖趾关节肿痛，活动不利，晨僵 1 小时可缓解。患者自发病以来，无体温升高，无皮疹，无口眼干，无指端遇冷变色，无肌痛肌无力，无禽类动物接触史，纳眠可，二便调。

既往史：高血压病病史 13 年，血压最高达 180/120mmHg，现服用拜新同 1 片 1 次 / 日；曾于 2012 年行肾上腺切除术，术中有输血，具体成分和数量不详；无食物药物过敏史。

个人史、婚育史、家族史：生于山东省，否认疫区、疫情、疫水接触史，否认吸毒史，否认冶游史，否认吸烟、饮酒史。既往月经调，48 岁停经，无痛经，已婚，适龄婚育，育有 1 女，家人体健。无家族遗传病史。

二、体格检查

T：36.3℃，P：64 次 / 分，R：16 次 / 分，BP：130/65mmHg。老年女性，发育正常，营养良好，神志清楚，精神正常。语言正常，表情自如，自主体位，慢性面容，安静状态，查体合作。皮肤、黏膜颜色正常，皮肤弹性良，无皮下结节，无皮下出血，无肝掌、蜘蛛痣，无皮疹，无水肿，无瘢痕，全身浅表淋巴结未触及肿大。头颅正常，无畸形，毛发分布均匀，眼睑正常，球结膜正常，巩膜无黄染，双侧瞳孔等大等圆，直径左：右约 3mm ∶ 3mm，对光反射正常。耳郭外观正常，外耳道无分泌物，乳突无压痛。鼻外观正常，鼻翼无煽动，鼻腔无分泌物，口唇红润，口腔黏膜正常，伸舌居中，咽部正常，咽反射正常，扁桃体无肥大，颈部抵抗无，气管居中，甲状腺未触及肿大，颈动脉搏动正常，颈静脉正常。胸廓对称，无畸形，无隆起，无塌陷，乳房无异常，肋间隙正常，无三凹征，呼吸动度两侧对称，节律规则；触诊无胸膜摩擦感，语音震颤有，叩诊清音，听诊双肺呼吸音清，无干湿性啰音。心前区无隆起，心尖冲动正常，心浊音界正常，心率 64 次 / 分，律齐，各瓣膜听诊区杂音未闻及病理性杂音。腹部平坦，呼吸运动正常，无肠胃型蠕动波，无局部隆起，全腹柔软，无压痛、无反跳痛，未触及腹部包块，肝脾肋下未触及，腹部叩诊鼓音，双肾区无叩痛，移动性浊音阴性，肠鸣音正常。肛门、直肠未查，外生殖器未查。脊柱生理弯曲存在。双下肢无水肿。腹壁反射正常，膝腱反射正常，跟腱反射正常，巴宾斯基征阴性、脑膜刺激征无。

三、专科检查

双手掌指关节、近端指间关节肿，可见纽扣样改变；双肘关节不能伸直，双肩关节活动受限，双踝皮温高、压痛，双足第一跖趾关节拇外翻、压痛、肿。

四、辅助检查

1. 双手正斜位：双腕关节、腕掌关节、掌指关节、指间关节周围骨质疏松，关节间隙局部变窄，周围软组织略肿胀。双腕关节多骨、腕掌关节、掌指关节及指间关节多骨可见小侵蚀灶（2019 年 9 月 27 日，我院）（病例 29 图 1）。

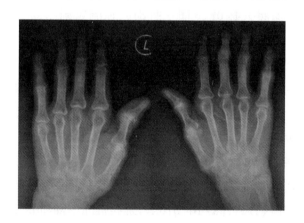

病例 29 图 1　双手正斜位

2. 血沉 91.00mm/h（2019 年 9 月 29 日，我院）。

五、初步诊断

1. 中医诊断　尪痹（肝肾亏虚证）。
2. 西医诊断　①类风湿关节炎待诊；②高血压病 3 级（很高危）。

六、诊断依据

1. 中医辨证辨病依据　患者老年女性，四肢关节肿痛，活动受限，晨起僵硬，综合脉证，四诊合参，本病属于中医学"尪痹"范畴。患者老年女性，齿堕发槁，形体衰微，恶风怕凉，大便常稀，时有夜尿频数，此为肝肾不足，阳气衰败，脏腑失调，内蕴毒邪，流注关节所致，当属"肝肾亏虚证"。

2. 西医诊断依据

（1）老年女性，四肢关节肿痛3个月，滑膜炎症状持续时间超过6周。双手掌指关节，近端指间关节对称性肿痛，双腕、踝、膝、双足受累肿痛，晨僵1小时。

（2）查体：双手掌指关节，近端指间关节，双腕关节肿，可见纽扣样改变；双肘关节不能伸直。

（3）辅助检查：双手正斜位提示：双腕关节、掌指关节、指间关节周围骨质疏松，关节间隙局部变窄，周围软组织略肿胀，并有小侵蚀灶；查血沉91.00mm/h；C-反应蛋白33.28mg/L。

根据2010年ACR/Eular关于类风湿关节炎的分类标准，滑膜炎持续时间大于6周，评分1分；大于10个关节受累，包括小关节，评分5分；CRP、ESR均升高，评分1分；总分大于6分，但仍需进一步排除肿瘤、感染、其他自身免疫疾病所致的关节炎。

七、鉴别诊断

1. 强直性脊柱炎　也可以有滑膜炎的表现，可出现外周关节的肿痛，伴有晨僵，但强直性脊柱炎多见于青年男性，关节病变以骶髂关节受累最为常见，影像学出现骶髂关节的破坏，伴有典型的下腰背疼痛，外周关节较少出现侵蚀性的改变。

2. 骨关节炎　也容易累及双手关节，出现关节肿痛。但骨关节炎多容易侵犯近端和远端指间关节，以及第一掌骨关节。腕关节、掌指关节、跖趾关节的受累少见。且骨关节炎的炎症指标滴度一般较低，血清学检查一般无明显异常。

3. 痛风性关节炎　进入慢性痛风石病变期，多关节累及，也可导致全身大小关节肿痛，伴有发热等全身症状。但痛风性关节炎的关节炎症为尿酸盐沉积导致的，影像学检查可以出现特征性的改变。血尿酸水平偏高，免疫学检查无明显异常。

八、诊疗经过

入院后进一步完善检查，查肺CT＋全腹CT无明显异常；铁蛋白247.79ng/ml；凝血机制：部分凝血酶原时间38.60秒、纤维蛋白原5.84g/L；甲状腺功能：T_3:1.26nmol/L；查结核分枝杆菌抗体测定、抗HIV定性、RPR、TPPA、肝炎筛查、T-SPOT、PCT、三大常规、肿瘤标志物无明显异常；查骨密度：骨质疏松症。心脏彩超：节段性室壁运动异常，左室舒张功能降低，主动脉瓣、二尖瓣退行性病变。右膝关节 MRI ＋颈椎 MRI ＋腰椎 MRI：颈椎退行性变；$C_{3/4}$、$C_{4/5}$、$C_{5/6}$、$C_{6/7}$ 椎间盘突出。$C_5 \sim C_7$ 水平脊髓异常信号，考虑为中央管扩张可能，请注意复查。提示颅底凹陷症可能。腰椎退行性变；$L_{1/2}$、$L_{2/3}$、$L_{3/4}$、$L_{4/5}$ 椎间盘膨出，L_5/S_1 椎间盘突出。右膝退行性变；股骨下端骨软骨损伤；髌骨软化。右膝内外侧半月板后角Ⅱ级信号；内侧半月板前角及外侧半月板前后角Ⅱ级信号。右膝关节腔及髌上囊积液，滑膜增厚；腘窝囊肿。妇科彩超示：子宫肌瘤。入院后治疗先以抗炎止痛等对症治疗为主，予美洛昔康片 15mg 1 次 / 日抗炎止痛消肿，予奥美拉唑镁肠溶片 20mg 1 次 / 日抑酸保胃；予云克 20ml 1 次 / 日抗炎止痛，调整骨代谢；同时进一步完善免疫学检查，类风湿因子 78.08U/ml，抗环瓜氨酸肽抗体 456.5U/ml；AKA、RA33、APF、抗核抗体、ENA 谱、APS 抗体、ANCA 无明显异常。彩超示子宫肌瘤，请妇科会诊，嘱定期复查。初步排除其他自身免疫疾病、肿瘤以及感染导致的关节肿痛，明确诊断：类风湿关节炎活动期；根据其他影像学检查，补充诊断：全身性骨关节炎、子宫肌瘤、骨质疏松症。治疗加用甲氨蝶呤 10mg 1 次 / 周；碳酸钙片 0.6g 1 次 / 日；治疗 1 周后复查，血沉 45mm/h，C- 反应蛋白 13.15mg/L，患者关节症状减轻，嘱坚持规范治疗，避免过度劳累，注意休息，症状好转后出院。

九、最后诊断

1. 中医诊断　尪痹（肝肾亏虚证）。
2. 西医诊断　①类风湿关节炎活动期；②高血压病 3 级（很高危）；③全身性骨关节炎；④骨质疏松症；⑤子宫肌瘤。

十、相关知识

类风湿关节炎（rheumatoid arthritis，RA）是风湿免疫科最为常见的一种疾病，其主要表现为侵蚀性的关节炎，关节出现红肿热痛的炎症表现，并伴有关节破坏、变形，甚至功能失用。其病理改变主要为滑膜炎和血管翳的形成，血管翳的形成也是类风湿关节炎关节破坏的主要原因。类风湿关节炎在男女比例为 1 ：4，在我国约有 500 万患者。除关节症状外，类风湿关节炎还经常导致呼吸系统、血液系统、循环系统等多脏器系统的病变，是一种系统的自身免疫疾病。

影响 RA 发病的原因众多，遗传、感染、免疫异常都在 RA 的发病中起着一定的作用。RA 患者的一级亲属，患有 RA 的概率约为 11％，提示遗传在 RA 发病中的作用，人类白细胞抗原Ⅱ类基因与 RA 发病存在关系，尤其是 HLA-DR4。感染是诱发 RA 发病最重要因素，一些病原体通过分子模拟，导致自身免疫炎症的发生。

RA 的病理主要为滑膜炎和血管翳的形成，RA 病情活动时主要为炎性细胞的浸润和组织液渗出，关节炎症进入慢性期，长期的滑膜炎症导致滑膜增厚，形成绒毛样突起（血管翳），侵入软骨和骨质，导致关节的破坏。少部分患者还会合并有血管炎，多累及中小动静脉，出现炎性细胞浸润、血管闭塞狭窄。

RA 的关节症状主要为对称性，持续性关节肿痛伴有晨僵。晨僵主要为患者晨起关节出现如胶黏着样的感觉，活动后可减轻，大于 30 分钟即有临床意义，晨僵的程度和时间同 RA 的疾病活动度呈正比。RA 受累关节以小关节为主，最常见的为近端指间关节、掌指关节、腕关节、跖趾关节等，膝关节、踝关节、颞颌关节的受累也可出现，受累关节局部可出现红肿热痛，随着疾病的进展可以出现关节的畸形，出现关节的强直和半脱位；掌指关节半脱位导致掌指关节出现尺侧偏斜；手指可出现天鹅颈或者纽扣花样的畸形。颞颌关节受累的患者多出现张口困难，说话或咀嚼时疼痛加重。

RA 关节症状较为突出，但仍是系统性的自身免疫疾病，可导致多系统的受累。血管：主要为局部血管的闭塞，眼部血管受累则导致巩膜炎，类风湿结节也为血管炎表现的一种，提示 RA 病情处于活动期。肺：约 30% 的患者出现肺的间质性改变，随着病程的延长，逐渐出现肺功能的改变。RA 患者肺中也可见结节，此为类风湿结节在肺中的表现；部分患者合并有肺动脉高压。神经系统：RA 的神经病变主要为受累关节的结构改变压迫神经，导致出现肢体感觉异常。血液系统：长时间的慢性炎症可导致患者血红蛋白偏低，出现轻度贫血，部分患者白细胞偏低；血小板的升高多与类风湿关节炎病情活动相关，具体机制尚不明确。RA 和干燥综合征的关系十分密切，约半数的患者可在疾病发展的过程中出现干燥的症状。

RA 患者常规的实验室检查多伴有炎性指标的升高，提示 RA 病情活动；RA 患者的免疫学检查较为特异，其相关抗体阳性，对诊断类风湿关节炎有比较重要的意义。常用的除类风湿因子外，还有 CCP、MCV、AKA、RA33、APF 等，以 CCP 为例，其对类风湿关节炎的特异性约为 96%，而 RA 患者的抗 CCP 抗体阳性率可达到 75.6%，阳性患者提示类风湿关节炎关节残损可能性更大，预后不良。但是根据研究表明有 9.8% 的患者血清学检查并无明显的异常，但同样符合类风湿关节炎的分类诊断标准，临床诊疗带来一定难度。

RA 的影像学检查对诊断和评估病情有较高的意义，X 线和 CT 早期可见骨质疏松和关节局部组织的肿胀，随着疾病的进展，可逐渐出现关节面的破坏、狭窄、融合、脱位等；MRI 和超声都可以更早的判断关节滑膜炎症，有利于 RA 的早期诊断。

1987 年美国风湿病学会发布的诊疗标准，诊断标准总共 7 条：①晨僵；②大于等于 3 个以上关节区的关节炎；③手关节炎；④对称性关节炎；⑤类风湿结节；⑥类风湿因子阳性；⑦影像学的改变。满足 4 条，即可诊断 RA。但该诊断标准特异性较高（92.4%），但敏感性较低（39.1%），难以对早期的 RA 进行诊断。2010 年发布了新的诊断标准，通过对关节受累情况（1 个大关节受累：评 0 分，2～10 个大关节受累：评 1 分，1～3 个小关节受累：评 2 分，4～10 个关节受累：评 3 分；至少 1 个小关节受累，总受累关节数大于 10 个，评 5 分）；血清学检查（RF 和 CCP 阴性 0 分，至少 1 项低滴度升高：2 分，至少 1 项高滴度升高：3 分）；滑膜炎持续时间大于 6 周，评 1 分；血沉或 CRP 增高评 1 分，总分大于 6 分即可诊断。2010 年的标准其敏感度为 72.3%，特异度为 83.2%，新旧标准各有优势，可同时参考。

RA 的治疗主要是控制关节炎症，改善 RA 患者的关节的功能，改善预后。非甾体抗炎药：通过抑制 COX 的活性抑制炎症的产生，控制关节炎症，降低病情活动度；改善病情。抗风湿药（DMARDs）：该种药物可以控制或减缓疾病的进程，但起效时间往往较长，首选甲氨蝶呤，常用剂量为 7.5～15mg 1 次／周，由于其抑制四氢叶酸的合成，服药后 24 小时可服用叶酸 10mg。若对于甲氨蝶呤有禁忌证的患者，可考虑改为来氟米特或柳氮磺吡啶。其他的 DMARD，如抗疟药、金制剂、青霉胺、环磷酰胺、硫唑嘌呤等，都可以用于 RA 的治疗。生物制剂：也被称为生物制剂 DMARDs，对经过传统合成 DMARDs 治疗无效的患者，可以传统合成 DMARDs 联合一种生物制剂 DMARDs。肿瘤坏死因子拮抗药是目前应用最广泛的生物制剂 DMARDs，通过抑制炎症因子 TNA-α 的炎症通路的表达，控制 RA 的炎症水平和疾病进展，其他的生物制剂如白介素 -6 的抑制药等，也被用于 RA 的治疗。对于非甾体抗炎药不耐受，有禁忌证，或合并血管炎症等症状较重的患者也可应用糖皮质激素，在 DMARDs 起效前，控制炎症，起到桥梁作用。对单一关节肿痛的患者，可考虑局部加用糖皮质激素。对于 RA 患者，关节受累出现畸形，为改善生活质量，可行外科治疗，如滑膜切除术、人工关节置换术、关节融合术等。

该患者老年女性，四肢关节受累，红肿疼痛，伴有晨僵，难以缓解，且炎症指标较高，诊断考虑类风湿关节炎。入院后完善免疫学检查，全腹部 CT，结合患者症状和体征，基本排除肿瘤、感染、其他自身免疫疾病导致的关节症状。查患者病情，四肢小关节对称性肿痛，晨僵难以缓解，符合类风湿关节炎临床表现。免疫学检查回示：类风湿因子和抗 CCP 抗体阳性，诊断明确。加用甲氨蝶呤 10mg 1 次／周，予免疫抑制、抗炎止痛等治疗复查后缓解。

需要注意的是部分 RA 患者血清学检查无明显异常，但有 RA 的特征性改变，诊断需要进行充分的鉴别诊断。重视体格检查和问诊，排除其他疾病导致的关节症状。血清阴性的类风湿关节炎和阳性的患者，临床表现上存在差异，有研究表明，血清学阴性的类风湿关节炎患者总受累关节数均明显少于血清学阳性的类风湿关节炎患者。但是血清学阴性类风湿关节炎阴性患者虽然病程较短，但在疾病早期即存在免疫学异常，关节骨侵蚀也可较重。故应积极予以早期治疗，以控制和延缓患者关节骨侵蚀的程度。

参考文献

[1] 中国医学会风湿病学分会.类风湿关节炎诊断及治疗指南.中华风湿病学杂志，2010，14（4）：265-270

[2] 张园，张吟眉，崔丽艳，等.抗CCP抗体、抗角蛋白抗体及类风湿因子联合检测在类风湿关节炎诊断中的应用.中华检验医学杂志，2014，37（8）：582-586

[3] 李宝贞，莫汉有，石宇红，等.修订分类标准血清学阴性与阳性类风湿关节炎临床特征的比较.东南大学学报（医学版），2016，35（5）：664-669

[4] 中华医学会风湿病学分会.2018中国类风湿关节炎诊疗指南.中华内科杂志，2018，57（4）：242-251

[5] 张丽中，王瑞雪，周永年，等.血清学阴性类风湿关节炎的临床及实验室特点.中国药物与临床，2018，18（6）：935-936

[6] 张明珠，郭东更，季晨，等.早期血清学阴性类风湿关节炎患者临床特点分析.宁夏医学杂志，2019，（8）：1-4

病例 **30** 皮肌炎

一、一般资料

患者张某某，女性，41岁。

主诉：双手关节不适伴指端遇冷变色5年。

现病史：患者5年前无明显诱因出现双手关节拘挛不适并有双手指端遇冷变色，就诊于当地医院。查抗核抗体异常，诊断为结缔组织病，予糖皮质激素等免疫治疗，后自行停用，手指症状呈进行性加重，伴有口干眼干。2年前因咳嗽咳痰伴发热1个月，于当地医院呼吸科住院治疗，查腮腺造影、抗核抗体异常，诊断为干燥综合征，予免疫抑制、抗炎等对症治疗，症状改善。患者现服用醋酸泼尼松片2.5mg 1次/日，10天前患者外感后发热、咳嗽咳痰，于外院行抗感染治疗1周，症状改善，但双手关节症状改善不显，现为求进一步诊断，于本院住院治疗。患者入院症见：体温无异常，双眼干涩，有异物感；口干，说话需频频饮水，服固体食物需要饮水送服，乏力，夜间下肢瘙痒，双肩关节、双膝关节不适，双下肢大腿疼痛，双侧上肢拘挛不适，活动后憋喘。患者自发病以来，无头痛头晕，无胃脘不适，无口腔溃疡，纳眠可，二便调。近期体重无明显变化。

既往史：既往肺间质纤维化病史2年，现服用百令胶囊2g 3次/日，无其他慢性病史，无结核、肝炎等传染病史；预防接种史不详，无过敏药物及食物，无手术史，无重大外伤史，无输血史。

月经史、婚育史、家族史：月经量少，无痛经，已婚，适龄婚育，育有1女，家人体健。父母体健，无家族遗传病史。

二、体格检查

T：37℃，P：89次/分，R：20次/分，BP：127/73mmHg。中年女性，发育正常，营养良好，神志清楚，精神正常。语言正常，表情自如，自主体位，慢性面容，安静状态，查体合作。胸前可见V型皮疹，双上肢伸面暗红色皮疹，汗毛稀疏，不易捏起，双手指、肘关节鹰嘴处皮肤粗糙，可见脱屑；双下肢皮肤暗红；无皮下结节，无皮下出血，无肝掌、蜘蛛痣，无皮疹，无水肿，无瘢痕，全身浅表淋巴结未触及肿大。头颅正常，无畸形，毛发分布均匀。眼睑正常，球结膜正常，巩膜无黄染，双侧瞳孔等大等圆，直径左：

右约 3mm ∶ 3mm，对光反射正常。耳郭外观正常，外耳道无分泌物，乳突无压痛。鼻外观正常，鼻翼无煽动，鼻腔无分泌物，口唇红润，口腔黏膜正常，伸舌居中，咽部正常，咽反射正常，扁桃体无肥大，颈部抵抗无，气管居中，甲状腺未触及肿大，颈动脉搏动正常，颈静脉正常。胸廓对称，无畸形，无隆起，无塌陷，乳房无异常，肋间隙正常，无三凹征，呼吸动度两侧对称，节律规则。触诊无胸膜摩擦感，语音震颤有，叩诊清音，听诊双肺呼吸音粗，可闻及爆裂音。心前区无隆起，心尖冲动正常，心浊音界正常，心率 89 次 / 分，律齐，各瓣膜听诊区杂音未闻及病理性杂音。腹部平坦，呼吸运动正常，无肠胃型蠕动波，无局部隆起，全腹柔软，无压痛、无反跳痛，未触及腹部包块，肝脾肋下未触及，腹部叩诊鼓音，双肾区无叩痛，移动性浊音阴性，肠鸣音正常。肛门、直肠未查，外生殖器未查。脊柱生理弯曲存在。双下肢无水肿。腹壁反射正常，膝腱反射正常，跟腱反射正常，巴宾斯基征阴性、脑膜刺激征无。

三、专科检查

胸前可见 V 型皮疹，双上肢伸面暗红色皮疹，汗毛稀疏，不易捏起，双手指，肘关节鹰嘴处皮肤粗糙，可见脱屑；双下肢皮肤暗红；双手指端遇冷变色。双下肢肌力 IV 级，双上肢肌力 IV¯ 级；四肢肌肉压痛。

四、辅助检查

1.肌酸激酶 1088.49U/L；抗 O 1300U/ml；抗核抗体 1∶160 阳性（2018 年 1 月 26 日，青岛市 ×× 医院）。

2.腮腺造影 双腮腺及颌下腺摄锝功能中度受损，排泌功能大致正常（2018 年 2 月 6 日，青岛市 ×× 医院）。

3.肺CT 双肺间质纤维化，合并感染不除外（2019 年 8 月 21 日，青岛市 ×× 医院）。

五、初步诊断

1.中医诊断 燥痹（阴虚血瘀证）。

2.西医诊断 ①干燥综合征；②皮肌炎待诊；③肺间质纤维化。

六、诊断依据

1.中医辨病辨证依据 中年女性，口干眼干，双眼时有磨砂感，口干欲饮。综合四诊，脉症合参，该病当属祖国医学之"燥痹"范畴，辨证为"阴虚血瘀证"。患者中年女性，素体阴虚，阴液亏虚，口眼失于濡养，故口干眼干；久病必瘀，加之阴液亏耗，血行不畅，瘀血阻络，不通则痛，舌脉均为佐证。

2. 西医诊断依据

（1）双手关节不适伴指端遇冷变色 5 年，口干需要频频饮水，双眼有异物感。四肢肌肉疼痛。

（2）查体：胸前有 V 型皮疹，双上肢伸面暗红色皮疹，双手指、肘关节鹰嘴处皮肤粗糙，可见脱屑；双下肢皮肤暗红；双下肢肌力Ⅳ级，双上肢肌力Ⅳ⁻级；四肢肌肉压痛。

（3）辅助检查：患者自述查抗 SSA 抗体阳性；腮腺造影示双侧腮腺及颌下腺摄锝功能中度受损，排泌功能大致正常。

根据 2002 年 ACR/Eular 关于干燥综合征的分类诊断标准，可诊断干燥综合征。患者肌力下降，查体可见皮肌炎特征性皮疹，进一步完善相关检查，明确诊断。

七、鉴别诊断

1. 系统性红斑狼疮　部分系统性红斑狼疮的患者也以肌肉的病变为首发的症状，出现 CK 升高，伴有肌肉的疼痛、肌力下降、肌电图异常；但系统性红斑狼疮系统病变多样，伴有急性或亚急性的皮损，易累及肾小球、血液系统等，血清学检查可见抗 sm 抗体、双链 DNA 抗体等特异性抗阳性。

2. 风湿性多肌痛　都可以出现肌痛，进而导致肌无力，炎症指标增高，全身症状明显，但风湿性多肌痛患者往往无肌酸激酶的升高，肌电图、肌肉活检等检查无异常，风湿性多肌痛的肌肉无力多为患者肌肉疼痛所致，且无特异性的血清学和影像学检查。

3. 类风湿关节炎　皮肌炎以关节起病的患者，也可出现晨僵，多关节肿痛。类风湿关节炎患者的临床表现为持续性的关节炎症，较少出现肌肉的受累，关节症状持续时间、程度都高于皮肌炎关节受累的患者，容易出现关节的破坏，且类风湿关节炎患者可有抗 CCP 抗体和类风湿因子等抗体的阳性。

八、诊疗经过

入院后仍予百令胶囊 2g 3 次 / 日，并加用富露施（乙酰半胱氨酸颗粒）0.6g 3 次 / 日抗纤维化治疗；继服醋酸泼尼松片 2.5mg 1 次 / 日抗炎；碳酸钙片 0.6g 1 次 / 日、阿法骨化醇软胶囊 1μg 1 次 / 日补充钙质，促钙吸收；予马来酸桂哌齐特注射液 320mg 1 次 / 日改善循环，缓解指端遇冷变色。入院后完善相关检查：血常规：嗜酸性粒细胞百分比 6.81%；尿常规无异常；血沉 38.00mm/h；关节炎组合：C-反应蛋白 3.20mg/L，抗链球菌溶血素 561.5U/ml，抗环瓜氨酸肽抗体＜ 7.00U/ml，甲状腺功能全套：三碘甲状腺原氨酸 1.06nmol/L，甲状腺素 63.37nmol/L，游离甲状腺素 10.92pmol/L，促甲状腺激素 4.640μIU/ml；抗核抗体核型（ⅡF法）：胞浆颗粒型（1：1000）：阳性（+）；抗 Ro-52 抗体：阳性（++）；肿瘤标志物：铁蛋白338.66ng/ml；HIV、RPR 无明显异常；生化：谷丙转氨酶 77U/L，谷草转氨酶 124U/L，球蛋白 37.00g/L，白球比 1.0，尿素氮 3.0mmol/L，肌酐 27μmol/L，甘油三酯2.51mmol/L，肌酸激酶 5850.0U/L，肌酸酶同工酶 170U/L，乳酸脱氢酶 792U/L，羟丁酸脱氢酶 606U/L，磷 1.81mmol/L，补体 C3：0.85g/L，ANCA＞自免肝抗体、APS 抗体无明显异常。查双下肢肌肉 MRI 示：骨盆及双侧大腿多发肌肉水肿，请结合临床。双下肢血管彩超：左股动脉内－中膜增厚并粥样斑块形成，双下肢深、浅静脉结构、血流未见明显异常；双侧大腿 MRI：骨盆及双侧大腿多发肌肉水肿（病例 30 图 1）；查全腹部 CT 示：双肺间质纤维化，肝脏钙化灶，左肾结石。（病例 30 图 2）

上级医师查房，详查病情，患者口眼干燥明显，结合腮腺造影结果，干燥综合征诊断较为明确。但患者入院肌肉疼痛，肌力下降，伴有肌酸激酶升高，查双下肢肌肉MRI 示肌肉炎症，皮肌炎诊断不能排除，嘱患者于外院查肌炎自身抗体谱 24 项半定量，根据患者实验室检查，补充诊断：甲状腺功能减退，考虑患者乏力可能与甲状腺疾病存在相关性，嘱服用优甲乐 25μg 1 次／日。肌炎自身抗体谱 24 项半定量结果回示：PL-7 抗体 IgG 阳性（病例 30 表 1）。上级医师查房，查患者病情，PL-7 抗体属于合成酶抗体，为皮肌炎的标志性抗体，患者临床表现明显的肌无力肌痛，伴有皮肌炎特征性的皮疹，免疫学检查阳性，根据 2010 年中华医学会发布的皮肌炎多发性肌炎诊疗指南，虽然患者虽未查肌电图和肌痛活检，但临床存在肌肉损害的实验室和影像学证据，诊断仍考虑皮肌炎。治疗上加用甲泼尼龙 40mg 1 次／日静脉滴注，加用奥美拉唑镁肠溶片 20mg 1 次／日抑酸保胃。

入院 1 周后，患者周身症状减轻，皮疹无新起，双下肢仍乏力。复查免疫学指标：肌酸激酶 4283.0U/L，血沉 30.00mm/h，C-反应蛋白 1.05mg/L，球蛋白 39.00g/L。继续予免疫抑制配合抗炎止痛等治疗，并加用玛替麦考酚酯加量至 0.50mg 2 次／日，配合激素免疫抑制治疗。

入院 2 周后，患者周身皮疹减轻，乏力缓解明显，双手关节不适较入院减轻，双下肢疼痛减轻。查体：双下肢肌力Ⅳ，双上肢肌力Ⅳˉ级，复查：肌酸激酶 2551.0U/L，球蛋白 37.00g/L。

患者症状缓解，考虑出院，嘱玛替麦考酚酯加量至 0.75mg 2 次／日，停用马来酸桂哌其特足疗程应用 2 周，嘱停用，甲泼尼龙 40mg 静脉滴注改为甲泼尼龙片 32mg口服 1 次／日，嘱门诊继观，调整激素用量。

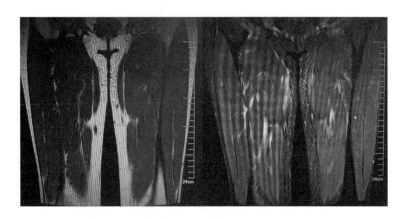

病例 30 图 1 双侧大腿 MRI

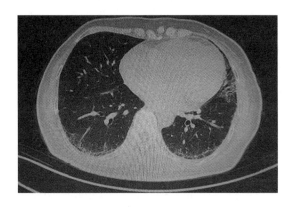

病例 30 图 2 全腹部 CT

病例 30 表 1 肌炎自身抗体谱 24 项半定量结果（血浆）

抗体	结果	抗体	结果	检测方法	参考区间
Jo-1 抗体 IgG	阴性（＜5AU）	OJ 抗体 IgG	阴性（＜5AU）		
PL-7 抗体 IgG	阳性（100AU）	KS 抗体 IgG	阴性（＜5AU）		
PL-12 抗体 IgG	阴性（＜5AU）	ZO 抗体 IgG	阴性（＜5AU）		
EJ 抗体 IgG	阴性（＜5AU）	HA 抗体 IgG	阴性（＜5AU）		阴性：＜5AU
SRP 抗体 IgG	阴性（＜5AU）	Scl-70 抗体 IgG	阴性（＜5AU）		灰区：5～10AU（8～12 周后复查）
Mi-2 抗体 IgG	阴性（＜5AU）	PM-Scl 100 抗体 IgG	灰区（7AU）	Blot	
MDA-5 抗体 IgG	阴性（＜5AU）	PM-Scl 75 抗体 IgG	阴性（＜5AU）		
TIF-1γ 抗体 IgG	阴性（＜5AU）	Ku 抗体 IgG	阴性（＜5AU）		
Ssa/Ro52 抗体 IgG	阳性（11AU）	RNA-P III抗体 IgG	阴性（＜5AU）		阳性：5AU
SAE-1 抗体 IgG	阴性（＜5AU）	Th/To 抗体 IgG	阴性（＜5AU）		
SAE-2 抗体 IgG	阴性（＜5AU）	Fibrillarin 抗体 IgG	阴性（＜5AU）		
NXP-2 抗体 IgG	阴性（＜5AU）	Nor-90 抗体 IgG	阴性（＜5AU）		

九、最后诊断

1. 中医诊断　肌痹（阴虚血瘀证）。
2. 西医诊断　①皮肌炎；②干燥综合征；③肺间质纤维化；④甲状腺功能减退。

十、相关知识

特发性炎性肌病（idiopathic inflammatory myopathies，IIM）是一组以四肢近端肌肉受累为突出表现的异质性疾病。以皮肌炎（dermatomyositis，DM）最为常见。DM 在任何年龄均可发病，儿童期和 40～60 岁，分别是该疾病的两个发病高峰，男女患者的比例大约为 1：2。DM 是系统性的自身免疫疾病，容易导致多脏器的损伤，肌肉和皮肤的症状是 DM 较有特异性的临床表现，该疾病常并发有肿瘤，是预后不良的因素之一。

影响 DM 发病的机制较多，遗传仍被认为是导致 DM 发病的重要因素，有研究表明具有 HLA-DR3 基因的人群罹患 DM 的风险更高，随着 DM 相关的 HLA 易感基因不断地被发现，提示基因在 DM 发病中的作用；本病可检测到较高水平的自身抗体，如合成酶抗体等，说明自身免疫异常，也在 DM 的发病中起着重要作用；感染被认为可以诱发 DM，慢性的感染可以激活 B 细胞，促成自身免疫反应发生。部分药物也可以诱发 DM，如 D- 青霉胺、降脂药、西咪替丁等，可能的机制为药物促进内皮细胞凋亡，机体细胞移位而产生新的抗原性，导致皮肌炎的发生。

肌肉病理最常见的改变为肌纤维变性、萎缩，萎缩纤维常呈束周分布血管周围或肌束膜炎性细胞浸润、小血管内膜增厚、血管内血栓形成、肌纤维局部梗死或亚急性缺血性损伤。微血管病变是皮肌炎早期和轻微患者的重要病理改变。肌肉病理的炎性细胞浸润仅见于 50% 患者，束周纤维萎缩是 DM 的特异性表现，未见炎性细胞浸润也可据此做出诊断。

对称性近端的肌无力是 DM 特征性的表现，约半数以上的患者可出现肌痛或肌压痛，肌肉受累伴有活动的受限；远端肌肉的受累少见，但随着疾病的进展，也可出现累及，甚至出现肌肉的萎缩，约半数的患者出现颈屈肌受累，导致抬头困难。

DM 有特征性的皮肤受累表现，皮肤和肌肉发生病变的先后并无规律。眶周皮疹是 DM 特征性的皮肤损害，60%～80% 的患者可以受累，呈水肿性紫红色皮疹，还可出现在面颊、鼻梁、颈部等，出现在前胸被称为"V 字疹"，出现在肩背部，则被称为"披肩征"。Gottron 是 DM 另一种特征性皮疹关节伸面的红色或紫红色斑丘疹，部分患者可出现鳞屑和局部的水肿；DM 可导致甲根皱襞处毛细血管扩张而出现红斑（甲周红斑），在手指的掌面和侧面也可出现皮肤过多角化、裂纹及粗糙（技工手见病例 30 图 3）。类似血管炎和脂膜炎也可出现于 DM 的患者，部分患者伴有雷诺氏征、皮下钙化等。

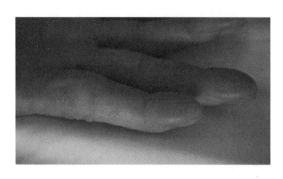

病例 30 图 3　技工手

DM 皮肤和骨骼肌外的表现较多，间质性肺炎、肺纤维化和胸膜炎是最常见的肺部受累，呼吸肌的受累可导致患者呼吸困难，累及喉部可以导致发音困难等；DM 累及消化道上段的横纹肌，可以出现吞咽的困难、呛咳等；则肿瘤和肌炎发病关系密切，其潜在机制可能与基因图标、副肿瘤综合征、免疫缺陷、免疫交叉反应等密切相关，还可能与某些自身抗体相关，根据研究表明 5% 的恶性肿瘤相关性皮肌炎（CAM）患者体内存在抗 -P155 及抗 -P140 抗体。

半数的 DM 患者也可以出现关节痛或关节炎，以关节症状为首发表现的患者少见，多为肌肉病变后出现的关节受累，以手足对称性的小关节为主（包括掌指关节、近端指间关节和腕关节），有一定的自限性，1 个月左右可自行消退，较少出现侵蚀性关节炎，可出现骨质疏松的表现。合成酶抗体阳性的患者表现出早期 RA 的关节症状，临床需要注意鉴别。

糖皮质激素仍然是治疗皮肌炎的首选药物。根据病情变化，予甲泼尼龙 1 ～ 2mg/kg 治疗 1 ～ 4 周。对于有严重的肌肉病变患者或进展性肺间质病变的患者，可予甲泼尼龙冲击治疗，甲泼尼龙每日 500 ～ 1000mg，连续静脉滴注 3 天；诊断明确者应加用免疫抑制药治疗，最常见的如甲氨蝶呤、环磷酰胺等，吗替麦考酚酯是一种新兴的免疫抑制药，对可选择性的抑制 T 淋巴细胞和 B 淋巴细胞，通过抑制细胞表面黏附分子的合成发挥抑制免疫的作用，限制炎症反应，但相较于环磷酰胺，吗替麦考酚酯对肝、骨髓细胞影响较小。对于复发性和难治性的病例，可考虑加用丙种球蛋白。

DM 的患者也可以有滑膜炎的改变，表现为关节的肿痛，此时需要与类风湿关节炎等以滑膜受累为主要表现的疾病相鉴别，注意详细询问病史，肌痛和关节痛患者往往难以分辨或表述不清，注意查体，肌肉和关节是否有较为明显的压痛，避免漏诊误诊。部分学者认为 DM 属于肿瘤相关性疾病，DM 的患者应高度重视肿瘤的排查，因此患者入院即嘱患者查肺部 CT ＋全腹 CT。影像学无明显异常，肿瘤标志物无明显升高，暂排除肿瘤可能。明确诊断后即予甲泼尼龙 40mg 1 次 / 日治疗。免疫抑制药物的限制：现代药理研究表明，甲氨蝶呤有诱发肺间质纤维化可能，且患者为育龄期女性，因个人原因暂不欲用环磷酰胺，故加用玛替麦考酚酯 0.5g 2 次 / 日，后加量至 0.75mg 3 次 / 日；患者肺间质纤维化病史，加用富露施、百令胶囊抗纤维化治疗，使用甲泼尼龙治疗后，每周复查心肌酶谱、肝肾功能，症状缓解明显，甲泼尼龙减至 32mg 1 次 / 日，症状好转后出院，门诊继观。

参考文献

[1] 中华医学会风湿病学分会 . 多发性肌炎和皮肌炎诊断及治疗指南 . 中华风湿病学杂志，2010，14（12）：828-831

[2] 陈丽，李丽琴 . 皮肌炎的诊断与治疗 . 皮肤病与性病，2011，33（4）：201-203

[3] 刘智，陈琳，郭玉璞，等 . 以束周萎缩为肌肉病理特点的皮肌炎患者的临床病理分析 . 中华内科杂志，2012，51（9）：698-701

[4] 代丽美，陈爱明，王彩梅，等 . 皮肌炎和多发性肌炎肌肉微血管病变的病理和免疫病理改变 . 中华皮肤科杂志，2012，45（10）：711-713

[5] 武涛，何晓，谢卫龙，等 . 皮肌炎 12 例临床与病理分析 . 陕西医学杂志，2015，44（11）：1542-1543

病例 **31** 强直性脊柱炎

一、一般资料

患者谭某某，男性，39岁。

主诉：腰背部疼痛9年，伴右髋关节疼痛2年。

现病史：患者9年前无明显诱因出现下腰背部疼痛，臀部交替疼痛，伴晨僵，夜间翻身困难，活动后减轻，休息难以缓解，无发热、皮疹，无口眼干，无脱发、口腔及外阴溃疡，无四肢其他关节肿痛，就诊于青医附院。查HLA-B27阳性，骶髂关节CT及MRI符合强直性脊柱炎表现，诊断为强直性脊柱炎，后患者间断口服非甾体抗炎药治疗，关节症状改善不显，呈进行性加重，腰背部出现活动受限。3年前右眼分泌物，就诊于眼科，诊断为："虹膜炎（右）"，给予免疫抑制、抗炎止痛等治疗，病情好转。分别于2015年5月、6月、7月、9月应用"类克（注射用英夫利西单抗）"治疗，后患者因有生育要求停用药物。2年前患者无明显诱因右髋疼痛加重，抗感染治疗效果不显，现为进一步综合诊疗，收入我科。入院症见：下腰背疼痛，夜间翻身困难，休息难以缓解，右髋关节疼痛显，活动后加重，自发病以来精神可，无脱发、口干、眼干，无雷诺现象、口腔溃疡等，饮食、睡眠佳，大小便正常，体重无明显变化。

既往史：骨质疏松症病史2年，慢性胃炎病史1年，肺结节病史1年，骨关节炎病史1年，未系统治疗；陈旧性虹膜炎、脂肪肝病史不详，无其他慢性病史，无其他传染病史，预防接种史不详，无过敏药物及食物，无手术史，无重大外伤史，无输血史。

个人史、婚育史、家族史：生于山东省，否认疫区、疫情、疫水接触史，否认吸毒史，否认冶游史，否认吸烟、饮酒史。已婚，结婚年龄34，未育，家人体健。1表哥患银屑病。否认其他遗传家族病史。

二、体格检查

T：36.9℃，P：80次/分，R：20次/分，BP：116/76mmHg。中年男性，发育正常，营养良好，神志清楚，精神正常。语言正常，表情自如，自主体位，慢性面容，安静状态，查体合作。皮肤弹性良，无皮下结节，无皮下出血，无肝掌、蜘蛛痣，无皮疹，无水肿，无瘢痕，全身浅表淋巴结未触及肿大。头颅正常，无畸形，毛发分布均匀，眼睑正常，球结膜正常，巩膜无黄染，双侧瞳孔等大等圆，直径左：右约 3mm ∶ 3mm，对光反射正常。耳郭外观正常，外耳道无分泌物，乳突无压痛。鼻外观正常，鼻翼无煽动，鼻腔无分泌物，口唇红润，口腔黏膜正常，伸舌居中，咽部正常，咽反射正常，扁桃体无肥大，颈部抵抗无，气管居中，甲状腺未触及肿大，颈动脉搏动正常，颈静脉正常。胸廓对称，无畸形，无隆起，无塌陷，乳房无异常，肋间隙正常，无三凹征，呼吸动度两侧对称，节律规则。触诊无胸膜摩擦感，语音震颤有，叩诊清音，听诊双肺呼吸音清，无干湿性啰音。心前区无隆起，心尖冲动正常，心浊音界正常，心率 80 次 / 分，律齐，各瓣膜听诊区杂音未闻及病理性杂音。腹部平坦，呼吸运动正常，无肠胃型蠕动波，无局部隆起，全腹柔软，无压痛、无反跳痛，未触及腹部包块，肝脾肋下未触及，腹部叩诊鼓音，双肾区无叩痛，移动性浊音阴性，肠鸣音正常。肛门、直肠检查未查，外生殖器未查。双下肢无水肿。腹壁反射正常，膝腱反射正常，跟腱反射正常，巴宾斯基征阴性、脑膜刺激征无。

三、专科检查

颈椎活动受限，右髋关节屈伸活动受限，右侧腹股沟压痛，双侧"4"字试验（+），Schober 试验（+），指地距 50cm，胸颌距 3cm，枕墙距 7cm；双下肢直腿抬高试验（+）。

四、辅助检查

颈椎＋胸椎＋腰椎正侧位（病例 31 图 1）：符合强直性脊柱炎改变；颈椎、胸椎、腰椎退行性改变。骶髂关节 CT：可见双侧骶髂关节关节面融合（病例 31 图 2）（2018年 12 月 26 日，我院）。

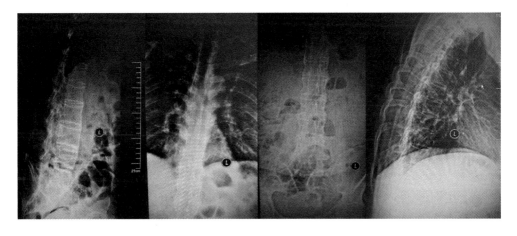

病例 31 图 1　颈椎 + 胸椎 + 腰椎正侧位

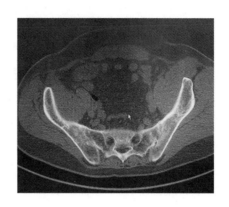

病例 31 图 2　骶髂关节 CT

五、初步诊断

1．中医诊断　大偻（肾虚督空证）。

2．西医诊断　①强直性脊柱炎；②陈旧性虹膜炎；③脂肪肝；④肺结节；⑤中度骨质疏松症；⑥慢性胃炎；⑦骨关节炎。

六、诊断依据

1．中医辨病辨证依据　中年男性，腰背部疼痛 9 年，伴右髋疼痛 2 年下腰背疼痛，休息不能缓解，活动减轻，晨僵，综合脉证，四诊合参，本病属于中医学"大偻"范畴，证属肾虚督空证。患者为青年男性，腰痛多年，先天不足，肾精亏虚，不合则痛，久病必瘀，不通则痛，故腰痛、右髋关节痛；舌脉具为佐证。

2．西医诊断依据

（1）中年男性，腰背部疼痛 9 年，伴右髋疼痛 2 年。下腰背疼痛，活动后减轻，休息不能缓解，晨僵，夜间症状加重。

（2）专科查体：双侧"4"字试验（+），Schober 试验（+），指地距 50cm，胸颌距 3cm，枕墙距 7cm；双下肢直腿抬高试验（+）。

（3）辅助检查：骶髂关节 CT 可见双侧骶髂关节关节面融合。

根据 1984 年强直性脊柱炎的纽约标准；胸廓活动度减低，腰椎前后活动受限，下腰背疼痛时间超过 3 个月，且双侧骶髂关节炎Ⅳ级。可诊断强直性脊柱炎。

七、鉴别诊断

1．腰椎间盘突出症　多为腰椎的退行性变，多表现为机械性疼痛，与 AS 的下腰背疼痛不同，活动后加重，休息可以缓解，无明显晨僵，一般无炎症指标增高，骶髂关节无受累，无韧带钙化。

2.　致密性骨炎　多见于女性，中青年多见，尤其是有过怀孕、分娩史或长期站立的女性，主要表现为慢性的腰痛，骶髂关节正位片显示髂骨延着骶髂关节中下 2/3 部位有明显的骨硬化区，与强直性脊柱炎不同，密度均匀，不侵犯骶髂关节面，无关节的破坏。

3.　弥漫性特发性骨肥厚综合征　发病多在 50 岁以上男性，伴有脊柱关节痛、僵硬感及逐渐加重的脊柱运动受累，其 X 线也可出现韧带钙化，但弥漫性特发性骨肥厚综合征多不侵犯骶髂关节，HLA-B27 多呈阴性，炎症指标往往增高。

八、诊疗经过

入院后完善相关检查，血沉 64mm/h；血常规：PLT：357×10^9/L；甲状腺功能：无明显异常；生化：关节炎组合：C- 反应蛋白 23.62mg/L。尿常规：白细胞弱阳性，尿比重 ≥ 1.030。肿瘤标志物：癌胚抗原 6.19ng/ml；HLA-B27：阳性（＋），HIV、RPR、乙肝无明显异常。于外院查 PPD 实验阴性，肺部 CT 可见结节。患者入院时仍下腰背不适，足时足量服非甾体抗炎药半年，炎症指标缓解，关节症状改善不显，仍有晨僵，夜间翻身困难。即加用人 II 型肿瘤坏死因子抗体融合蛋白（益赛普）50mg 1 次 / 周皮下注射控制关节炎症；予云克 20ml 1 次 / 日改善骨代谢，抗炎止痛；予外用氟比洛芬凝胶贴膏 2 贴外用 1 次 / 日抗炎止痛；奥美拉唑镁肠溶片 20mg 1 次 / 日抑酸保胃；骨化三醇胶囊 0.25μg 1 次 / 日；碳酸钙 D_3 片 0.6g 1 次 / 日补充钙质，促进钙质吸收。入院第 5 天，患者自述受凉后头痛，暂停生物制剂治疗，予苦甘颗粒 2 包 3 次 / 日，服药 2 天后外感症状缓解；中医以温阳散寒为主，予督灸治疗，中药薰药治疗温阳散寒止痛，予云克治疗 10 天后停用，症状改善出院。出院继用生物制剂，美洛昔康控制关节炎症，下腰背疼痛缓解，已无晨僵。2019 年 1 月 17 日复查，血沉 17mm/h，骶髂关节 CT 示双髋关节改变，双侧骶髂关节炎症改变，符合强直性脊柱炎表现。患者现病情稳定益赛普改为 10 天注射一次，风湿病科随诊。

九、最后诊断

1.　中医诊断　大偻（肾虚督空证）。

2.　西医诊断　①强直性脊柱炎；②陈旧性虹膜炎；③脂肪肝；④肺结节；⑤中度骨质疏松症；⑥慢性胃炎；⑦骨关节炎。

十、相关知识

强直性脊柱炎（ankylosing spondylitis，AS）是一种侵犯中轴关节尤其是骶髂关节为主的慢性关节疾病，临床上多见中轴关节活动受限，导致脊柱关节韧带的骨化和纤维化，甚至畸形、强直，导致的功能失用，也可侵犯外周关节。AS 虽在世界广泛分布，但不同区域和种族间差异明显，根据流行病学调查，我国汉族人群 AS 患病率为 0.20%～0.54%，患者多为 15～35 岁的青少年，男性患者居多，男女比约 2：1。

AS 的发病也被认为是多因素共同作用导致的，但是遗传在 AS 的发病里非常重要的作用。AS 患者多有较为显著的家族聚集性，HLA-B27 是强直性脊柱炎的易感基因，在我国，AS 患者中 HLA-B27 阳性率达 80%～95% 以上，而正常群体中仅为 3%～7%。细胞因子（如 TNA-α、白介素 -17、白介素 -23）可在基因的介导下，增加机体的免疫活性，导致自身免疫性炎症。近年来，肠道菌群和 AS 发病之间的关系是目前研究的热门，调查显示，AS 的患者合并有炎性肠病的患者占到总数的 5%～10%，实验研究也表明，白介素 -23 通过肠道微生物的介导，导致水平升高，刺激了肠道免疫功能的异常，导致了慢性的免疫炎症的发生。

AS 主要为肌腱的附着点炎，也可出现滑膜炎，其发病较为隐匿，发病之初间断性地出现腰背部的不适，随着病情的发展，逐渐出现炎性腰背痛的特点，如臀部交替疼痛、夜间疼痛、翻身困难、晨起僵硬、活动后减轻、休息难以缓解等。臀部的疼痛可随着疾病的进展，逐渐出现由交替，变为双侧，有间歇性的疼痛，发展为持续性疼痛。部分患者还可以出现胸肋关节受累，导致胸廓活动受限。

外周关节的病变在 AS 患者中也不少见，24%～75% 的 AS 患者伴有外周关节受累；AS 的外周关节受累主要为多表现为寡关节炎，容易侵犯大关节，尤其是下肢关节，年纪越小的患者，越容易出现外周关节的受累。髋关节受累是 AS 预后不良的一大因素，大多数髋关节受累出现在患病的前 5 年，主要表现为腹股沟的疼痛，髋关节活动受限，负重活动后加重，同中轴关节一样，可以出现比较明显的晨僵，夜间加重，活动减轻。部分患者出现髋关节强直，此为 AS 导致残疾最主要的原因。此外 AS 还多侵犯踝、膝、肩关节等，但除了髋关节外，在其他关节并不常见骨质的破坏，主要以炎症性的关节炎为主。

AS 也可以累及眼、血管、肺等脏器，造成系统性损害。其中以眼部的受累最为常见，约占 AS 患者总数的 1/4。大部分患者的眼部症状出现于关节症状之后，典型的为葡萄膜炎，可单侧，也可双侧发病，伴有眼部的充血、疼痛、畏光等。

AS 的常规实验室检查无特异性，活动期患者可见炎症指标升高（红细胞沉降率、C- 反应蛋白），轻度的贫血，免疫球蛋白增高。HLA-B27 在 AS 的患者中的阳性率约为 90%，但有大约 10% 的患者呈阴性，因此 HLA-B27 只能作为 AS 的辅助诊断的手段。影像学检查对 AS 有诊断意义，尤其是骶髂关节 CT，有较高的密度分辨能力，可以较为清晰地反映出骶髂关节有无间隙的狭窄和破坏；对于疾病早期，关节病变未出现明确的骨质破坏，MRI 可以较为有效地发现骶髂关节软骨的炎症；AS 在 X 线的表现也较为特异，病程较长的患者，脊柱椎体可以出现那方形变和椎体的骨质疏松，脊柱韧带钙化，骨桥形成，最后发展为竹节样变。

AS 的下腰背疼痛较有特异性，对 AS 的诊断和对初诊患者的筛选极为重要。2009 年国际 AS 评估小组提出了炎性背痛标准：①发病的年龄小于 40 岁；②起病隐匿；③症状活动后减轻；④休息可加重患者症状；⑤夜间痛（起床后好转）。符合上述 5 项指标中的 4 项，炎性背痛的诊断可以成立。初诊患者出现炎性的腰背痛，需要警惕是否合并有其他的脊柱关节病，或者强直性脊柱炎。

AS 的诊断标准，目前临床上多用的是 1984 年的纽约标准，其主要内容为：①下腰背痛持续至少 3 个月，活动后症状减轻，休息不能缓解；②腰椎的在前后和侧屈方向活动受限；③胸廓扩展范围小于同年龄和性别的正常值；④双侧骶髂关节炎 Ⅱ～Ⅳ级，或单侧骶髂关节 Ⅲ～Ⅳ级，如果患者具备第 4 条，并附加有 1～3 条任意一条，可诊断为 AS。患者出现 X 线和 CT 的影像学改变多在疾病发展到一定程度，伴有明显的骨破坏才可诊断，因此存在对早期患者难以诊断的问题，对 AS 患者的早期诊疗，仍是现在的重点难点。

非药物治疗对强直性脊柱炎的治疗有着重要的作用，可以有效地改善关节的活动度，避免因为韧带钙化导致的关节活动受限，提高椎体旁肌肉的力量，减轻患者的疼痛。非甾体抗炎药仍是 AS 首选的药物，其治疗对 AS 的患者较为敏感，可以快速的缓解腰背部不适，减轻晨僵和关节肿痛，部分学者甚至认为非甾体抗炎药在对抑制 AS 的影像学进展有一定作用。慢作用抗风湿药可以用于外周关节受累的患者，首选柳氮磺胺吡啶，也可以选择甲氨蝶呤和来氟米特等；尚无临床研究证实慢作用抗风湿药对中轴关节受累有缓解作用；生物制剂对缓解 AS 的病情有着很好的临床疗效，可以有效地抑制关节炎症，但对于 TNA-α 是否能减缓影像学进展，尚需进一步研究。强直性脊柱炎的患者不主张全身性地使用糖皮质激素，对局部炎症明显的滑膜炎，或者肌腱端的疾病，可以使用糖皮质激素局部注射治疗。眼前色素膜炎可以通过扩瞳和激素点眼得到较好控制。近年来研究发现沙利度胺和肿瘤坏死因子类似的作用，可以抑制 TNA-α 的炎症通路，进而控制 AS 的关节炎症，可从 50mg 1 次 / 日起服用，逐渐加量至 150～200mg，每晚睡前 1 次。但沙利度胺可能导致嗜睡，以及不可逆的神经损害，当出现四肢的麻木等症状后，应立即排除是否为沙利度胺的不良反应，及时停药。

中医认为强直性脊柱炎多为先天不足，脏腑失调，由于外感邪气或者内伤引动，导致龙雷之火上越所致。有 AS 与中医体质相关性的调查结果显示，阳虚体质和痰湿体质更容易引起 AS 的发生，根据不同的体质和证型，辨证论治，不仅能缓解强直性脊柱炎关节症状，而且对于西药也有增效减毒的作用。中医外治对 AS 的治疗也有较为广阔的前景，有研究表明，督灸能够改善 AS 患者躯体功能，改善其生存质量，对

AS 的现代治疗是很好的补充。

该患者下腰背痛 9 年，入院后完善相关检查，双侧骶髂关节融合，胸廓活动度受限，脊柱韧带钙化，骨桥形成，根据 1984 年的分类诊断标准，双侧骶髂关节炎炎症已经达到 4 级，伴有胸廓活动受限，强直性脊柱炎诊断较为明确。强直性脊柱炎患者病情隐匿，有时炎性指标往往和病情进展并不平行，但该名患者入院时炎症指标异常，关节症状较为显著。入院前患者足时足量服用一种非甾体抗炎药 2～4 周无效，可换用其他的非甾体抗炎药，病情仍难以缓解，故予生物制剂治疗，加药需要注意，长期使用生物制剂有增加感染和肿瘤的风险，故患者应用生物制剂前，排除肿瘤、结核、乙肝、HIV、梅毒等疾病，注意定期复查免疫和感染指标。入院完善检查，已排除肿瘤、感染等疾病，予益赛普 50mg 皮下注射 1 次 / 周，患者关节症状明显改善，症状好转后出院。

参考文献

[1] 中华医学会风湿病学分会．强直性脊柱炎诊断及治疗指南．中华风湿病学杂志，2010，14（8）：557-559

[2] 钱佳丽，余毅，毛盈颖，等．强直性脊柱炎家系流行病学调查和中医体质分析．中华中医药杂志，2017，32（12）：5599-5602

[3] 陈蕊雯，王勇，孙叔汉，等．强直性脊柱炎易感基因的研究进展．遗传学报，2005，32（10）：1108-1114

[4] 张立，房功思，韩仁芳，等．肠道菌群与强直性脊柱炎的研究进展．中国优生与遗传杂志，2018，26（9）：124-126

[5] 何静，李敏，李程，等．督灸治疗强直性脊柱炎的 meta 分析．中华中医药学刊，2020,38（2）：102-107

病例 **32** 类风湿关节炎合并强直性脊柱炎

一、一般资料

患者张某某，男性，69 岁。

主诉：左侧髋部，下腰背痛 40 年，四肢关节痛 3 年。

现病史：患者 40 年前无诱因出现左侧髋部，下腰背痛 40 年，休息难以缓解，晨僵 1 小时，夜间翻身困难，无发热、皮疹、无光过敏、无皮肤僵硬、无口干眼干、无口腔溃疡及外阴溃疡，就诊于当地医院，诊断为"强直性脊柱炎"。未规范治疗，间断服用双氯芬酸钠。3 年前无明显诱因出现四肢关节肿痛，未系统治疗，后逐渐累及双肩关节不适、左肘、双腕及双手中指近端指间关节肿痛，晨僵，倦怠乏力，劳累后关节症状反复，无畏风寒，阴雨天关节症状无明显变化，自述 2 年前开始服用醋酸泼尼松片 10mg 1 次 / 日，10 天前无明显诱因关节症状反复，自述改为地塞米松 0.75mg 1 次 / 日，现为求进一步缓解关节症状，明确诊断，收入我院。患者入院症见：左髋关节和下腰背仍有疼痛，双手部分关节，双腕关节，双肩关节疼痛，晨僵，活动不利，胃脘无不适，纳眠可，二便调，近 3 年体重减轻 12kg。

既往史：胃溃疡病史 2 年；2 型糖尿病病史 3 年，未规律服药，血糖控制情况不详；高血压病病史 10 年，血压最高达 170/90mmHg，间断服用地平类药物，未规律监测血压。有冠心病史 10 年；无结核、肝炎等传染病史，预防接种史不详，无过敏药物及食物，肠息肉切除后 3 年，2 年前因颈椎脱位行手术治疗。无重大外伤史，无输血史。

个人史、婚育史、家族史：生于山东省，否认疫区、疫情、疫水接触史，否认吸毒史，否认冶游史，否认吸烟、饮酒史。适龄婚育，育有 2 子。家族史：2 子均有强直性脊柱炎。否认其他家族性疾病。

二、体格检查

T：36.5℃，P：68 次 / 分，R：17 次 / 分，BP：154/85mmHg。老年男性，发育正常，营养良好，神志清楚，精神正常。语言正常，表情自如，自主体位，慢性面容，安静状态，查体合作。皮肤弹性良，无皮下结节，无皮下出血，无肝掌、蜘蛛痣，无皮疹，无水肿，无瘢痕，全身浅表淋巴结未触及肿大。头颅正常，无畸形，毛发分布均匀。眼睑正常，球结膜正常，巩膜无黄染，双侧瞳孔等大等圆，直径左：右约 3mm ：3mm，对光反射正常。耳郭外观正常，外耳道无分泌物，乳突无压痛。鼻外观正常，鼻翼无煽动，鼻腔无分泌物，口唇红润，口腔黏膜正常，伸舌居中，咽部正常，咽反射正常，扁桃体无肥大，颈部抵抗无，气管居中，甲状腺未触及肿大，颈动脉搏动正常，颈静脉正常。胸廓对称，无畸形，无隆起，无塌陷，乳房无异常，肋间隙正常，无三四征，呼吸动度两侧对称，节律规则。触诊无胸膜摩擦感，语音震颤有，叩诊清音，听诊双肺呼吸音清，无干湿性啰音。心前区无隆起，心尖冲动正常，心浊音界正常，心率 68 次 / 分，律齐，各瓣膜听诊区杂音未闻及病理性杂音。腹部平坦，呼吸运动正常，无肠胃型蠕动波，无局部隆起，全腹柔软，无压痛、无反跳痛，未触及腹部包块，肝脾肋下未触及，腹部叩诊鼓音，双肾区无叩痛，移动性浊音阴性，肠鸣音正常。肛门、直肠检查未查，外生殖器未查。双下肢无水肿。腹壁反射正常，膝腱反射正常，跟腱反射正常，巴宾斯基征阴性、脑膜刺激征无。

三、专科检查

颈椎后凸畸形，前屈、后伸活动困难。双侧骶髂关节压痛，枕墙距 6cm，指地距 10cm，双侧 4 字试验阳性。双手中指近端指间关节膨大，双腕及左肘关节肿，压痛。

四、辅助检查

骶髂关节 CT：双侧骶髂关节可见虫蚀样改变。

五、初步诊断

1. 中医诊断　大偻（肝肾亏虚证）。
2. 西医诊断　①强直性脊柱；②高血压（2 级很高危）；③ 2 型糖尿病；④冠状动脉粥样硬化性心脏病（心功能Ⅱ级）；⑤胃溃疡。

六、诊断依据

1. 中医辨证辨病依据　患者老年男性，四肢关节肿痛，腰痛不利，致夜加重，晨起僵硬，活动不利，纳眠可，二便调。舌淡红，苔白，脉弦。综合脉证，四诊合参，本病属于中医学"大偻"范畴，证属"肝肾亏虚证"。患者老年男性，先天不足，肝肾精气不足，不能充养筋脉百骸，日久则至不荣则痛；气脉不畅，久病必瘀，不通则痛，舌脉具为佐证。

2. 西医诊断依据

（1）患者发病时为青年男性，下腰背疼痛，伴有晨僵，夜间翻身困难，休息症状难以缓解。

（2）专科查体：颈椎后凸畸形，双侧骶髂关节压痛，枕墙距 6cm，指地距 10cm，双侧 4 字试验阳性。

（3）辅助检查：骶髂关节 CT 示，双侧骶髂关节可见虫蚀样改变。

根据 1984 年强直性脊柱炎纽约标准，符合强直性脊柱炎诊断标准。

七、鉴别诊断

1. 椎间盘突出　同样有明显的腰背痛，但该病主要以退行性变为主，无全身症状，腰背部疼痛表现为机械性的疼痛，随着活动症状加重，休息后可缓解，该病限于脊柱，无骨侵蚀，也无骶髂关节破坏，HLA-B27 多呈阳性。

2. 弥漫性特发性骨肥厚（DISH）综合征　中老年男性多见，主要表现为脊柱僵硬疼痛，脊柱运动受限。X 线表现和强直性脊柱炎类似，可出现韧带钙化，可见连接至少 4 节椎体前外侧的流注形钙化与骨化，但炎症指标一般无变化，无系统性的病变，也不累及骶髂关节。

3. 致密性骨炎　也可出现较明显的下腰背疼痛，但致密性骨炎多见于中青年女性，尤其是有多次怀孕、分娩史或从事长期站立职业的女性。CT 或 X 线检查可见骶髂关节之中下 2/3 部位有明显的骨硬化区，其病变以硬化为主，无明显的骨侵蚀。

八、诊疗经过

患者入院时关节症状明显予美洛昔康 15mg　1 次 / 日抗炎止痛；奥美拉唑镁肠溶片 20mg　1 次 / 日抑酸保护胃黏膜；云克 20ml　1 次 / 日抗炎，改善骨代谢。并完善相关检查，查乙肝五项、抗 HIV 抗体、血浆反应素实验、肿瘤标志物、电解质、补体 C3 和 C4、甲状腺激素全套、心肌梗死三项、凝血功能、三大常规无异常，ANA 及 ENA 谱、ANCA、APS 抗体均为阴性；生化全套：葡萄糖 8.1mmol/L；低密度脂蛋白 4.06mmol/L；类风湿因子 173.11U/ml，C- 反应蛋白 18.05mg/L；降钙素原 0.058ng/ml；抗环瓜氨酸肽抗体 159.9U/ml；糖化血红蛋白 8.80%；血沉 39.00mm/h；HLA-B27 阳性。肺 CT：双上肺小结节灶，建议 3 ～ 6 个月复查；左上肺钙化灶；左肺舌叶慢性炎症。双侧胸膜增厚。心电图：大致正常心电图。

上级医师查房，详查患者病情，骶髂关节影像学检查示双侧骶髂关节可见虫蚀样改变，查体示胸廓活动受限，下腰背疼痛持续时间超过 3 个月，符合强直性脊柱炎诊断标准。首选非甾体抗炎药和缓解患者关节炎症，控制病情。但患者双手关节对称性小关节肿痛，且伴有抗 CCP 抗体和类风湿因子增高，强直性脊柱炎难以解释，嘱进一步完善双手关节的影像学检查，明确诊断是否合并有其他自身免疫疾病。嘱患者于外院查 T-SPOT，患者足时足量服用非甾体抗炎药，难以控制病情，考虑排除感染后加用生物制剂。患者既往高血压病病史，予坎地沙坦酯胶囊降压；瑞舒伐他汀钙片调脂治疗。患者有糖尿病，拒绝应用胰岛素，予格列汀片、格列齐特缓释片控制血糖。

进一步完善检查：双手正斜位＋双腕关节正侧位＋左肘关节正侧位片：双腕、双手及左肘可见骨侵蚀（病例 32 图 1）。颈椎＋胸椎＋腰椎正侧位片：呈竹节样变，符合强直性脊柱炎临床表现（病例 32 图 2）。骨密度：骨质疏松症。骶髂关节 MRI：①左髂骨异常信号，建议临床进一步检查；②双侧骶髂关节融合、脂肪变性，结合临床符合强直性脊柱炎（病例 32 图 3）。

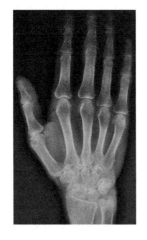

病例 32 图 1　右手正位

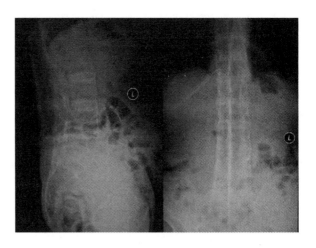

病例 32 图 2　腰椎正侧位

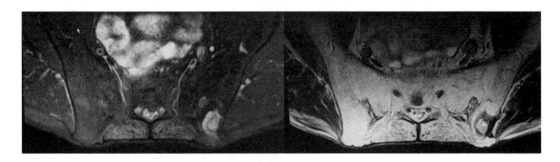

病例 32 图 3　骶髂关节 MR

上级医师查房，患者四肢关节肿痛，双腕关节、双手部分掌指关节、近端指间关节受累，影像学可见骨侵蚀，查抗 CCP 抗体和类风湿因子高滴度阳性。根据 2009 年 ACR/Eular 关于类风湿关节炎的分类诊断标准，滑膜炎持续时间超过 6 周，可评 1 分；关节受累可评 3 分；CCP 和 RF 高低滴度升高可评 3 分；血沉和 CRP 增快可评 1 分；总分大于 6 分，考虑四肢关节受累影像学可见骨侵蚀，强直性脊柱炎难以解释，故诊断类风湿关节炎。患者炎症指标较高，嘱继服美洛昔康，加用雷公藤多甙片 20mg　2 次 / 日抑制免疫。根据患者实验室检查，查乙肝、HIV、结核无明显异常，查肿瘤标志物，腹部彩超和肺部 CT 初步排除肿瘤，考虑加用肿瘤坏死因子 TNA-α 抑制药控制病情，予益赛普 50mg 皮下注射 1 次／周。

入院 10 日后复查，C- 反应蛋白 9.10mg/L，血沉 35mm/h，查患者病情，下腰背疼痛减轻，双手掌指关节，近端指间关节不适减轻明显，仍有晨僵，15 分钟可缓解，患者病情较入院好转明显，嘱门诊定期复查，调整免疫治疗方案。

九、最后诊断

1. 中医诊断　大偻（肝肾亏虚证）。

2. 西医诊断　①强直性脊柱炎；②类风湿关节炎（活动期）；③高血压（2 级很高危）；④ 2 型糖尿病；⑤冠状动脉粥样硬化性心脏病（心功能Ⅱ级）；⑥胃溃疡。

十、相关知识

类风湿关节炎和强直性脊柱炎是两种独立存在的自身免疫疾病，类风湿关节炎主要以侵蚀性关节炎为主，容易侵犯小关节，伴有晨僵，强直性脊柱炎则主要以肌腱附着点炎为主，容易累以脊柱各关节、骶髂关节和外周关节；相关文献表明两者合并的患病率为 0.002%～ 0.042%，临床较为少见。但部分研究表明，两者合并的概率可能远远高于文献报道；诊断需要分别满足类风湿关节炎和强直性脊柱炎的分类诊断标准。

类风湿关节炎和强直性脊柱炎的发病，均以多活化 T 细胞为主，有多种细胞因子（如白介素 -17、白介素 -23、肿瘤坏死因子等）导致的免疫损害，都可以有急性的关节症状，伴有炎症指标增高，关节红肿热痛。因此很多以外周关节为主要表现的强直性脊柱炎，中轴受累并不明显，临床极容易造成漏诊，外周受累的强直性脊柱炎也可出现红肿热痛等炎性关节炎表现，伴有晨僵，实验室检查可见血沉和 C- 反应蛋白增高；但不同于类风湿关节炎，强直性脊柱炎的外周关节受累表现多为寡关节炎，且以累及大关节为主，较少出现关节的破坏。外周关节受累的患者，骶髂关节也多伴有强直性脊柱炎的影像学改变。类风湿关节炎患者往往有自身抗体的阳性，强直性脊柱炎属于血清阴性脊柱关节病的一种，可出现 HLA-B27 阳性，自身抗体指标往往正常。

有研究表明类风湿关节炎和强直性脊柱炎合并好发于青年男性，多在出现强直性脊柱炎相关症状 10 余年后，出现类风湿相关临床表现。对中轴型的强直性脊柱炎，免疫抑制药并无确切的疗效，但临床一旦诊断有强直性脊柱炎合并类风湿关节炎，应当积极予免疫抑制药治疗。相关研究表明，两病合并出现，患者对诊疗反应不如单一疾病疗效好，需多种药物联合使用。病情加重的患者，尽早使用生物制剂，病情能很快得到控制。

　　患者入院时炎症指标较高，关节症状明显，服用非甾体抗炎药症状改善不明显，且类风湿关节炎诊断较为明确，考虑类风湿关节炎处于活动期，可加用小剂量激素（≤7.5mg），在非甾体抗炎药起效前，缓解关节炎症，起到桥梁作用。但静脉和口服糖皮质激素对强直性脊柱炎的治疗不良反应较大，且对肌腱附着点炎为主的炎症效果欠佳，糖皮质激素可能导致股骨头的无菌性坏死，且强直性脊柱炎较易侵犯髋关节，避免髋关节受累的风险增加，暂不考虑糖皮质激素的治疗，予生物制剂配合免疫抑制药控制关节病情。

参考文献

[1] 中国医学会风湿病学分会.强直性脊柱炎诊断及治疗指南.中华风湿病学杂志，2010，14（8）：557-559

[2] 中国医学会风湿病学分会.类风湿关节炎诊断及治疗指南.中华风湿病学杂志，2010，14（4）：265-270

[3] 李云，张强，许万博.类风湿关节炎合并强直性脊柱炎的临床及影像学特点分析.影像研究与医学应用，2019，3（16）：244-245

[4] 冯波，马焕焕，王丽芹，等.类风湿关节炎合并强直性脊柱炎的临床及影像学特点.青岛大学学报（医学版），2018，54（4）：468-471

[5] 刘婧，贾园，李茹，等.类风湿关节炎合并强直性脊柱炎3例.北京大学学报（医学版），2014，46（1）：149-154

[6] 王述进，刘旭峰，黎国红.类风湿性关节炎合并强直性脊柱炎临床诊断特征分析.中华诊断学电子杂志，2015，3（1）：52-53

病例 **33** 痛风性关节炎

一、一般资料

患者孙某某，男性，41 岁。

主诉：反复多关节肿痛 10 余年，再发 2 个月。

现病史：患者 10 余年前进食高嘌呤饮食后出现第一跖趾关节肿痛，夜间发病，触痛明显，有刀割感，就诊于当地卫生所。自述查血尿酸值在 600mmoL/L 左右，诊断为痛风性关节炎，予秋水仙碱，效可。约一年发作一次，疼痛时即服用秋水仙碱，未系统降尿酸治疗，后逐渐累及多关节肿痛。2 个月前患者食用海鲜后，右足第一跖趾关节肿胀，右手触痛，12 小时内疼痛达到高峰。行中医治疗，并服用秋水仙碱，症状改善不显，四肢仍有疼痛，生活不能自理；为求进一步诊疗，收入我院。患者入院症见：右手触痛显，有针刺样、烧灼样疼痛，皮温高，双膝、双踝、左足第一跖趾关节肿痛；四肢、躯干可散见暗红色皮疹，色暗红，可见白色鳞屑，无瘙痒、无渗出，倦怠乏力，无头痛头晕、无胸闷心慌、无口疮，无脱发，胃脘无明显不适，纳眠可，二便调，近期体重无明显变化。

既往史：银屑病病史 20 年，自述曾使用地塞米松、甲氨蝶呤等药物治疗，症状反复，1 个月前于本院皮肤科住院，予中药配合免疫治疗，稍有好转，现未服用药物。无其他慢性病史，无其他传染病史，预防接种史不详，无过敏药物及食物，无手术史，无重大外伤史，无输血史。

个人史、婚育史、家族史：生于山东省，否认疫区、疫情、疫水接触史，否认吸毒史，否认冶游史，否认吸烟、饮酒史。已婚，适龄婚育，育有 1 女，家人体健。无家族遗传病史。

二、体格检查

T：37.1℃，P：89 次/分，R：20 次/分，BP：109/77mmHg。中年男性，发育正常，营养良好，神志清楚，精神正常。语言正常，表情自如，自主体位，慢性面容，安静状态，查体合作。左足第一跖趾关节可见痛风结节，无皮下出血，无肝掌、蜘蛛痣，无水肿，无瘢痕，全身浅表淋巴结未触及肿大。头颅正常，无畸形，毛发分布均匀。眼睑正常，球结膜正常，巩膜无黄染，双侧瞳孔等大等圆，直径左：右约 3mm：3mm，对光反射正常。耳郭外观正常，外耳道无分泌物，乳突无压痛。鼻外观正常，鼻翼无煽动，鼻腔无分泌物，口唇红润，口腔黏膜正常，伸舌居中，咽部正常，咽反射正常，扁桃体无肥大，颈部抵抗无，气管居中，甲状腺未触及肿大，颈动脉搏动正常，颈静脉正常。胸廓对称，无畸形，无隆起，无塌陷，乳房无异常，肋间隙正常，无三凹征，呼吸动度两侧对称，节律规则。触诊无胸膜摩擦感，语音震颤有，叩诊清音，听诊双肺呼吸音粗，未闻及干湿啰音，心前区无隆起，心尖冲动正常，心浊音界正常，心率89次/分，律齐，各瓣膜听诊区杂音未闻及病理性杂音。腹部平坦，呼吸运动正常，无肠胃型蠕动波，无局部隆起，全腹柔软，无压痛、无反跳痛，未触及腹部包块，肝脾肋下未触及，腹部叩诊鼓音，双肾区无叩痛，移动性浊音阴性，肠鸣音正常。肛门、直肠未查，外生殖器未查。双下肢无水肿。腹壁反射正常，膝腱反射正常，跟腱反射正常，巴宾斯基阴性、脑膜刺激征无。

三、专科检查

左足第一跖趾关节、双踝关节、双膝关节压痛，右手触痛；双膝关节、双踝关节、左足肿，皮温高；左肩关节抬举受限；四肢、躯干散见鳞屑样皮疹。左足跖趾关节可见结节（病例33图1）。

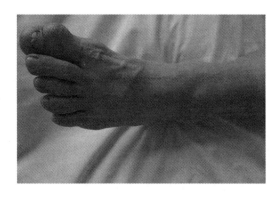

病例33图1 左足跖趾关节可见结节

四、辅助检查

2016年6月14日尿酸229μmol/L（我院）。

2018年9月26日尿酸508μmol/L（我院）。

2018年10月19日尿酸310μmol/L（我院）。

五、初步诊断

1. 中医诊断 痛风病（痰浊瘀阻证）。

2．西医诊断　①痛风性关节炎（急性期）；②银屑病关节炎待诊。

六、诊断依据

1．中医辨病辨证依据　患者右手触痛显，有针刺样，烧灼样疼痛，皮温高，双膝、双踝、左足跖趾关节肿痛；综合脉证，四诊合参，该病当属中医学"痛风病"范畴，辨证为"痰浊瘀阻证"。多为患者饮食失节，过食肥甘，脾胃不能运化，日久酿湿成毒，郁结脏腑，日久化热，成湿热下注，攻注于关节，而导致关节红肿热痛，湿热日久阻滞气机，血行不畅，瘀阻于关节，导致关节皮色暗红，夜则症重。

2．西医诊断依据

（1）患者 10 余年前高嘌呤饮食后发病，发病时为第一跖趾关节受累，发病时夜间发病，触痛明显，有刀割感，关节剧烈疼痛，24 小时内达到进展至最剧烈疼痛。2 个月前服海鲜后，关节症状反复。

（2）双足跖趾关节、右手拇指掌指关节触痛，皮温高，受累关节处皮肤暗红；左足跖趾关节可见皮下结节。

（3）辅助检查：2018 年 9 月 26 日尿酸 508 μmol/L（我院）。

根据 EULAR/ACR 2015 痛风性关节炎分类诊断标准，关节／滑膜受累模式：第一跖趾关节受累（作为单关节炎或少数关节发病的一部分）可评 2 分；症状性发作的特征：受累关节上覆盖有红斑、受累关节处有不能承受的触摸痛或压痛、行走困难或受累关节使用障碍，具备 3 种，可评 3 分；发病的时间过程：进展至最剧烈疼痛的小于 24 小时可评 1 分；2018 年 9 月 26 日查尿酸 508 μmol/L；血尿酸 0.48 ～ 0.60mmol/L，可评 3 分。

根据痛风分类标准，评分 9 分，符合痛风性关节炎分类诊断标准。

七、鉴别诊断

1．丹毒　也可出现局部的肿痛皮肤颜色暗红，伴有发热等全身症状，白细胞计数可增高。丹毒主要为急性淋巴管的感染，全身症状较为明显，畏寒、发热。局部皮下的软组织可出现肿胀，但关节多无明显的受累，不经过治疗不会自行消失。

2．假性痛风　也为晶体性关节炎，也可导致局部关节的肿痛，但主要为焦磷酸钙的沉积，老年男性居多，病程往往可达半天至数周，X 线可见软骨钙化，血尿酸值正常。

3．类风湿关节炎　随着痛风性关节炎病程延长，可逐渐累及全身大小关节肿痛，难以缓解，甚至侵犯双手的指间关节和掌指关节，表现与类风湿关节炎相似。但类风湿关节炎除了对称性小关节受累外，还有免疫学检查异常，可见类风湿因子，抗 CCP

抗体阳性，伴有明显的晨僵，可有类风湿关节炎特征性的关节畸形。

八、诊疗经过

结合患者既往实验室检查和临床表现，痛风性关节炎诊断较为明确。入院后嘱患者低嘌呤饮食，每日保证饮水量 2L 以上。给予喜炎平注射液 10ml 1 次 / 日清热解毒；美洛昔康片 15mg 1 次 / 日抗炎止痛，改善关节炎症；奥美拉唑镁肠溶片 20mg 1 次 / 日抑酸保胃；中医治疗以清热解毒、利湿活血为原则，予四妙散加减。予清热止痛散外敷患处。

完善相关检查，查血常规：血小板计数 473×10^9/L；尿常规、粪便常规无明显异常，血沉 80.00mm/h；超敏 C- 反应蛋白 16.00mg/L；C- 反应蛋白 108.87mg/L；降钙素原 0.053ng/ml；亮氨酸氨基转肽酶 99.7U/L，谷氨酰转肽酶 69U/L，葡萄糖 7.7mmol/L，关节炎组合：C- 反应蛋白 108.87mg/L，类风湿因子、抗 CCP 抗体、抗 O 无明显异常；凝血机制：纤维蛋白原 5.59g/L；肿瘤标志物 470.53ng/ml；PCT 0.053ng/ml；抗核抗体：（1 ∶ 100）（阳性）；抗 PM-Scl 抗体：弱阳性；甲状腺功能、ANCA、APS 抗体无明显异常。双手正斜位片示右手第一掌指关节周围骨质侵蚀改变，周围软组织肿胀（病例 33 图 2）；左足正斜位示左足第一趾指间关节以及周围软组织肿胀影，骨质未见明显破坏（病例 33 图 3）。

上级医师查房，详查病情，患者痛风性关节炎诊断较为明确，但全身关节疼痛，合并有银屑病，不能排除银屑病关节炎可能，尿酸代谢异常，为代谢综合征的一部分，查空腹血糖异常，复查餐后、空腹血糖，必要时请内分泌科会诊。双膝关节不适，为排除其他自身免疫疾病导致的关节炎症，嘱于外院行膝关节双能 CT 检查。

进一步完善检查，肺部 CT：双肺条索灶、右肺尖钙化在；双侧腋窝淋巴结显示。治疗 1 周后复查，腹部＋甲状腺超声示：脂肪肝，甲状腺右叶低回声；颈部血管超声无明显异常。补充诊断：甲状腺结节、脂肪肝。复查空腹、餐后血糖异常，请内分泌科会诊，诊断为 2 型糖尿病，加用二甲双胍 0.5g 2 次 / 日。双能 CT 回示：膝关节可见尿酸盐结晶（病例 33 图 4，尿酸盐结晶在双能 CT 上为绿色显像）。

治疗 10 日后，患者四肢关节疼痛减轻，活动受限缓解，左足、双踝、双膝关节疼痛减轻明显。复查血清学检查：血沉 52.00mm/h；尿酸 670μmol/L；C- 反应蛋白 11.09mg/L。上级医师查房，患者临床表现的关节症状符合痛风性关节炎，服用非甾体抗炎药效果明显，受累关节局部可见红斑结节，皮色暗红，暂不考虑银屑病关节炎，诊断仍考虑痛风性关节炎。患者关节症状好转后出院，1 周后门诊复诊，加用非布司他 20mg 1 次 / 日，服用 1 周后加量至 40mg 1 次 / 日。1 个月后于门诊复诊，尿酸降至 310μmol/L，嘱患者继服非布司他 40mg 1 次 / 日，加用秋水仙碱 0.5g 2 次 / 日，防止血尿酸波动导致关节症状反复，定期门诊复查。

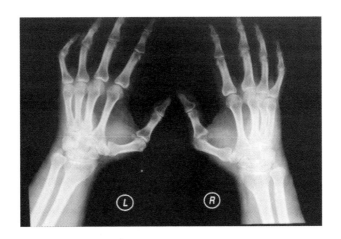

病例 33 图 2　双手正斜位片

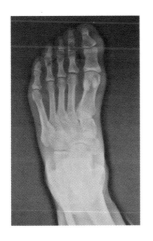

病例 33 图 3　左足正斜位

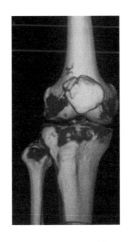

病例 33 图 4　双能 CT

九、最后诊断

1. 中医诊断　痛风病（痰浊瘀阻证）。

2. 西医诊断　①痛风性关节炎；②银屑病；③2 型糖尿病；④甲状腺结节；⑤脂肪肝。

十、相关知识

痛风性关节炎（gout）是一种尿酸盐沉积的晶体性关节炎，属于代谢性风湿病，主要与嘌呤和尿酸的代谢有关。95％的痛风患者为男性，起病也多在 40 岁以后。按照痛风性关节炎不同的表现，分为急性发作期、间歇发作期、慢性痛风石病变期。按照发病的原因，分为原发性痛风和继发性痛风，部分原发性痛风患者的发病和先天的嘌呤代谢酶缺陷相关，继发的痛风性关节炎多为药物、手术或者肾脏、肿瘤疾病继发，本章讨论的为原发性的痛风。

痛风性关节炎主要为夜间发作，12 小时之内痛感可达到高峰，伴有烧灼感、咬噬感，关节红肿热痛，甚至不能触碰，活动受限。病程较久的患者可出现皮下痛风石和慢性痛风石关节炎，大量的痛风结石可以导致患者关节的破坏；尿酸盐结晶沉积于肾间质可导致慢性肾炎和尿酸性尿路结石。

痛风性关节炎的表现在不同时期有所差异，急性发作期时多无先兆，多在夜间发作，可被剧痛惊醒，呈进行性的加重，24 小时内，疼痛可以达到高峰，疼痛剧烈，甚至不能触碰，可呈咬噬状、烧灼感、针刺感等，受累关节炎可有暗红色的红斑，皮温高，关节的活动受限。痛风性关节炎的急性发作期，有一定的自限性，症状多可完全缓解，痛风性关节炎的首次发作约半数的患者出现在第一跖趾关节。进入间歇期发作期时，患者症状多可以完全缓解，随着患者病情的延长，痛风性关节炎发作间歇越来越短，每次发作的持续时间越来越长。随着病情的延长，尿酸盐结晶可在皮下、关节滑膜、软骨、骨质及关节周围软组织等处聚集成痛风结石，最常见的部位是耳郭，鹰嘴、跟腱、髌骨滑囊等处也较为常见，痛风石长期存在导致关节症状难以完全缓解，关节症状反复发作。

痛风性关节炎在初次发病前多有几年的高尿酸血症期，后发展为痛风性关节炎，但并不是所有的高尿酸血症患者都会发展为痛风。根据研究我国患病概率有 20% 左右，其中痛风患者有约 2%；血尿酸为最常用的检查指标，成年男性血尿酸值约为 420μmol/L 以下，女性约为 360μmol/L 以下，需要注意，绝经期后的妇女血尿酸正常值接近男性。尿尿酸的测定可以鉴别痛风性关节炎属于嘌呤代谢障碍或者排泄不良，指导降尿酸药物的使用。影像学检查是痛风性关节炎重要的诊断方法，X 线的表现主要为囊性变，甚至呈虫噬样、穿凿样缺损。超声下可见双规征或暴雪征。有报道研究，双能 CT 成像技术大大提高了痛风性关节炎的诊断，有报道显示，双能 CT 对痛风的诊断，灵敏度为 92.9%、特异性为 96.4%、诊断准确率为 96.4%。随着该技术的不断推广，对痛风的诊断也越发重要。

2015 年美国风湿病协会更新了新的痛风分类诊断标准，新的诊断标准相对以往有更好的特异性，可以更科学规范的对疑似痛风的患者进行鉴别诊断。有过至少 1 次外周关节受累，出现关节红肿的患者即可入选。该诊断标准主要是对受累关节的部位、发作特点、典型发作的次数、血尿酸、影像学检查等几方面赋分，总分共 23 分，≥8 分的患者，即可诊断痛风性关节炎。有研究显示，当满足临床表现、实验室检查、影像学检查 3 个方面时，诊断痛风的敏感度为 92%，特异度为 89%；若仅考虑临床表现，其敏感度为 0.85%，特异度为 78%。

该患者较为特殊，由于病程较久，患者已发展为慢性痛风石病变期，四肢关节痛，未服用降尿酸药物，尿酸可降至正常值，且伴有银屑病，极易与银屑病关节炎相混淆。详查病史，结合查体、患者关节症状符合痛风性关节炎临床特征、影像学改变符合痛风性关节炎诊断，且患者服用非甾体抗炎药后，关节症状可以完全缓解，故诊断暂不考虑银屑病关节炎。银屑病同痛风性关节炎的发病相关，有理论认为：银屑病患者的基础代谢率较高，更容易出现代谢性疾病，且银屑病关节炎的临床表现较为多样，分为单关节型、远端指间关节型、残毁性关节型、对称性多关节型、脊柱关节病型，可出现滑膜炎、肌腱附着点炎等，其治疗以非甾体抗炎药、慢作用抗风湿药等为主，临床中要注意询问病史和体格检查。

在痛风性关节炎发作的急性期尿酸水平往往低于患者平日的水平，因为导致机体应激反应，促进尿酸排泄，约有30%的患者痛风急性期，尿酸值可在正常值范围内，故指南推荐于关节症状完全缓解后4周复查尿酸，得到尿酸值可能更为准确。对于病程较短的痛风性关节炎患者不建议在急性期进行降尿酸治疗，尿酸的波动可能引起患者关节症状反复，而对于慢性痛风石病变期的患者，其关节症状难以完全缓解，在充分抗炎止痛的同时，加用降尿酸药物，痛风石过大者，可考虑手术治疗后行降尿酸治疗。

参考文献

[1] 中华医学会风湿病学分会.2016中国痛风诊疗指南.中华内科杂志，2016，55（11）：892-899

[2] 谢聿娟，雷杜晶.DSCT双能量技术检测痛风患者尿酸盐结晶沉积的临床应用价值研究.按摩与康复医学，2018，9（7）：52-53

[3] 胡伟，宁旭刚.双能CT成像技术检测尿酸盐结晶对痛风诊断的临床价值研究.世界最新医学信息文摘，2019，19（68）：191-193

[4] 邓维，张晓艳.银屑病性关节炎合并痛风性关节炎一例.中国麻风皮肤病杂志，2018，34（10）：624-625

[5] 中华医学会风湿病学分会.银屑病关节炎诊断及治疗指南.中华风湿病学杂志，2010，14（9）：631-633

病例 34 系统性红斑狼疮

一、一般资料

患者任某某，女性，61岁。

主诉：面部红斑伴关节肿痛30年，乏力2年。

现病史：患者30年的无明显诱因出现周身关节肿痛，双膝关节、双手掌指关节、近端指间关节肿痛，伴有晨僵，面部红斑，患者自述就诊于青岛市××医院。查抗核抗体增高，诊断为"系统性红斑狼疮"，予糖皮质激素治疗，症状缓解，具体用药不详。2年前患者无明显原因出现乏力，查血常规示血红蛋白降低，患者自述最低可达60g/L，曾予输血治疗，症状反复，现患者服用美卓乐（甲泼尼龙片）2mg 1次/日、钙片、骨化三醇胶囊，仍乏力明显，为求进一步诊疗，予我院风湿病科住院治疗。患者入院症见：乏力显，胸闷气短，活动后加重，周身关节不适，双手掌指关节、近端指间关节、腕关节肿痛，阴雨天关节症状加重，畏寒，时有头晕耳鸣，纳眠差，二便调。患者自发病以来，无胃痛胃胀，无肌痛，无口腔溃疡，无口干眼干，无肢端遇冷变色。近期体重无明显变化。

既往史：既往重度骨质疏松病史2年，无其他慢性病史，无传染病史，对青霉素、磺胺类药物过敏，痔疮术后13年，无重大外伤史，患者自述于本院输血2次，具体输血时间、成分不详。

个人史、婚育史、家族史：生于山东省，否认疫区、疫情、疫水接触史，否认吸毒史，否认冶游史，否认吸烟、饮酒史。既往月经调，48岁停经，无痛经，已婚，适龄婚育，育有1女，家人体健。无家族遗传病史。

二、体格检查

T：36.4℃，P：99次/分，R：20次/分，BP：93/75mmHg。老年女性，发育正常，营养不良，神志清楚，精神正常。语言正常，表情自如，自主体位，贫血貌，安静状态，查体合作。皮肤、黏膜颜色苍白，黄染，皮肤弹性良，无皮下结节，无皮下出血，无肝掌、蜘蛛痣，无皮疹，无水肿，无瘢痕，全身浅表淋巴结未触及肿大。头颅正常，无畸形，毛发分布均匀。眼睑正常，球结膜正常，巩膜黄染，双侧瞳孔等大等圆，直径左：右约3mm：3mm，对光反射正常。耳郭外观正常，外耳道无分泌物，乳突无压痛。鼻外观正常，鼻翼无煽动，鼻腔无分泌物，口唇红润，口腔黏膜正常，伸舌居中，咽部正常，咽反射正常，扁桃体无肥大，颈部抵抗无，气管居中，甲状腺未触及肿大，颈动脉搏动正常，颈静脉正常。胸廓对称，无畸形，无隆起，无塌陷，乳房无异常，肋间隙正常，无三凹征，呼吸动度两侧对称，节律规则。触诊无胸膜摩擦感，语音震颤有，叩诊清音，听诊右肺呼吸音粗，左肺呼吸音过清，无干湿性啰音。心前区无隆起，心尖冲动正常，心浊音界正常，心率 99 次 / 分，律齐，各瓣膜听诊区杂音未闻及病理性杂音。腹部平坦，呼吸运动正常，无肠胃型蠕动波，无局部隆起，全腹柔软，无压痛、无反跳痛，未触及腹部包块，肝脾肋下未触及，腹部叩诊鼓音，双肾区无叩痛，移动性浊音阴性，肠鸣音正常。肛门、直肠未查，外生殖器未查。双手鹅颈样变，掌指关节半脱位，尺侧偏移，攥拳困难；双腕关节强直，双手掌指关节、近端指间关节压痛，脊柱生理弯曲存在。双下肢无水肿。腹壁反射正常，膝腱反射正常，跟腱反射正常，巴宾斯基征阴性、脑膜刺激征无。

三、专科检查

双手鹅颈样变，掌指关节半脱位，尺侧偏移，攥拳困难；双腕关节强直，双手掌指关节、近端指间关节压痛（病例 34 图 1）。

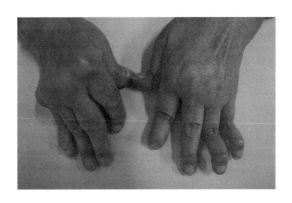

病例 34 图 1　手部改变

四、辅助检查

1．直接抗人球试验阳性（+++）（2015 年 7 月 16 日，我院）。

2．补体 C3 0.812g/L（2015 年 10 月 1 日，我院）。

3．抗核抗体滴度（1：1000）（+），抗 nRNP 抗体（+）；抗 SM 抗体（+−）（2015 年 12 月 21 日，我院）。

五、初步诊断

1. 中医诊断　阴阳毒（气血亏虚证）。

2. 西医诊断　①系统性红斑狼疮；②贫血；③重度骨质疏松症。

六、诊断依据

1. 中医辨证辨病依据　患者既往面部红斑伴关节肿痛30年，现乏力憋喘，头晕，舌淡红苔白，脉沉细，综合脉证，四诊合参。本病当属中医学"阴阳毒"范畴，患者既往脏腑失调，内蕴热毒，久则耗伤气血，致气血亏虚，不能荣养脏腑肌腠，故患者面色萎黄，体型偏瘦，时有干咳，四肢关节痛。舌红苔薄白，脉细沉，此皆为气血不足之象，辨证为"气血亏虚证"。

2. 西医诊断依据

（1）双膝关节、双手掌指关节、近端指间关节肿痛，伴有晨僵乏力。

（2）查体：贫血貌，黏膜颜色苍白，巩膜黄染，双手掌指关节、近端指间关节肿

（3）辅助检查：直接抗人球试验阳性（+++）；补体C3 0.812g/L；抗核抗体滴度（1∶1000）（+），抗nRNP抗体（+）；抗SM抗体（+-）。

根据1997年ACR/EULAR的系统性红斑狼疮分类诊断标准，患者ANA定量阳性，抗sm抗体阳性，溶贫试验阳性，面部红斑，有明显的非侵蚀性关节炎改变，满足5条，可诊断系统性红斑狼疮。

七、鉴别诊断

1. 干燥综合征　也为系统性的自身免疫疾病，可出现关节、血液、肾脏、皮肤黏膜的受累，但干燥综合征以侵犯外分泌腺为主，患者临床可表现为较为明显的口干眼干的症状，伴有腮腺肿痛、猖獗齿等，实验室检查可见高免疫球蛋白、SSA及Ro-52抗体阳性。需要注意的是，部分SLE患者可合并有干燥综合征，临床注意鉴别。

2. 皮肌炎　也可以出现血管炎的表现，伴有多系统的受累，伴有抗核抗体的异常，但皮肌炎的临床表现为对称性的肌无力肌痛为主，皮肌炎的特征性皮疹主要为眶周红疹和Gottren疹等，肌电图显示肌源性的损害，实验室检查可有合成酶抗体阳性。

3. 药物性狼疮　药物诱发的狼疮不一定完全符合ACR关于红斑狼疮的分类诊断标准，且要有较为明显的药物史，药物性狼疮主要以全身表现、关节炎、心包炎为主，停药后症状往往可逆，双链DNA抗体和抗SM抗体在药物性狼疮中少见。

八、诊疗经过

入院后给予碳酸钙D_3片0.6g 1次/日，阿法骨化醇软胶囊1μg 1次/日改善骨

代谢,甲泼尼龙片 2mg 1 次 / 日,注射用血塞通 0.4g 1 次 / 日改善循环。完善相关检查,查直接抗人球试验:阳性 ++++ ;血沉 106mm/h ;尿常规示:尿胆原 1+、尿胆红素 1+、红细胞 47.01 个 / μl ;血常规:红细胞计数 2.09×10⁹/L,血红蛋白 70g/L,网织红细胞计数 294.45×10⁹/L,网织红细胞百分比 15.1% ,单核细胞计数 1.38×10⁹/L ;生化示:总胆红素 133.00μmol/L,直接胆红素:17.40μmol/L,间接胆红素 115.60μmol/L ;乳酸脱氢酶 416U/L ;羟丁酸脱氢酶 419U/L ;铁 185.0μg/dl ;免疫球蛋白 A 11.75g/L,免疫球蛋白 G 4.31g/L,免疫球蛋白 M:0.12g/L ;补体 C3:0.58g/L ;甘油三酯 2.23μmol/L ;降钙素原:0.204ng/ml ;B 型钠尿肽前体 701.4pg/ml ;肿瘤标志物:铁蛋白 434.67ng/ml ;叶酸 5.81ng/ml ;维生素 B₁₂ 460.9pg/ml ;抗核抗体 1 : 1000 阳性(均质性)。ENA 谱:抗组蛋白抗体弱阳性,抗核小体抗体弱阳性,nRNP 抗体阳性,抗 SM 抗体弱阳性 ;叶酸、维生素 B₁₂ 无明显异常,ANCA、自免肝抗体、抗心磷脂抗体、甲状腺功能、抗 CCP 抗体、类风湿因子无明显异常。肺部 CT:双肺多发肺大疱 ;肺内索条灶 ;脾脏多发高密度灶,建议必要时进一步检查(病例 34 图 2)。主任医师查房,患者入院查溶贫鉴别试验阳性,网状红细胞升高,结合患者系统性红斑狼疮病史,考虑狼疮继发的自身免疫性溶血性贫血,加用糖皮质激素 1mg/kg。患者约 40kg,加用甲泼尼龙 40mg 1 次 / 日,加用奥美拉唑镁肠溶片 20mg 1 次 / 日抑酸保胃,加用硫酸羟氯喹片 0.2g 2 次 / 日免疫抑制治疗。肺部肺大疱请胸外科会诊,会诊医师嘱对症处理,必要时手术治疗。补充诊断:肺大疱 肺气肿,修正诊断:溶血性贫血。

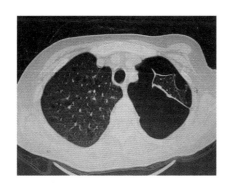

病例 34 图 2 肺部 CT

用药第 5 天,患者乏力症状减轻,四肢关节疼痛缓解,仍稍有头痛,纳眠可,二便调。腹部 CT 结果回示:胆囊炎可能,建议结合超声或复查。脾多发钙化灶,左肾结石?盆腔少量积液 ;心脏彩超:①左室舒张功能降低(早期);②主动脉瓣、二尖瓣退行性病变;③肺动脉高压(轻度)。腹部+泌尿系彩超:①脾内多发强回声——钙化灶?②肝静脉未见明显异常;双肾多发结石。复查红细胞计数 2.00×10⁹/L,血红蛋白 71g/L ;血沉 68mm/h ;总胆红素 68.10μmol/L,直接胆红素 23.50μmol/L,间接胆红素 44.60μmol/L。补充诊断：肺动脉高压。

用药 2 周后复查：红细胞计数 $2.94×10^9/L$，血红蛋白 104g/L；血沉 62mm/h；总胆红素 20.50μmol/L，直接胆红素 8.70μmol/L，间接胆红素 11.80μmol/L。网织红细胞计数 $49.86×10^9/L$，患者贫血貌缓解，关节肿痛减轻，改甲泼尼龙 32mg 1 次 / 日，出院后风湿病科门诊复查。

九、最后诊断

1. 中医诊断　阴阳毒（气血亏虚证）。
2. 西医诊断　①系统性红斑狼疮；②溶血性贫血；③重度骨质疏松症；④肺大疱；⑤肺气肿；⑥肺动脉高压。

十、相关知识

系统性红斑狼疮（systemic lupus erythematosus，SLE）是一种弥散性的结缔组织病，可累及多个系统，血清中也可出现多种特异性的抗体。生育期的妇女为 SLE 最主要的群体，在我国，SLE 的患病率为（70 ～ 100）/10 万，多见于育龄期女性，年龄集中在 15 ～ 45 岁。随着对 SLE 认识的不断完善和诊疗手段的不断增强，SLE 患者的生存率和缓解率显著的提高，但由于该病累及的系统广泛，临床表现多样，不同患者的异质性较强，仍然给临床的治疗带来较大的困难。

一般认为 SLE 发病与遗传、环境、性激素等多种因互相作用相关。遗传：SLE 是一种多基因疾病，同卵双生子共患的 SLE 的机会为 24% ～ 69%。异卵生子的患者共患 SLE 的概率 2% ～ 9%，且 SLE 存在家族的聚集性，SLE 患者中的一级亲属中，有 10% ～ 12% 也患有 SLE。SLE 的发病与 HLAII 类基因密切相关，都提示了遗传学在 SLE 发病中的作用。环境因素包括几个方面：光过敏广泛地存在于 SLE 的患者当中，大约有 40% 的患者可出现光照后的皮肤红斑，甚至诱发其他系统的病变；感染也是影响 SLE 发病的重要因素，外来抗原与自身抗体发生交叉反应，导致免疫功能的异常；某些药物也存在诱发 SLE 发病的可能。性激素：SLE 的女性患者明显高于男性，更年期前，男女比例可达 1 ：9，提示性激素和 SLE 的发病相关。

SLE 的病理表现多样，特征性的病理改变可出现苏木素小体的形成，即细胞核在苏木素的染色后可变成嗜酸性的团块；血管可出现洋葱样的改变，即动脉周围出现向心性的纤维化病变；心脏瓣膜的结缔组织可以出现纤维蛋白变性，表现为疣状心内膜炎；SLE 患者的关节病变主要为滑膜增生，周围可见炎性细胞的浸润。SLE 的肾脏病变广泛存在，光镜下可见免疫复合物的沉积，WHO 将狼疮肾炎的肾小球病变分为 6 型，不同的病理阶段提示临床表现、治疗和预后的差异。

　　SLE 的患者多伴有比较明显的全身症状，发热是最常见的表现，可有中度到高度的发热，可以出现弛张热、稽留热、间歇热。部分患者可伴有较为明显的乏力，病程较长的患者，长时间疾病的慢性消耗，可出现消瘦。SLE 还可以出现皮肤、关节、肾、血液、神经、消化等多脏器系统的损害。①皮肤和黏膜：SLE 的皮肤表现多样，鼻梁和双颧颊部呈蝶形分布的红斑是 SLE 特征性的改变，还可以出现盘状红斑、光过敏、甲周红斑、雷诺氏征、脱发、口腔溃疡等；②肾脏：几乎所有患者都可以出现肾脏的病变，世界卫生组织（WHO）将狼疮肾炎的病理分为 6 型：Ⅰ型为正常或微小病变；Ⅱ型为系膜增生性；Ⅲ型为局灶节段增生性；Ⅳ型为弥漫增生性；Ⅴ型为膜性；Ⅵ型为肾小球硬化性。肾衰竭是 SLE 最主要的死亡原因之一；③血液：可表现为白细胞、血小板、贫血，可出现自身免疫性的溶血性贫血，溶贫实验阳性；④消化：可出现消化道的受累，肠系膜血管炎或胰腺炎等，部分患者以肠梗阻，胃肠道出血为首发表现；⑤神经：SLE 的可以出现各种的神经病变，其中以癫痫最为常见，也可出现脑血管的病变，神经狼疮往往提示患者病情危重，预后不良；⑥肺脏：肺间质纤维化和肺内的毛玻璃样影为最常见的肺部表现，也可见肺动脉高压和弥漫性的肺泡出血；⑦浆膜炎：多发性浆膜炎，主要表现为胸腔积液和心包积液。

　　根据相关研究发现，以关节痛和关节炎为首发症状的 SLE 约占总数的有 20%，几乎所有的 SLE 患者都在病程中出现过关节受累的情况，SLE 关节的症状主要表现为关节的压痛、活动受限和肿胀，全身的大小关节皆可累及，且多呈对称性，以膝关节和近端指间关节、腕关节最为常见，伴有晨僵，临床表现相对隐匿。SLE 患者也可见关节畸形，但不同于类风湿关节炎，多为非侵蚀性的关节炎，无骨破坏，部分畸形可逆，关节的畸形往往不伴有关节红肿热痛的炎症表现。部分患者可出现掌指关节的屈曲、尺侧偏移和半脱位，病理显示软骨和骨完全正常，仅有少量的炎症细胞浸润和滑膜肥厚的表现，其被认为是关节囊、韧带和肌肉的病变牵拉，导致关节畸形。SLE 的患者也可出现天鹅颈样的改变，表现为近端指间关节的过度伸展和远端指间关节的过度屈曲。同时还应注意，SLE 的患者由于长期应用激素和免疫抑制药，属于免疫抑制人群，较容易出现感染，因此临床 SLE 患者合并有感染性关节炎的可能性高；长时间应用糖皮质激素，有导致股骨头无菌性坏死可能。

　　SLE 的实验室检查较为特异，血常规、尿常规的检查可以反应患者血液系统和肾脏的基本情况，炎症指标（血沉和 C- 反应蛋白）的升高，补体的降低，代表疾病相对活动；自身免疫抗体的检查对 SLE 具有诊断意义，几乎所有的患者可见抗核抗体的阳性，双链 DNA 抗体和抗 SM 抗体被称为 SLE 的标记抗体，双链 DNA 的滴度和 SLE 的病情活动相关，除此之外，SLE 的患者还可见核小体抗体、抗 RNP 抗体、抗 SSA 抗体、抗 SSB 抗体、抗磷脂抗体阳性，核糖体 P 蛋白抗体阳性多提示有神经受累。影像学的检查可协助对各个系统病情评估。

临床多采用 1997 年美国风湿病学会发布的系统性红斑狼疮的诊断标准，标准包括 11 条：①颊部红斑；②盘状红斑；③光过敏；④口腔溃疡；⑤关节炎；⑥浆膜炎；⑦肾脏病变；⑧神经病变；⑨血液学疾病；⑩免疫学异常；⑪抗核抗体。满足 11 条中的 4 条或 4 条以上，排除感染、肿瘤和其他结缔组织病，即可诊断 SLE。但是该诊断标准有一定的局限性，比如口腔和黏膜的病变占诊断中的 4 条，血液系统疾病表现众多，只能算作一条，没有体现不同症状体征和检查对 SLE 的诊断的意义，因此 1997 年分类标准的敏感性较高（92%），但是敏感度较低，仅有 85%。

美国风湿病学会于 2017 年发布新的诊疗指南，对 SLE 不同的症状赋分，将狼疮肾炎的病理内容直接纳入评分且权重居高，对关节炎、浆膜炎、急性皮肤狼疮、癫痫发作、dsDNA 和 Sm 给予了高加权；总评分 ≥ 10 分，即可诊断系统性红斑狼疮。该诊断标准在保证了特异性的前提下，大大提高了诊断敏感性。

SLE 的病情评估，以 BILAG 和 SLEDAI 最为常用，通过评分，将 SLE 分为轻型 SLE、中度活动型狼疮和重型狼疮，部分急性的危及生命的重症狼疮，称为狼疮危象。轻型 SLE 可以针对患者的病情，使用非甾体抗炎药，沙利度胺缓解关节和皮肤的病变，可以加用等量 ≤ 10mg 的醋酸泼尼松，有助于控制病情，抗疟药可有效地减轻光过敏和皮疹，羟氯喹可用 0.2 ~ 0.4g 1 次 / 日。中度活动的 SLE，通常加入等量 0.5 ~ 1mg/kg 泼尼松的激素，每天使用，可联用甲氨蝶呤、硫唑嘌呤等，对于重症的狼疮患者可使用激素和环磷酰胺的冲击治疗。霉酚酸酯和环孢素等也可以根据患者的具体情况加用。

该患者以关节和皮肤症状起病，表现为双手小关节的对称性肿痛，伴有晨僵，查体可见鹅颈样变形，掌指关节和腕关节的半脱位，伴有炎症指标升高，虽然没有类风湿因子和抗 CCP 抗体阳性，根据临床表现极容易误诊为类风湿关节炎。患者发病时出现面部红斑，且既往抗核抗体异常，类风湿因子和抗核抗体无明显异常，尤其是抗 SM 抗体阳性，其对 SLE 诊断的特异性高达 99%，结合 1997 年的分类诊断标准，可诊断系统性红斑狼疮。该患者入院查血红蛋白降低，红细胞自身抗体阳性，总胆红素升高，属于系统性红斑狼疮继发的自身免疫性溶血性贫血。需要注意的是，有溶血性贫血的患者应尽量避免或减少输血，因为自身抗体的存在增加了交叉配血难度，增大了同种抗体致溶血性输血反应的危险，血红蛋白在 70g/L 以上可不必输血，予糖皮质激素 40mg/kg 1 次 / 日，患者症状明显改善，激素可逐渐减量，4 周内可减至 20mg/d，对于改善不明显的患者，可考虑二线用药，加用免疫抑制药，如环孢素、硫唑嘌呤、环磷酰胺等；或者行脾切除、利妥昔单抗等治疗。

参考文献

[1] 张奉春，栗占国．内科学风湿免疫科分册．北京：人民卫生出版社，2015：41

[2] 吴海竞，陆前进．系统性红斑狼疮发病机制的研究进展．皮肤科学通报，2018，35（3）：249-257，235

[3] 中华医学会风湿病学分会．系统性红斑狼疮诊断及治疗指南．中华风湿病学杂志，2010，14（5）：342-346

[4] 李广科，袁耀，熊亚炜．系统性红斑狼疮首发临床症状分析．中国实用医药，2016，11（25）：44-45

[5] 施桂英．关节炎概要．北京：中国医药科技出版社，2002：435-436

[6] 扶琼，吕良敬．1971年到2017年系统性红斑狼疮分类标准的发展和比较．诊断学理论与实践，2018，17（3）：249-253

[7] 中华医学会血液学分会红细胞疾病（贫血）学组．自身免疫性溶血性贫血诊断与治疗中国专家共识（2017年版）．中华血液学杂志，2017，38（4）：265-267

病例 **35** 系统性硬化症

一、一般资料

患者吴某某，女性，68岁。

主诉：皮肤硬肿、双手遇冷变色伴口干眼干8年余。

现病史：患者自述8年余前无明显诱因双手皮肤硬肿、双手指发胀，双手指遇凉后呈苍白－发紫－潮红变化，未予重视，后逐渐出现口干，服固体食物需要饮水送服，说话后需频频饮水，眼干，有异物感，外用玻璃酸钠滴眼液后症状减轻，渐有皮肤干燥、牙齿变黑、片状脱落，就诊于青岛市××医院，诊断为系统性硬化病，予白芍总苷胶囊、中药汤剂治疗，症状改善。后关节症状反复，为进一步诊治收入我院治疗。患者现症见：双手关节疼痛，肿胀，拘挛不适，伴有晨起僵硬，阴雨天关节症状加重，患者自发病以来，无口腔溃疡，无皮疹，无干咳、气短，无脱发、光过敏，无乏力、发热。精神、睡眠尚可，二便正常，近期体重无明显变化。

既往史：既往体健，无高血压、糖尿病等慢性病史；无结核、肝炎等传染病史；预防接种史不详，无过敏药物及食物，无手术史，无重大外伤史，无输血史。

个人史、婚育史、家族史：生于山东省，否认疫区、疫情、疫水接触史，否认吸毒史，否认冶游史，否认吸烟、饮酒史。既往月经正常，无痛经，年龄适龄，育有1女，家人体健，否认遗传家族病史。

二、体格检查

T：36.5℃，P：77次／分，R：19次／分，BP：105/75mmHg。老年女性，发育正常，营养不良，神志清楚，精神正常。语言正常，表情不自如，自主体位，贫血貌，安静状态，查体合作。皮肤、黏膜颜色色素沉着，皮肤弹性差，无皮下结节，无皮下出血，无肝掌、蜘蛛痣，无皮疹，无水肿，无瘢痕，全身浅表淋巴结未触及肿大。头颅正常，无畸形，毛发分布均匀。眼睑正常，球结膜正常，巩膜无黄染，双侧瞳孔等大等圆，直径左：右约3mm：3mm，对光反射正常。耳郭外观正常，外耳道无分泌物，乳突无压痛。鼻外观正常，鼻翼无煽动，鼻腔无分泌物，口唇红润，口腔黏膜正常，伸舌居中，咽部正常，咽反射正常，扁桃体无肥大，颈部抵抗无，气管居中，甲状腺未触及肿大，颈动脉搏动正常，颈静脉正常。胸廓对称，无畸形，无隆起，无塌陷，乳房无异常，肋间隙正常，无三凹征，呼吸动度两侧对称，节律规则。触诊无胸膜摩擦感，语音震颤有，叩诊清音，听诊双肺呼吸音粗，可闻及爆裂音。心前区无隆起，心尖冲动正常，心浊音界正常，心率 77 次 / 分，律齐，各瓣膜听诊区杂音未闻及病理性杂音。腹部平坦，呼吸运动正常，无肠胃型蠕动波，无局部隆起，全腹柔软，无压痛、无反跳痛，未触及腹部包块，肝脾肋下未触及，腹部叩诊鼓音，双肾区无叩痛，移动性浊音阴性，肠鸣音正常。肛门、直肠检查未查，外生殖器未查。脊柱生理弯曲存在。双下肢无水肿。腹壁反射正常，膝腱反射正常，巴宾斯基征阴性、脑膜刺激征无。

三、专科检查

面部表情略显僵硬，张口尚可，口腔内义齿，双手雷诺现象，皮肤呈蜡样光泽，紧贴于皮下组织，不易捏起（病例 35 图 1）；颈部、躯干皮肤硬肿、伴有萎缩和色素沉着；双手、双足皮温低，双前臂、双足皮肤无硬肿。无双侧腮腺肿痛以及压痛。

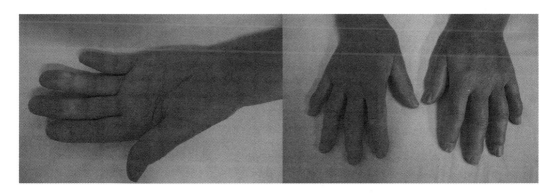

病例 35 图 1　双手雷诺现象，皮肤呈蜡样光泽

四、辅助检查

暂无。

五、初步诊断

1. 中医诊断　皮痹（阴虚血瘀证）。
2. 西医诊断　①系统性硬化病；②干燥综合征待诊。

六、诊断依据

1. 中医辨证辨病依据　患者形体偏瘦,近身未闻及异常气味,眼干涩,有磨砂样感,哭时无泪或泪少,口干,夜间、说话多时明显,吞咽干性食物需水送服,饮水不多,喜饮温水,双手指发胀、麻木、疼痛,遇冷后变色,双足发凉,纳可,眠差,二便调,舌微暗红苔薄白少，脉弦沉细。综合四诊，脉症合参，本病当属于祖国医学之"皮痹"范畴，辨证为"阴虚血瘀证"。患者年过四十，先天禀赋不足，外感燥邪，从燥化热，热毒久灼伤津液，出现眼干涩、无泪或泪少、口干等阴虚之象，阴虚津少而血运不畅，瘀血内停，出现舌质暗红。瘀血可影响津液生成和输布，进一步加重病情。

2. 西医诊断依据

（1）皮肤硬肿、双手遇冷变色伴口干眼干 8 年余。

（2）查体：面部表情略显僵硬，双手雷诺现象，皮肤呈蜡样光泽，紧贴于皮下组织，不易捏起；颈部、躯干皮肤硬肿、伴有萎缩和色素沉着。

（3）辅助检查：暂无。

根据 2010 年中华风湿病学会发布的系统性硬化病的诊疗指南，患者双手掌指关节近端皮肤增厚、紧绷、肿胀，符合主要条件，诊断考虑系统性硬化病。进一步完善免疫相关检查，明确诊断。

七、鉴别诊断

1. 嗜酸性筋膜炎　本病也可出现硬皮样皮肤表现，也可累及四肢、躯干。但嗜酸性筋膜炎表皮和真皮无明显的损害，末梢血可有嗜酸粒细胞显著增高，也可出现高 β 球蛋白血症，糖皮质激素对嗜酸性筋膜炎较为特异，无其他系统的受累。

2. 干燥综合征　都为系统性的自身免疫疾病，可出现抗核抗体的异常，都有较高可能合并有雷诺氏征或肺间质纤维化。但干燥综合征主要为外分泌腺体受累，临床表现多为明显的口眼干燥，猖獗齿，腮腺肿痛，抗 SSA、抗 SSB 抗体阳性。两者经常合病。同时满足干燥综合征和系统性硬化病的诊断，应到考虑重叠综合征。

3. 雷诺氏病　都可以出现明显的雷诺氏征，出现典型的三色变，但是雷诺氏病多无系统性的损害。

八、诊疗经过

入院后嘱患者继续服用白芍总苷胶囊 2 粒　3 次 / 日，予玻璃酸钠盐水点双眼，缓解眼部症状。予马来酸桂哌齐特静脉点滴 1 次 / 日缓解血管痉挛、增加血流量、改善微循环。完善相关检查，查血常规示：嗜酸性粒细胞百分比 5.34%，血小板计数 93×10⁹/L；粪便常规、尿常规无异常。血沉 26.00mm/h，C- 反应蛋白 2.65mg/L；甲状腺功能：抗甲状腺过氧化物酶抗体 63.22U/ml，B 型钠尿肽前体 129.1pg/ml；生化：葡萄糖 6.8mmol/L，低密度脂蛋白 3.76mmol/L，高密度脂蛋白 1.07mmol/L；免疫球蛋白 G：5.11g/L；关节炎组合：抗 O：61.6U/ml，类风湿因子：22.91U/ml，抗 CCP 抗体无异常；补体 C3：0.78g/L。肿瘤标志物、快速血浆反应素、肝炎筛查、HIV 抗体初筛试验、凝血机制无明显异常；抗核抗体：胞质颗粒型（1∶1000）（阳性），着丝点型（1∶1000）（阳性）；ENA 谱：抗线粒体抗体 2 型 ++，抗着丝点蛋白抗体 ++；自免肝抗体：抗线粒体抗体 +；ANCA、APS 抗体无明显异常。查肺 CT：双肺间质纤维化（病例 35 图 2）；骨密度：腰椎骨质疏松。心脏彩超：①左室舒张功能降低；②主动脉瓣、二尖就退行性病变。腹部＋泌尿系＋甲状腺彩超：①肝回声稍增粗、增强——请结合临床；②双肾输尿管膀胱未见明显异常；③甲状腺回声欠均并多发结节——性质？结节性甲状腺肿？上级医师查房，详查病情，皮肤硬化累及患者双手雷诺氏征明显，双手按压褪色后不易，双手背皮肤不易捏起，皮肤紧绷，可见双手背面及手指伸面汗毛稀疏，考虑系统性硬化症的皮肤病变已经进入萎缩期，关节症状明显，予美洛昔康片 15mg　1 次 / 日抗炎止痛，继用马来酸桂哌齐特注射液扩张血管，改善循环，缓解雷诺氏征，改善关节症状。

　　入院 2 周后复查，血沉 21mm/h，血常规 ＋ CRP 无明显异常，四肢关节疼痛减轻，双手指端硬化症减，嘱停用美洛昔康，出院后可加用秋水仙碱 0.5g　1 次 / 日抗纤维化治疗，加用富露施 0.6g　3 次 / 日，百令胶囊 2g　3 次 / 日抗肺纤维化治疗。

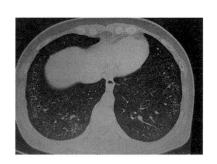

病例 35 图 2　双肺间质纤维化

九、最后诊断

1. 中医诊断　皮痹（阴虚血瘀证）。
2. 西医诊断　①系统性硬化病；②肺间质纤维化；③骨质疏松。

十、相关知识

　　系统性硬化病（systemic sclerosis，SS）是一种系统性的结缔组织病，皮肤的增厚和纤维化为其主要的特征。SS 发病年龄多在 30 ～ 50 岁，女性发病率高于男性，有研究表明，SS 患病率在 21 ～ 600/100 万波动，发病率在 8 ～ 56/100 万。根据 SS 不同的皮肤临床表现分为局限性皮肤型、CREST 综合征、弥漫性皮肤型、无皮肤硬化的 SS、重叠综合征。

本病的发病原因暂不明确，影响因素多样。遗传是重要的因素，有研究显示 SS 的发病与 HLA- Ⅱ 类基因相关，尤其是与 HLA-DR1 相关；长期接触特定的化学物质，也可导致 SS 发病率上升；感染是诱发 SS 的重要因素，感染后导致的外来和自身抗原的交叉反应，可能是 SS 发病的原因之一。

SS 的病理改变主要为皮肤和多脏器的间质和血管出现纤维化，发病较为隐匿，70% 的患者以雷诺氏征阳性为首发表现，以肢端和面部的肿胀为首发症状的患者也较为常见。皮肤病变在 SS 中最为常见，临床上皮肤病变可分为水肿期、硬化期和萎缩期。水肿期多为非凹陷性的水肿，触之坚韧；硬化期则皮肤不易捏起，呈蜡样；萎缩期浅表的真皮层出现变薄变脆，SS 的皮肤受累多从手发病，手指紧绷、汗毛稀疏、面部和颈部受累也较为常见，面部皱纹减轻甚至消失，可出现面具脸等表现。

作为系统性的自身免疫疾病，SS 临床表现多样，容易累及多系统出现病变，累及消化道可出现吞咽困难、吞咽痛，伴有食管的灼热感；SS 累及的肺部病变以肺间质纤维化和肺动脉血管病变为主要表现，严重的肺动脉高压是本病的死亡原因之一；肾脏的病变见于 15%～20% 的患者，部分患者出现急进性恶性高血压或急性肾衰竭，这种情况被称为硬皮病肾危象，是硬皮病死亡的主要原因。此外，SS 还可以累及心脏、神经、甲状腺等器官；SS 合并有口眼干症状，如伴有外分泌腺体的破坏，符合干燥综合征诊断标准，可诊断重叠综合征。

多关节痛和肌肉疼痛常为 SS 早期症状，60%～80% 的患者在患病过程中可伴有关节的疼痛，30%～65% 的患者是以关节的损害为首发表现的，SS 的关节炎症多样，可为局限性的单关节受累，也可以有多关节受累。关节炎多为对称性受累，双手掌指关节、指间关节和大关节受累常见，急性期和类风湿关节炎表现相似，关节的红肿热痛，滑膜有炎性细胞浸润。SS 也可以出现假关节炎的表现，主要为附近皮肤纤维化和硬化，导致皮肤和关节紧贴，进而影响肌腱、韧带导致关节活动受限，关节挛缩，特别是腕关节、踝关节、肘关节，可有肌肉的摩擦感，弓形指是具有诊断价值的特征性诊断。SS 也可以出现关节的钙质沉着，在关节旁和关节内，引发周围的关节炎，约 29% 可有侵蚀性关节病，部分 SS 病史较长的患者还会出现指端溶解。由于消化道受累影响肠道吸收，SS 患者常伴有骨质疏松症。

SS 常规实验室检查一般无特殊异常，血沉可轻度升高；SS 的免疫学检查较为特异，部分患者伴有免疫球蛋白、类风湿因子异常。有研究表明，通过间接免疫荧光检测抗核抗体，不同种族 SS 患者 ANA 阳性率为 85%～97.7%；ANA 阴性率为 2.3%～11%。抗核抗体的核型多为斑点型、核仁型和抗着丝点型。自身抗体检查是诊断 SS 的重要条件，主要有抗着丝点抗体、抗拓扑异构酶Ⅰ抗体；抗着丝点抗体阳性的患者往往多提示为局限性皮肤型 SS，多伴有 CREST 综合征的表现，肺动脉高压的阳性率显著增高。

抗拓扑异构酶 I 抗体阳性对弥漫皮肤型系统性硬化病的患者较为敏感。抗 SSA 抗体和（或）抗 SSB 抗体存在于 SS 与干燥综合征重叠的患者。

SS 的常用的诊断标准为 1980 年美国风湿病学会（ACR）提出的分类标准，该标准包括以下条件。

1. 主要条件　近端皮肤硬化：手指及掌指（跖趾）关节近端皮肤增厚、紧绷、肿胀。这种改变可累及整个肢体、面部、颈部和躯干（胸、腹部）。

2. 次要条件　①指端硬化上述皮肤改变仅限手指；②指尖凹陷性瘢痕或指垫消失：由于缺血导致指尖凹陷性瘢痕或指垫消失；③双肺基底部纤维化：在立位胸部 X 线片上，可见条状或结节状致密影。以双肺底为著，也可呈蜂窝状肺，但应除外原发性肺病所引起的这种改变。

具备主要条件或 2 条或 2 条以上次要条件者可诊为 SS。但是该诊断标准的阳性率和特异性都较低，且随着医疗水平的不断提高，CT 和 MR 等影像学检查及免疫学的检查，可以更早期的对 SS 进行诊断。2013 年 ACR 更新了 SS 的分类诊断标准，新标准对于 SS 的临床表现和免疫学的异常，进行了早期及精准分类，有研究表明，2013 年分类标准的敏感度达到 95%，特异性达到 91%，均明显高于 1980 年分类标准。评分大于 9 分即可诊断 SS。

SS 的早期治疗的目标在于阻止疾病的进展，晚期主要是改善现有的症状；SS 皮肤病变的早期、关节痛、肺间质纤维化等，糖皮质激素治疗有一定效果，剂量为 30～40mg/d，症状缓解后可逐渐减量至 5～10mg/d；随着病情的进展，SS 主要变为纤维化为主的病变，炎症表现不明显，大剂量的糖皮质激素不能延缓病情的进展，且有可能加速患者纤维化进程。免疫抑制药的治疗对皮肤、关节或肾脏病变可能有效，与糖皮质激素联用可以减少糖皮质激素用量和提高临床效果。甲氨蝶呤可以用于 SS 的皮肤的皮肤硬化有一定的效果，环磷酰胺对 SS 合并肺间质纤维化的有效。SS 相关的指端血管病变（雷诺现象和指端溃疡）：应戒烟，手足避冷保暖。常用的药物为二氢吡啶类钙离子拮抗药，可以减少 SS 相关的雷诺现象的发生和严重程度。

雷诺现象是 SS 最常见的首发症状，可早于患者系统性病变出现，部分典型的出现手指或者足趾末端出现苍白 - 潮红 - 青紫三色反应，常常因为情绪激动和受寒诱发，雷诺现象导致的局部营养性病变可导致出现肢端的坏死，末节的指骨可出现骨吸收、溶解等，严重者需要截肢（病例 35 图 3）。本患者以明显的雷诺现象起病，病例 35 图 1 可见显著的三色反应，逐渐出现四肢关节疼痛，双手掌指关节、近端指间关节受累最为明显；患者双手皮肤增厚，手背汗毛消失，皮色光亮。符合 SS 的临床表现。患者查抗核抗体定量高滴度阳性，抗着丝点抗体阳性，符合 SS 的免疫学检查。关节仍稍有肿痛，予美洛昔康片抗炎止痛消肿、白芍总苷调节免疫，查抗线粒体抗体 2 型阳性,复查自免肝抗体示抗线粒体抗体 ++,现肝功无明显异常,查彩超未见胆汁淤积情况。有研究表明,线粒体抗体对自身免疫性肝病的诊断有一定的意义,其特异性在90%～95%,抗线粒体抗体2型对于自身免疫性肝病的诊断更为特异,疾病倾向性高,真阳性率达98.5%,嘱患者定期复查肝功能、腹部彩超和免疫学检查,检测疾病变化。

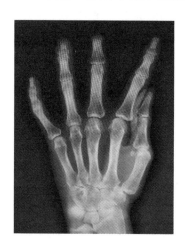

病例 35 图 3　肢端坏死,末节指骨骨吸收和溶解

参考文献

[1] 中华医学会风湿病学会. 系统性硬化病诊断及治疗指南. 中华风湿病学杂志,2011,15(4):256-259

[2] 陈娟,雷玲. 系统性硬化病流行病学研究进展. 中华风湿病学杂志,2019,23(4):276-279

[3] 施桂英,关节炎概要. 北京:中国医药科技出版社,2002:444-449

[4] 刘合会,邓丹琪. 系统性硬化症相关自身抗体的临床意义. 医学综述,2019,25(1):113-118

[5] 杨雪,邹和建.2013年系统性硬化症分类标准及应用.上海医药,2017,38(z1):9-11

[6] 崔星羽,梁从碧,陈慧芳,等.6804例抗线粒体抗体检测的临床分析. 实验与检验医学,2018,36(4):563-565

病例**36** 纤维肌痛综合征

一、一般资料

患者蔺某某，女性，55 岁。

主诉：畏寒 1 年，加重半年。

现病史：患者 1 年前无明显诱因出现畏寒，行针灸、推拿，以及中药治疗，症状改善不显。2019 年 4 月服用中药后汗出加重，畏寒加重，未系统规范诊疗，就诊于我院风湿病科门诊，考虑全身性骨关节炎，为求进一步诊疗收入我病区。入院症见：周身畏寒，双臂、双下肢、双髋关节冷痛；腰、双膝关节疼痛显，阴雨天关节症状加重，自汗盗汗明显，遇冷后自汗加重，稍有乏力。患者自发病以来，无头痛头晕，无胸闷憋气，无咳嗽咳痰，无皮疹，无口疮，无肌痛肌无力，无雷诺氏征，无脱发，胃脘时有痞满不舒，喜热饮，纳少，眠少，小便清长，大便干，日一次。近期体重无明显变化。

既往史：既往体健，否认高血压、糖尿病等慢性病史，否认结核、肝炎等感染病史，预防接种史不详，无过敏药物及食物，无手术史，无重大外伤史，无输血史。

个人史、婚育史、家族史：生于山东省，否认疫区、疫情、疫水接触史，否认吸毒史，否认冶游史，否认吸烟、饮酒史。适龄婚育，育有子女，母亲体健，父已去世，原因不详，无家族遗传病史。

二、体格检查

T：36.5℃，P：69 次 / 分，R：17 次 / 分，BP：132/93mmHg。中年女性，发育正常，营养良好，神志清楚，精神正常。语言正常，表情自如，自主体位，正常面容，安静状态，查体合作。皮肤、黏膜颜色正常，皮肤弹性良，无皮下结节，无皮下出血，无肝掌、蜘蛛痣，无皮疹，无水肿，无瘢痕，全身浅表淋巴结未触及肿大。头颅正常，无畸形，毛发分布均匀。眼睑正常，球结膜正常，巩膜无黄染，双侧瞳孔等大等圆，直径左：右约 3mm：3mm，对光反射正常。耳郭外观正常，外耳道无分泌物，乳突无压痛。鼻外观正常，鼻翼无煽动，鼻腔无分泌物。口唇红润，口腔黏膜正常，伸舌居中，咽部正常，咽反射正常，扁桃体无肥大，颈部抵抗无，气管居中，甲状腺未触及肿大，颈动脉搏动正常，颈静脉正常。胸廓对称，无畸形，无隆起，无塌陷，乳房无异常，肋间隙正常，无三四征，呼吸动度两侧对称，节律规则。触诊无胸膜摩擦感，语音震颤有，叩诊清音，听诊双肺呼吸音清，无干湿性啰音。心前区无隆起，心尖冲动正常，心浊音界正常，心率 69 次 / 分，律齐，各瓣膜听诊区杂音未闻及病理性杂音。腹部平坦，呼吸运动正常，无肠胃型蠕动波，无局部隆起，全腹柔软，无压痛、无反跳痛，未触及腹部包块，肝脾肋下未触及，腹部叩诊鼓音，双肾区无叩痛，移动性浊音阴性，肠鸣音正常。肛门、直肠检查未查，外生殖器未查。脊柱、四肢无畸形，活动自如，脊柱生理弯曲存在。双下肢无水肿。腹壁反射正常，膝腱反射正常，跟腱反射正常，巴宾斯基征阴性、脑膜刺激征无。

三、专科检查

双膝关节骨摩擦音（+）。

四、辅助检查

暂无。

五、初步诊断

1. 中医诊断　骨痹（肝肾亏虚、寒湿痹阻证）。
2. 西医诊断　①骨关节炎；②纤维肌痛综合征？

六、诊断依据

1. 中医辨病辨证依据　患者中年女性，周身关节疼痛，畏风寒，阴雨天症状加重，无明显关节红肿热痛，双膝关节弹响，综合脉证，四诊合参，该病当属祖国医学之"骨痹"范畴。患者为中老年女性，禀赋不足，后天失养，肝主筋，肾主骨生髓，腰为肾之府，肝肾亏虚，故周身畏寒，双膝、腰背疼痛明显，当属肝肾亏虚证，外感风寒湿邪，困闭肌腠，一身气化不利，当属寒湿痹阻证，患者舌淡红，苔白，脉沉，皆为佐证。

2. 西医诊断依据

（1）患者中年女性，畏寒 1 年，加重半年。周身关节畏寒，腰、双膝关节明显，双膝关节疼痛，阴雨天关节症状加重，自汗盗汗明显，遇冷后自汗加重，稍有乏力。

（2）查体：双膝关节骨摩擦音（+）。

（3）辅助检查：暂无有意义的辅助检查，进一步完善受累关节影像学检查。

根据 2018 年中华医学会骨科学分会发布的骨关节炎分类标准，患者年龄大于50 岁，有骨摩擦音，关节症状持续时间超过 1 个月，可诊断骨关节炎。

七、鉴别诊断

1. 慢性疲劳综合征（chronic fatigue syndrome，CFS）　和 FMS 往往有多项症状重叠，也可出现乏力、睡眠障碍、肌肉压痛等症状，但 CFS 还伴有主要持续或反复发作的慢性疲劳、记忆力减退、注意力不集中、淋巴结痛、体力差等表现。休息后症状不能明显缓解。甚至有研究者认为它们实质上可能是同一疾病的 2 种不同表现。

2. 风湿性多肌痛　多为急性起病，患者主要表现为颈肌、肩胛带肌、骨盆带肌的疼痛，晨僵明显，疼痛导致明显的活动受限，肌无力；实验室检查可见血沉和 C- 反应蛋白的显著升高，对糖皮质激素治疗敏感，临床较易鉴别。

3. 其他疾病　FMS 可继发于其他自身免疫疾病，如类风湿关节炎、系统性红斑狼疮、特发性肌炎等，但同时此类疾病也可累及肌肉系统，导致肌痛、乏力，情志变化；部分使用糖皮质激素的患者，可伴有情志的改变，出现睡眠障碍等，临床需要注意鉴别。

八、诊疗经过

入院后请临床心理科会诊，查汉密尔顿抑郁量表测评（HAMD）、汉密尔顿焦虑量表测评（HAMA），HAMD：26 分，HAMA：22 分（病例 36 表 1，病例 36 表 2）；会诊印象：抑郁焦虑状态；会诊意见：加用舍曲林 50mg　1 次 / 日，若无不适，可加用至 100 ～ 150mg　1 次 / 日。入院后完善相关检查：血沉 4.00mm/h；凝血四项：(-)；甲状腺功能：游离甲状腺素 22.86pmol/L；尿常规：潜血 1+；生化全套：球蛋白 24.00g/L，高密度脂蛋白 1.69mmol/L，低密度脂蛋白 2.26mmol/L，二氧化碳 21mmol/L；类风湿因子 24.05U/ml；肿瘤标志物：癌胚抗原 7.00ng/ml；ENA 谱无明显异常。乙肝五项：乙肝表面抗体＞ 1000.00mIU/ml；乙肝 e 抗体：0.34S/CO；乙肝核心抗体：11.58S/CO；类风湿因子：24.05U/ml；癌胚抗原：7.00ng/ml；心脏彩超：①左室舒张功能降低；②主动脉瓣、二尖瓣退行性病变；③肺动脉高压（轻度）；④心包积液（少量）。查右膝关节 MR：①右侧股骨骨软骨损伤；②右膝内侧半月板后角、外侧半月板后角 II 级信号；③右膝关节腔积液。

妇科＋甲状腺＋泌尿系＋腹部彩超：①甲状腺声像图未见明显异常；②餐后胆囊；③双肾输尿管膀胱声像图未见明显异常；④老年子宫；颈椎＋胸椎＋腰椎正侧位：双侧寰齿关节间隙欠对称，请结合临床。胸椎、腰椎骨质未见明显异常。双膝正侧位：双膝关节轻度退变；右股骨下端局部骨小梁欠规整，复查颈椎间盘 CT ＋寰枢椎 CT ＋肺部 CT：颈椎退行性改变；$C_{3/4}$、$C_{4/5}$、$C_{5/6}$、$C_{6/7}$ 椎间盘轻度突出；双侧甲状腺密度减低，请结合超声。寰枢椎 CT 平扫未见明显异常。右肺下叶肺大疱。患者实验室检查无明显异常，查周身肌肉广泛压痛，骨关节炎不能解释，结合临床心理科会诊结果，患者处于焦虑抑郁状态，睡眠障碍，且周身关节疼痛病史已足一年，根据 1990 年 ACR

发布的纤维肌痛综合征的分类诊断标准，复查患者病情，查 18 个压痛点有 13 处阳性，符合纤维肌痛诊断，修正诊断：①纤维肌痛综合征；②骨关节炎。治疗上予云克 20ml 1 次／日抗炎止痛，改善骨代谢；美洛昔康片 7.5mg 1 次／日，抗炎止痛；硫酸氨基葡萄糖胶囊 0.628g 3 次／日，改善软骨代谢；氟比洛芬凝胶贴膏 2 贴 1 次／日，抗炎止痛；舍曲林片 50mg 1 次／日，抗焦虑治疗；复方南星止痛膏 2 贴 1 次／日，祛风除湿止痛；骨龙胶囊 2g 3 次／日，温阳散寒。服用舍曲林 1 周后无明显不适，加用至 150mg 3 次／日，嘱患者适当有氧运动，云克治疗 10 天停用，症状改善后出院，出院后临床心理随诊。

病例 36 表 1   患者汉密尔顿抑郁量表测评

	因子分	因子均分
焦虑	7	1.4
担心体重过重	1	1
认知障碍	3	0.5
日夜变化	0	0
迟缓	6	1.5
睡眠障碍	4	1.33
绝望感	4	1.33

测试结论：总分 26 分。被测试者有中度的抑郁症状，有心情沮丧、睡眠质量较差、早上没有精神、头昏、健忘等症状，常伴有焦虑、担心体重过重、迟缓、睡眠障碍、绝望感等症状；抑郁对被试者的学习、生活和工作产生了负面影响。意见建议：中重度抑郁，往往是因为长期的情绪、情感和欲望的积聚，难以自我代谢，与其独自挣扎，及时向外界求助，也是一种自救，建议去心理、精神专科咨询就诊，寻求专业帮助。

病例 36 表 2   汉密尔顿焦虑量表测评

精神性焦虑因子	16
焦虑心境	3
害怕	1
认知功能	2
会谈时行为表现	2
紧张	3
失眠	3
抑郁心境	2
躯体性焦虑因子	6

续表

精神性焦虑因子	16
躯体性焦虑、肌肉系统	2
心血管系统症状	1
胃肠道症状	1
自主神经系统症状	0
躯体性焦虑、感觉系统	1
呼吸系统症状	1
生殖泌尿神经系统症状	0

测试结论：总分 22 分，肯定有明显焦虑。意见建议：对于明显焦虑，在日常生活中，可采用运动及娱乐活动等方式来及时排解不良情绪；多和好朋友谈心、交流，不要压力都一个人扛；多采用深呼吸、下垂双肩、放松肌肉等方法主动进行自我放松来缓解焦虑；还可以倾听让你感到放松的声音、观看你喜欢的画、想象能让你平静的场景来进行自我放松，有明显焦虑症状建议去心理、精神专科咨询就诊，寻求专业帮助。

九、最后诊断

1. 中医诊断　骨痹（肝肾亏虚、寒湿痹阻证）。
2. 西医诊断　①纤维肌痛综合征；②骨关节炎。

十、相关知识

纤维肌痛综合征（fibromyalgia syndrome, FMS）是一种以全身躯体广泛疼痛为主要表现的疾病，常伴有疲劳、睡眠障碍以及抑郁、焦虑等精神症状。FMS 女性多见，欧美国家，FMS 患病率达 2%～8%；在亚洲人群中，韩国和中国香港分别报道过，其患病率分别为 2% 和 6%。我国对纤维肌痛的诊断认识不足，有报道显示，我国本病的首诊误诊率高达 87%，需要引起内科和风湿病科医师的重视。

中枢神经系统对反应的刺激性增强可能是本病最主要的发病机制，中枢敏化后，肌纤维受到的较小的刺激，即可将疼痛的信号放大而导致疼痛，有时甚至无须刺激，敏感的中枢神经会自发的传递疼痛信号。神经胶质细胞的活化释放促炎因子，也是 FMS 发病的重要原因，这些致炎因子可以刺激脊髓的过度兴奋，从而导致慢性的疼痛；国内尚无对 FMS 遗传性相关的研究，目前普遍认为，FMS 是多基因的影响下的遗传病。细胞因子是 FMS 的发病中另一个重要因素，研究表明，致炎因子，如 TNA-α、IL-6 等的过度表达可以加速致痛因子的产生。临床发现，FMS 中受到的自身免疫性疾病并发的 FMS 患者数量众多，一般被称为继发性的 FMS，但 FMS 的发病率并未因此改变。

有研究发现，不同质量指数与 FMS 的疼痛程度、疲劳发生率、生活质量呈正相关，其中肥胖是 FMS 高发的一项独立危险因素。其他如内分泌、心理精神等因素皆有可能为 FMS 发病的病因之一。

纤维肌痛的核心症状为慢性广泛性的肌肉疼痛，起病隐匿，但对于压痛点的部位，患者反应较为明显，对按压常呈现痛苦表情、拒按、后退等防卫反应，以确定的 1 个解剖部位为：枕骨下肌肉附着点两侧、第 5 ～ 7 颈椎横突间隙前面的两侧、两侧斜方肌上缘中点、两侧肩胛棘上方近内侧缘的起始部、两侧第 2 肋骨与软骨交界处的外上缘、两侧肱骨外上髁远端 2cm 处、两侧臀部外上象限的臀肌前皱襞处、两侧大转子的后方、两侧膝脂肪垫关节褶皱线内侧。

90% 的患者伴有睡眠的障碍，有较为明显的疲倦感，精神刺激和环境的变化多可能导致关节症状的加重，休息不能缓解。部分患者有很明显情感障碍和抑郁状态，注意力难以集中，伴有偏头痛；许多患者临床还伴有晨僵感，长者可达 1 小时，适当活动后症状可减轻。其他症状还会出现头痛、头晕、腹痛、感觉异常、焦虑等。

相对于其他炎症性的关节炎，FMS 并无特征性的血清学检查，也无明显客观体征，原发的纤维肌痛综合征炎症指标也往往正常，老年 FMS 患者，除肌肉疼痛、神经性疼痛或抑郁症的躯体症状，常常伴有机械性的腰背疼痛；临床较为常用的诊断标准为 1990 年 ACR 发布的纤维肌痛综合征的分类诊断标准，患者满足持续 3 个月的全身疼痛，以拇指按压，压力大约为 4kg，18 个压痛点有 11 个存在压痛即可诊断，如果有继发于其他疾病，如强直性脊柱炎、类风湿关节炎等，则被称为继发性纤维肌痛综合征。2016 年，美国风湿病学会再次发布纤维肌痛综合征的修订诊断标准，将压痛点改为 5 个区域，19 个部位：左侧上肢（包括左颌、左肩、左上臂、左下臂）、右侧上肢（包括右颌、右肩、右上臂、右下臂）、左侧下肢（包括左髋、左大腿、左小腿）、右侧下肢（包括右髋、右大腿、右小腿）、轴向区域（包括颈部、上背部、下背部、腹部、胸部），患者疼痛部位的数量，即为弥漫疼痛指数（WPI）。患者睡眠、睡醒后的乏力感、认知障碍等 3 个症状，按照一周前的严重程度，进行评分，无：评 1 分；轻微、间断：评 1 分；中度、经常存在：评 2 分；重度、持续、影响生活：评 3 分。以上 3 种症状的评分，加上以下症状的评分（过去 6 个月中是否出现头痛、抑郁、下腹部疼痛或绞痛，每项 1 分），总共 12 分，即为症状严重程度评分（SSS）。根据 2016 年的诊断标准：① WPI ≥ 7 和 SSS ≥ 5 或者 WPI 在 4 ～ 6，SSS ≥ 9 分；②全身疼痛，5 个区域至少 4 个区域疼痛；③症状持续 3 个月以上；④ FMS 不影响其他疾病的诊断，不排除其他临床的重要疾病存在。满足以上 4 条，即可诊断 FMS。FMS 的严重程度评分为 WPI 和 SSS 的总分。

FMS 的治疗以提高患者的生活质量为目的，及时诊断，患者和医生共同决定治疗方案，并采取循序渐进的步骤。非药物治疗对 FMS 有着非常重要的作用，欧洲抗风湿病联盟（EULAR）于 2017 年更新了 FMS 的管理指南，强烈推荐锻炼作为治疗的首选，包括有氧锻炼与力量训练，针灸治疗作为辅助治疗，也可以有效的改善部分患者的躯体症状和疼痛。其他的辅助治疗还有认知行为治疗、温泉疗法、冥想运动、心身治疗等。温泉疗法又称水疗法，通过 3～5 小时的治疗，可改善疼痛，一般可维持 2 周左右；冥想运动包括太极、瑜伽、气功等，可改善睡眠和疲劳，部分疗效可以长期地维持；心身治疗主要为关注力引导的减压疗法，部分患者通过治疗后疼痛可立即改善。新的管理指南未对目前的任何药物进行强推荐，但对 6 种药物进行了弱推荐：包括抗抑郁药、抗惊厥药、弱阿片受体类药物、骨骼肌松弛药等，可以有效地缓解焦虑，改善睡眠和躯体疼痛。不推荐 FMS 的患者应用非甾体抗炎药缓解疼痛，因其治疗效果不明显，且对肝肾功和消化道黏膜有着较大的风险。

　　患者中年女性，躯体疼痛时间超过 3 个月，周身畏寒，汗出显，阴雨天关节症状加重。入院后查关节炎组合、血沉、ENA 谱、抗核抗体等检查无明显异常，查脊柱正侧位，仅颈椎存在退变，不能解释全身关节症状，结合患者症状和查体，全身肌肉广泛出现压痛；请心理科会诊存在焦虑抑郁状态，且睡眠较差，休息时关节症状难以缓解，诊断考虑纤维肌痛综合征。予舍曲林 50mg 1 次 / 日，服用 1 周后症状减轻，改为舍曲林 150mg 1 次 / 日，并嘱托每日固定行有氧运动 1 小时，关节症状改善明显，畏风汗出症状减轻。该患者骨关节炎诊断也较为明确，关节的退行性变，也可导致患者关节疼痛，活动受限，FMS 也可继发于骨关节炎，故嘱患者服用美洛昔康，缓解关节症状。

　　随着社会的发展，生活节奏的加快和生活压力的增大，以 FMS 为代表的一类身心疾病的发病也越来越广泛，也需要临床医师重视这一类的疾病，提高认识。此类患者的临床症状往往较为明显，但无实验室检查的支持，临床需要注意鉴别诊断，以免误诊漏诊。对于部分自身免疫疾病的患者，也需要注意其情绪状态，自身免疫疾病继发 FMS 在临床广泛存在，如果进行常规治疗症状缓解不明显，伴有焦虑抑郁、睡眠障碍、压痛点明显压痛的患者，可请临床心理科协助诊疗，进一步明确诊疗。1990 年 FMS 的临床指南较为局限，临床患者较难满足 11 个压痛点，但部分患者通过治疗，症状仍改善明显，2016 年的诊断标准以疼痛的区域代替了压痛点，结合患者症状评分进行诊断，弥补了此项缺点。结合病史和体格检查，患者双髋、双膝、双下臂、上臂疼痛，WPI ≥ 7 分、明显的抑郁、睡眠障碍、晨起关节不适、明显影响生活，且症状持续 3 个月，仍符合 FMS 的诊断标准。因此，如果出现 FMS 的核心症状，伴有睡眠障碍、焦虑抑郁、乏力等，免疫学检查无明显异常，需要高度怀疑 FMS，对患者病情进行评估，尽早治疗，缓解患者病情。

参考文献

[1] 中华医学会骨科学分会关节外科学组．骨关节炎诊疗指南（2018年版）．中华骨科杂志，2018，38（12）：705-715

[2] 中国医学会风湿病学分会．纤维肌痛综合征诊断及治疗指南．中华风湿病学杂志，2011，15（8）：559-561

[3] 张柔曼，姜泉．姜泉治疗纤维肌痛综合征的经验．中国中医骨伤科杂志，2019，27（10）：83-84，88

[4] 尉国师，周海核，唐力．原发性纤维肌痛综合征113例临床误诊分析．河北医学，2013，19（12）：1845-1846

[5] 叶小燕，谷欣，张燕青．不用体质量指数的纤维肌痛综合征妇女的关节疼痛、疲劳以及生活质量的分析．解放军医药杂志，2015，27（1）：93-96

[6] 焦娟．纤维肌痛综合征诊治进展．临床荟萃，2019，34（4）：293-298

[7] 焦娟，贾园，吴庆军，等．解读2017年欧洲抗风湿病联盟纤维肌痛治疗管理建议．中华风湿病学杂志，2018，22（1）：67-70

病例**37** 银屑病关节炎

一、一般资料

患者陈某，女性，42岁。

主诉：四肢鳞屑样皮疹3年，双手关节肿痛3个月。

现病史：患者3年前无明显诱因四肢出现鳞屑样皮疹，就诊于当地医院，诊断为银屑病，予外用中药，未系统规范治理。3个月前患者无诱因出现双手关节肿痛，服用中药治疗，症状改善不明显，现为求进一步明确关节疼痛原因，缓解关节症状，收入我科。患者入院症见：四肢关节肿痛，双手掌指关节、近端指间关节明显，双膝关节时有不适，晨僵感大于半小时，活动后减轻，阴雨天关节症状无明显加重，倦怠乏力，周身仍可见鳞屑样皮疹，脱屑瘙痒。患者自发病以来，无发热，无光敏感，无皮肤变硬，无口干眼干，无口腔溃疡及外阴溃疡，无肌痛肌无力，胃脘无不适，纳眠可，二便调。体重无明显变化。

既往史：无高血压病、糖尿病等慢性病史，否认其他传染病史，预防接种史不详，对复方新诺明过敏，剖宫产术后13年、双侧扁桃体切除术后20年，无重大外伤史，无输血史。子宫肌瘤病史8个月，左乳肿物病史8个月。

个人史、婚育史、家族史：生于山东省，否认疫区、疫情、疫水接触史，否认吸毒史，否认冶游史，否认吸烟、饮酒史。已婚，结婚年龄25岁，育有1子，家人体健。否认家族遗传病史。

二、体格检查

T：36.5℃，P：86次/分，R：20次/分，BP：114/81mmHg。中年女性，发育正常，营养良好，神志清楚，精神正常。语言正常，表情自如，自主体位，正常面容，安静状态，查体合作。黏膜颜色正常，皮肤弹性良，无皮下结节，无皮下出血，无肝掌、蜘蛛痣，四肢可见鳞屑样皮疹，有脱屑，无渗出，无水肿，无瘢痕，全身浅表淋巴结未触及肿大。头颅正常，无畸形，毛发分布均匀。眼睑正常，球结膜正常，巩膜无黄染，双侧瞳孔等大等圆，直径左：右约3mm：3mm，对光反射正常。耳郭外观正常，外耳道无分泌物，乳突无压痛。鼻外观无正常，鼻翼无煽动，鼻腔无分泌物。口唇红润，口腔黏膜正常，伸舌居中，咽部正常，咽反射正常，扁桃体无肥大，颈部抵抗无，气管居中，甲状腺未触及肿大，颈动脉搏动正常，颈静脉正常。胸廓对称，无畸形，无隆起，无塌陷，肋间隙正常，无三凹征，呼吸动度两侧对称，节律规则。触诊无胸膜摩擦感，语音震颤无，叩诊清音，听诊双肺呼吸音清，无干湿性啰音。心前区无隆起，心尖冲动正常，心浊音界正常，心率 86 次 / 分，律齐，各瓣膜听诊区杂音未闻及病理性杂音。腹部平坦，呼吸运动正常，无肠胃型蠕动波，无局部隆起，全腹柔软，无压痛、无反跳痛，未触及腹部包块，肝脾肋下未触及，腹部叩诊鼓音，双肾区无叩痛，移动性浊音阴性，肠鸣音正常。肛门、直肠及外生殖器未查，脊柱、四肢无畸形，活动自如，脊柱生理弯曲存在。双下肢水肿。腹壁反射正常，膝腱反射正常，跟腱反射正常，巴宾斯基征阴性、脑膜刺激征无。

三、专科检查

双手近端及远端指间关节肿，皮温略高，压痛，左手中指屈曲畸形，四肢可见广泛鳞屑样皮疹，有脱屑（病例 37 图 1）。

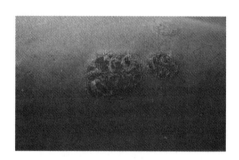

病例 37 图 1　四肢广泛鳞屑样皮疹，有脱屑

四、辅助检查

暂无。

五、初步诊断

1. 中医诊断　疕痹（湿热痹阻证）。
2. 西医诊断　银屑病关节炎待诊。

六、诊断依据

1. 中医辨证辨病依据　患者四肢关节肿痛，阴雨天加重，稍有畏寒，综合脉证，四诊合参，本病属于中医学"疕痹"范畴。四肢关节肿，皮温高，此为热毒从脏腑攻注于关节、肌腠，脏腑热毒发为皮肤，则可见白疕，攻注于关节，则可见关节的红肿

疼痛，辨证属"湿热痹阻证"。

2．西医诊断依据

（1）患者中年女性，鳞屑样皮疹 3 年，有脱屑，伴有瘙痒；四肢关节肿痛 3 个月，晨起僵硬，阴雨天关节症状加重。

（2）查体：双手近端及远端指间关节肿，皮温略高，压痛，左手中指屈曲畸形，四肢可见广泛鳞屑样皮疹，有脱屑。

（3）辅助检查：暂无。

进一步完善免疫学和影像学检查，明确诊断。

七、鉴别诊断

1．强直性脊柱炎　银屑病关节炎和强直性脊柱炎都属于血清阴性的脊柱关节病，部分可出现骶髂关节、外周关节的受累，与 HLA-B27 相关。但强直性脊柱炎的外周关节受累多表现为寡关节炎，以下肢的大关节最为多见，而且一定会伴有比较明显的骶髂关节改变。

2．类风湿关节炎　都可出现四肢关节的受累，出现关节的红肿热痛，伴有晨僵，伴有炎症指标的增高。但类风湿关节炎的病理是以滑膜炎为主的，为对称性的小关节肿痛，病程较久者可出现鹅颈样、纽扣花样的改变，且血清学常可发现和类风湿关节炎诊断相关的抗体。

3．反应性关节炎　发病也与 HLA-B27 相关，出现全身大小关节的肿痛，属于血清阴性脊柱关节病的一种。但反应性关节炎的全身症状明显，伴有发热、乏力，关节症状的起病往往伴有比较明显的前驱感染史，以泌尿系和肠道的感染最为常见。

八、诊疗经过

患者入院后关节症状明显，予对症治疗。加用美洛昔康片 15mg 1 次 / 日抗炎止痛，控制关节炎症；奥美拉唑镁肠溶片 20mg 1 次 / 日抑酸保胃；完善相关检查：大便常规、凝血机制、肝炎筛查、RPR、HIV、CCP 抗体、APS 抗体、糖化血红蛋白正常，尿常规：红细胞 759.44 个 / μl 偏高，潜血 3+。

血常规：血红蛋白 116g/L，血小板计数 336×10⁹/L；血沉 46.00mm/h；关节炎组合：抗 O：316.7U/ml，C- 反应蛋白、类风湿因子、抗 CCP 抗体无明显异常。甲状腺功能：促甲状腺激素 5.900μIU/ml，抗甲状腺球蛋白抗体 209.1U/ml，抗甲状腺过氧化物的抗体 288.7U/ml，凝血机制、抗 HIV 抗体、血浆反应素试验、肝炎筛查、抗 APS 抗体、糖化血红蛋白、无明显异常，肿瘤标志物、粪便常规、尿常规无明显异常。胸部 CT：右肺散在小结节，肺下叶可见玻璃样小结。双手正位可见近端指间关节间歇变窄（病例37图2）。

上级医师查房详查病情，患者四肢关节疼痛，活动受限，晨起僵硬，既往银屑病病史，查RF、抗CCP抗体无明显异常，银屑病关节炎诊断成立。患者四肢关节仍有肿痛，非甾体抗炎药与免疫抑制药联合治疗，给予甲氨蝶呤片10mg 1次/周，叶酸片10mg 1次/周（甲氨蝶呤服用后24小时后服用），减轻甲氨蝶呤的不良反应。摩风膏缓解银屑病皮疹。

继续完善免疫学检查，抗核抗体、APS抗体、ANCA无明显异常；甲状腺彩超示：甲状腺右叶多发结节样回声；腹部彩超：脂肪肝（轻度）；妇科彩超：子宫肌瘤。

根据实验室检查，补充诊断：脂肪肝、子宫肌瘤、甲状腺结节。入院1周后，查患者病情，关节肿痛减轻，双手掌指关节，近端指间关节不适缓解明显，继续予免疫抑制、抗炎止痛等治疗，嘱甲氨蝶呤加至12.5mg 1次/日。入院1天后复查炎症指标，血沉31mm/h，C-反应蛋白无明显异常，关节症状缓解，出院后嘱坚持系统规范治疗。

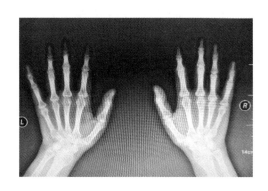

病例37图2　双手正位

九、最后诊断

1. 中医诊断　疟痹（湿热痹阻证）。
2. 西医诊断　①银屑病关节炎；②肺结节；③脂肪肝；④子宫肌瘤；⑤甲状腺结节。

十、相关知识

银屑病关节炎（psoriatic arthritis，PSA）是一种与银屑病相关的炎性关节病，具有银屑病皮疹并导致关节和周围软组织疼痛、肿、压痛、僵硬和运动障碍，部分患者可有骶髂关节炎和（或）脊柱炎。我国银屑病关节炎患病率约为1.23%；银屑病为一种慢性炎症性皮肤疾病，临床根据其不同的表现，多分为寻常型、脓疱型、关节病型与红皮病型4种类型。银屑病关节炎指的就是银屑病的关节病型，银屑病关节炎可发生于任何年龄，30～50岁为本病的高发年龄，根据调查并无明显的性别差异，但脊柱、骶髂关节受累的患者以男性较多。银屑病的患者 5%～7% 会出现关节的炎症。但皮疹和关节受累发作的顺序并不固定，约 75% PSA 患者皮疹出现在关节炎之前，同时出现者约 15%，皮疹出现在关节炎后者约 10%。

银屑病关节炎的发病机制尚未明确，目前认为可能与遗传、免疫、感染、药物、吸烟饮酒等因素有关，根据国内报道，有家族史的患者占总数的 10%～23.8%，约有 1/3 的患者说亲戚患有此病，提示本病发病与遗传相关，其中脊柱关节和骶髂关节受累者，还多与人类白细胞抗原（HLA-B27）有关。

PSA 的也多为隐匿性发病，30% 左右的患者呈急性起病。关节表现多样，可累及全身的大小关节，伴有关节的红肿热痛和晨僵、功能障碍，甚至出现关节变形导致关节的失用。根据不同的临床表现，PSA 多分为 5 类。5 种类型的 PSA 可以相互转化，甚至合并发生。①少关节或单关节关节炎型：大约 2/3 的患者，出现类似骨关节炎的表现，容易累及足跗和交织的指间关节，也常见有大关节的受累，一般呈不对称分布，部分受损的关节可出现腊肠指，主要是因为指端的腱鞘炎和滑膜炎导致，此种类型的 PSA 患者 30%～50% 表现为多关节的受累，临床与类风湿关节炎难以区别；②远端指间关节型：占 5%～10% 的患者，以远端的指间关节受累为最主要的表现，多伴有银屑病指甲的病变；③残毁性关节炎型：大约占 PSA 患者的 1/20，是 PSA 最严重的类型，受累的指骨、掌骨、跖骨可有骨溶解，指节可出现望远镜样的套叠以及短缩畸形，此种类型的患者多为青年，伴有发热、消瘦等比较明显的全身症状，可有较为广泛的皮肤病变，伴有骶髂关节炎；④多关节炎型：占总数的 15%，可以累及四肢的小关节、踝关节、膝关节、肘关节，部分可成对称性的分布，但关节受累的个数往往少于类风湿关节炎，关节畸形程度也较类风湿关节炎更低，部分患者类风湿关节炎阳性；⑤脊柱病变：以骶髂关节受累为最主要的表现。临床需要与强直性脊柱炎相鉴别，此类型关节炎患者占 PSA 总患者数的 20%～40%，部分患者可出现明显的韧带骨赘，韧带骨赘也可出现于无骶髂关节病变的患者，可累及脊柱的任何部位，导致脊柱关节的融合。

PSA 也伴有比较明显的系统受累：①皮肤：PSA 的皮肤病变可以先于关节症状，也可同时发病，也可后于关节表现，皮肤的银屑多发生于头皮和四肢的伸侧，特别注意一些隐藏部位的皮疹，如头发、肚脐、臀部等。皮损主要为丘疹和板块，形状不规则，伴有比较明显的鳞屑，去除鳞屑后可见皮肤下点状出些点，被称为 Auspitz 征，对银屑病有诊断意义。银屑病的家族史对诊断也有一定的意义；②指甲：4/5 的患者伴有指甲的病变，此为银屑病的特征性改变，顶针样的凹陷为最常见的指甲改变；③眼：7%～33% 的患者伴有眼部的病变，结膜炎最为常见，另外还可以有结膜炎、葡萄膜炎、虹膜炎和干燥性角膜炎等。其他少见的系统受累可见淀粉样变、肺纤维化、主动脉瓣关闭不全等。

PSA 无对诊断有特异性的实验室检查，在疾病活动时可见炎症指标，如血沉、C-反应蛋白增高，免疫球蛋白水平升高，类风湿因子和抗核抗体多呈阴性，约有 50% 的骶髂关节受累的患者可见 HLA-B27 阳性。影像学：骶髂关节受累多为不对称性的骶髂关节炎，也可以出现骶髂关节关节破坏、变窄、甚至融合，脊柱关节可有韧带骨赘形成。周围关节受累可见望远镜样畸形和铅笔帽样的畸形。

现在临床应用较多的诊断标准是有 Moll 和 Wright 的 PSA 分类标准，根据 2010 年发布的银屑病关节炎诊断及治疗指南，具体内容如下：①至少有 1 个关节炎并持续 3 个月以上；②至少有银屑病皮损和（或）1 个指（趾）甲上有 20 个以上顶针样凹陷的小坑或甲剥离；③血清 IgM 型 RF 阴性（滴度 < 1 : 80）。如果伴有银屑病或银屑病的指甲病变，合并有血清阴性的外周关节炎或脊柱关节炎，则多可诊断银屑病关节炎。

现代医学对于银屑病关节炎的治疗主要为非甾体类抗炎药、免疫抑制药、糖皮质激素、生物制剂等。①非甾体类抗炎药：能够抑制前列腺素的合成，对于关节炎症有较好的抗炎、镇痛作用，但对银屑病关节炎的皮肤表现并无效果，不能抑制关节炎症的进展；②甲氨蝶呤：为银屑病关节炎治疗中，最常用的免疫抑制药。实验表明，甲氨蝶呤可以通过抑制活化 T 细胞的核酸合成及角质形成细胞增生，实现其免疫抑制功能，可以抑制银屑病关节炎表皮的过度表达，对关节炎也有一定的抗炎镇痛的功效，可以抑制银屑病关节炎的进展，防止关节变形、强直，但甲氨蝶呤不良反应较大。临床研究发现，甲氨蝶呤的细胞毒性作用可能抑制晚生殖细胞使男性患者出现少精；还容易累及血液系统和消化系统，有骨髓抑制的风险，可以损伤肝肾功能；甲氨蝶呤一类慢作用的抗风湿药需要长期服用，也影响患者的生活质量；③对于难治性的银屑病关节炎，少量应用糖皮质激素有较好的效果，但是研究发现，停用糖皮质激素可能导致银屑病关节炎的皮肤表现反弹，诱发银屑病关节炎的复发，也发现部分患者使用激素后，对其他治疗的敏感度下降，且长期服用激素不良反应明显，因此临床上并不将糖皮质激素作为治疗银屑病关节炎的首选药物；④肿瘤坏死因子、白介素等：可以激动 T 细胞并促进大量促炎细胞因子，加重炎性反应，是银屑病关节炎免疫系统炎症致病的原因之一。生物制剂是新型的免疫治疗药物，可以靶向的作用于肿瘤坏死因子，白介素抑制免疫炎症的发生；其有效性和安全性都较传统的药物治疗高，对银屑病关节炎的皮疹和关节症状，都有较好的效果，但生物制剂现在价格昂贵，需长期使用，对患者的经济负担较重。

该患者入院后完善相关检查，类风湿因子、抗核抗体等免疫学检查无明显异常，查体未见明显的指甲病变，但皮疹表现明显，双手近端指间关节肿痛，诊断考虑银屑病关节炎较为明确，予甲氨蝶呤控制关节症状和皮肤病变。该患者入院时伴有明显的晨僵，双手的小关节对称性受累，难于类风湿关节炎相鉴别，治疗方案也类似，但需要注意，类风湿关节炎治疗中常用的抗疟药在银屑病关节炎患者中应避免应用，因为其有诱发银屑病的发病。

参考文献

[1] 中华医学会风湿病学分会．银屑病关节炎诊断及治疗指南．中华风湿病学杂志，2010，14（9）：631-633

[2] 于孟学．风湿科主治医生 1053 问．北京：中国协和医科大学出版社，2010：262-263

[3] 赵辨．中国临床皮肤病学．南京：江苏科学技术出版社，2009：1008-1011

[4] 戈旦，闵仲生，郭顺．银屑病关节炎的药物治疗现状．皮肤性病诊疗学杂志，2016，23（2）：136-138

[5] 陈张勇，栗芳．常用药物对男性生育力影响的研究进展．中国医院药学杂志，2018，（7）：785-791

[6] 孙青，谢瑶，赵卫红，等．大剂量甲氨蝶呤治疗毒副作用系统分析．中国当代儿科杂志，2017：19

[7] 王文惠．皮质类固醇激素治疗银屑病引起反跳现象 60 例临床分析．中国实用医刊，2000，（2）：33-33

[8] 马晓蕾，周城，蔡林，等．生物制剂治疗银屑病的研究进展．临床皮肤科杂志，2012，41（9）：577-579

病例 **38** 致密性骨炎

一、一般资料

患者何某某，女性，37 岁。

主诉：腰骶部僵痛 3 年。

现病史：患者 3 年前无明显诱因出现腰骶部疼痛，夜间疼痛加重，晨起腰背部僵硬，活动 30 分钟内可缓解，活动后症状减轻，未系统规范治疗。现腰骶部仍时有不适，为求进一步诊疗，就诊于我院风湿病门诊。患者现症见：下腰背疼痛，活动后减轻，休息不可缓解，阴雨天关节症状加重，时有畏风寒，乏力，晨起僵硬，活动半小时可减轻，余关节无明显不适。患者自发病以来，无头痛头晕，无胸闷憋气，无口眼干，无口腔溃疡，无光过敏，无关节红肿热痛，胃脘喜热畏凉，纳眠可，二便调。近期体重无明显变化。

既往史：既往腰椎间盘突出症病史 2 年，现未服药物。否认高血压、冠心病等慢性病史，否认肝炎、结核等传染病病史，否认药物及食物过敏史，否认重大外伤史、输血史。

个人史、婚育史、家族史：生于山东省，否认疫区、疫情、疫水接触史，否认吸毒史，否认冶游史，无吸烟饮酒史，月经正常，已婚，适龄结婚，育有子女，家人体健。否认重大家族遗传病史。

二、体格检查

T：36.4℃，P：81 次 / 分，R：16 次 / 分，BP：114/64mmHg。中年女性，发育正常，营养良好，神志清楚，精神正常。语言正常，表情自如，被动体位，慢性面容，安静状态，查体合作。无皮疹，皮肤弹性良，无皮下结节，无皮下出血，无肝掌、蜘蛛痣，无皮疹，无水肿，无瘢痕，全身浅表淋巴结未触及肿大。头颅正常，无畸形，毛发分布均匀。眼睑正常，球结膜正常，巩膜无黄染，双侧瞳孔等大等圆，直径左：右约 3mm ：3mm，对光反射正常。耳郭外观正常，外耳道无分泌物，乳突无压痛。鼻外观正常，鼻翼无煽动，鼻腔无分泌物。口唇红润，口腔黏膜正常，伸舌居中，咽部正常，咽反射正常，扁桃体无肥大，颈部抵抗无，气管居中，甲状腺未触及肿大，颈动脉搏动正常，颈静脉搏动异常。胸廓对称，无畸形，无隆起，无塌陷，乳房无异常，肋间隙正常，无三凹征，呼吸动度两侧对称，节律规则。触诊无胸膜摩擦感，语音震颤有，叩诊清音，听诊双肺呼吸音粗，无干湿性啰音。心前区无隆起，心尖冲动正常，心浊音界正常，心率81次／分，律齐，各瓣膜听诊区杂音未闻及病理性杂音。腹部平坦，呼吸运动正常，无局部隆起，全腹柔软，无压痛、无反跳痛，未触及腹部包块，肝脾肋下未触及，腹部叩诊鼓音，双肾区无叩痛，移动性浊音阴性，肠鸣音正常。直肠检查未查，外生殖器未查。腹壁反射正常，膝腱反射正常，足跟反射正常，巴宾斯基征阴性、脑膜刺激征无。

三、专科检查
双侧"4"字试验阳性，双侧骶髂关节无压痛，双腿直腿抬高试验可达60°，颈椎和胸廓活动无受限，Schober 试验阴性，指地距 0cm，胸颌距 0cm，枕墙距 0cm。

四、辅助检查
骶髂关节 CT 示：右侧髂骨面片状增高影，关节间隙呈细线状，清晰规整；影像诊断：致密性骨炎（病例 38 图 1）。

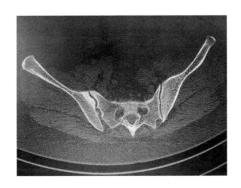

病例 38 图 1　骶髂关节 CT

五、初步诊断
1. 中医诊断　骨痹（肝肾亏虚证）。
2. 西医诊断　致密性骨炎。

六、诊断依据
1. 中医辨证辨病依据　患者腰骶部疼痛，畏寒怕冷，阴雨天关节症状加重，胃脘喜热畏凉，纳眠可，二便调。舌淡苔白，脉沉，综合脉证，四诊合参，本病属于中医学"痹证"范畴。患者时有腰痛、乏力、倦怠、畏寒，胃脘得温则舒，此为肝肾亏虚，阳气不布，筋脉气血阻痹于经络气血导致，辨证属肝肾亏虚证。

2. 西医诊断依据

（1）中年女性，腰骶部僵痛3年。伴有晨僵，活动后减轻，休息不可缓解。

（2）查体：双侧"4"字试验阳性，双侧骶髂关节无压痛，双腿直腿抬高试验可达60°，颈椎和胸廓活动无受限，Schober试验阴性，指地距0cm，胸颌距0cm，枕墙距0cm。

（3）辅助检查：骶髂关节CT示：右侧髂骨面片状增高影，关节间隙呈细线状。关节面硬化明显，关节间隙清晰，无明显破坏，诊断考虑致密性骨炎。可进一步完善HLA-B27等检查，明确诊断。

七、鉴别诊断

1. 腰椎间盘突出　机械性的腰痛，活动后症状加重，休息可缓解，影像学检查可见腰椎间盘的退变，椎间盘突出或膨出，不会累及骶髂关节。

2. 弥漫性特发性骨肥厚（DISH）综合征　也可出现下腰背的疼痛，僵硬感，但本病多发于中老年男性，其临床表现与AS的中轴关节受累类似，X线可有韧带钙化，常累及颈椎和低位胸椎，经常可见连接至少4节，但骶髂关节多无明显的受累。

3. 反应性关节炎　血清阴性脊柱关节病的一种，可发生于妇科，泌尿系或消化道感染后，出现骶髂关节受累，但反应性关节炎全身症状明显，多伴有比较明显的发热和关节肿痛，炎症指标增高，HLA-B27可为阳性，骶髂关节受累可出现关节的破坏。

八、诊疗经过

门诊进一步完善相关检查，查血常规、血沉、C-反应蛋白无明显异常；类风湿因子和抗CCP抗体正常，排除类风湿关节炎可能；查HLA-B27阴性，结合患者骶髂关节的CT结果，患者自发病至今3年，关节间隙良好，暂无破坏，炎症指标无明显异常暂时可排除其他血清阴性的脊柱关节病可能，询问患者有婚育史，无妇科、泌尿系疾病病史，致密性骨炎诊断成立。治疗于美洛昔康15mg 1次/日，抗压止痛；予氟比诺芬凝胶贴膏外敷腰背，改善关节症状。中药汤剂以温阳益气、散寒通脉为原则，予独活寄生汤。1周后门诊复诊，关节症状缓解明显，嘱患者门诊后继续治疗，规划合理用药。

九、最后诊断

1. 中医诊断　骨痹（肝肾亏虚证）。

2. 西医诊断　致密性骨炎。

十、相关知识

致密性骨炎为一种以骶髂关节骨质硬化为主的非特异性炎症疾病，影像学检查主要有高度致密的骨骼硬化表现。其中以髂骨的下 2/3 的硬化最为明显，20 ～ 40 岁的育龄期女性是本病的高发人群，临床表现主要以反复发作的腰痛为主。

本病的发病机制目前尚不明确，考虑与妊娠、感染、负重等因素相关，有研究认为，致密性骨炎为骨盆受力而导致的局部骨质增厚增多，表现为骨质的硬化和改变。也有研究表明，90％以上的致密性骨炎患者，发病于妊娠后期和分娩后，提示与女性婚育史高度相关的特点。致密性骨炎的病理学原因主要考虑上述因素导致局部的血运异常，关节局部的渗出、充血和水肿，进而使得关节的局部出现增生和变形，骶髂关节的胶原纤维出现致密化和硬化。

致密性骨炎 4/5 的患者为单侧发病，致密性骨炎的疼痛多发病隐匿，以钝痛为主，活动或者负重后关节症状加重，休息后关节症状往往减轻，骶髂关节可有压痛，疼痛感可以向下放射至双侧的臀部和大腿，疼痛较剧烈的患者，甚至会因咳嗽牵拉疼痛。常见的体征可有"4"字试验阳性，骨盆分离和肌挤压试验阳性。部分患者还有较为明显的晨僵感，一般晨僵持续时间小于 30 分钟，活动后即可缓解，以下肢关节最为常见。致密性骨炎的患者，实验室检查多无明显异常，炎症指标多不升高，免疫学检查也无特异性检查。影像学检查以 X 线片和 CT 为主，对致密性骨炎具有诊断意义，影像学检查示致密性骨炎的硬化密度比较平均，双侧病变可对称、可不对称，可双侧硬化程度不一致，髂骨侧与骶骨侧硬化区均可表现为近似三角形，髂骨侧硬化区三角形尖向上，内缘为骶髂关节面，外缘、前缘、后缘与正常髂骨分界清楚（吸收期可变模糊），可规整光滑；可不规整，底边为小骨盆缘，硬化区也可表现为近似平行四边形、纺锤形、月牙形，硬化区周围无明显骨质疏松表现。

本病为一种良性的自限性疾病，多可以在一段时间内自愈。治疗应注意健康宣教，减少负重活动，避免感染，疾病疼痛症状明显时可考虑加用非甾体抗炎药缓解症状。中医中药对于致密性骨炎的患者有着较好的效果，致密性骨炎的症状以腰部的疼痛为主，活动后加重，休息后症状多可以减轻，本病应属于中医学"腰痛""痹症"的范畴，其主要病机为先天不足，肝肾亏虚，不能荣养筋脉气血，外感风寒湿邪，阻痹经络气血，导致不通则痛；筋骨失于濡养，不荣则通。中医外治对致密性骨炎有较好的疗效，有报道称，针灸、推拿、中药涂擦配合热敷，都可以致密性骨炎的腰背部不适。针刀治疗是将中医传统的针法与手术疗法的刀相融合而实现的一种中医外治防范，主要的机制是改善局部循环和关节的粘连，从而达到中医上活血行气、止痛祛瘀的目的，改善患者局部关节疼痛和症状。

致密性骨炎发病隐匿，以下腰背的疼痛为主，临床极容易与强直性脊柱炎相混淆，但是其在发病、临床表现、治疗、预后等方面有着显著的差异。①发病：强直性脊柱炎男性多见，男女比为（2～3）：1。致密性骨炎大部分患者皆为女性，女性占总数的95%左右，强直性脊柱炎具有明显的家族聚集性，其发病与易感基因 HLA-B27 密切相关，感染也可诱发其发病；②临床表现：致密性骨炎的疼痛，休息后多可缓解，强直性脊柱炎的腰痛表现为明显的炎性腰背痛，交替性的臀部疼痛，休息难以缓解，活动后症状减轻；③检查：骶髂关节 CT 是鉴别强直性脊柱炎和致密性骨炎的重要手段。强直性脊柱炎：在骶髂关节 CT 上可见关节软骨下骨缘模糊，骨质糜烂，关节间隙模糊，骨密度增高及关节融合，病程较长的患者，可出现脊柱韧带的钙化，脊柱关节表现为竹节样变，功能受限；致密性骨炎：则主要为髂骨沿骶髂关节之中下 2/3 部位有明显的骨硬化区，呈三角形者尖端向上，密度均匀，不侵犯骶髂关节面，无关节狭窄或糜烂，界限清楚，骶骨侧骨质及关节间隙正常；④治疗：强直性脊柱炎一旦确诊需要积极地进行免疫抑制治疗，挽救关节的功能，避免疾病的进展，选用非甾体抗炎药、生物制剂、传统的免疫抑制药和反应停等；致密性骨炎多有自限性，关节疼痛明显时，可加用非甾体抗炎药，配合传统的中医治疗，改善症状。

本患者入院时以下腰背不适为主，中年女性，强直性脊柱炎不能排除，查免疫指标明确诊断，未见明显异常；查骶髂关节 CT 示双侧髂骨面硬化，且 HLA-B27 阴性。患者既往有孕产史，诊断考虑"致密性骨炎"，加用非甾体抗炎药，配合中药治理，症状减轻，继观病情变化。

参考文献

[1] 陈润祺，王志宏，李义凯，等 . 2098 例致密性髂骨炎 X 线特征分析 . 实用放射学杂志，2014，30（2）：341-342，357

[2] 赵国政，唐丽 . 小针刀联合超短波治疗髂骨致密性骨炎患者临床疗效、复发及生活质量观察 . 中国中医基础医学杂志，2018，24（8）：1119-1121

[3] 中国医学会风湿病学分会 . 强直性脊柱炎诊断及治疗指南 . 中华风湿病学杂志，2010，14（8）：557-559

病例 **39** 副肿瘤综合征

一、一般资料

患者王某某，男性，66 岁。

主诉：多关节对称性肿痛 3 年，双膝关节加重半月。

现病史：患者 3 年前无明显诱因出现双肘关节、双手近端指间关节、双中指掌指关节、双腕关节、双踝、双足跖趾关节肿痛，晨起僵硬，活动后好转，晨僵大于 2 小时，就诊于当地医院诊断为类风湿关节炎，予泼尼松、来氟米特片等治疗，症状有好转。患者半月前因惧怕药物不良反应自行停药，出现双膝关节肿痛加重。遂来我院风湿科门诊就诊，为系统诊治收入住院。患者入院症见：全身多关节肿痛，双腕、双膝关节疼痛肿痛，活动不利，双肘、双肩关节疼痛，晨僵难以缓解，倦怠乏力，稍畏风寒，时有口干，患者自发病以来，无头痛头晕，无胸闷憋气，无眼干，无咀嚼困难等，无脱发、光过敏、无腮腺肿痛，无口腔及外阴溃疡、无雷诺现象，纳眠可，二便调。近期体重无明显变化。

既往史：既往体健，无糖尿病，无高血压，无冠心病，无结核病史，无肝炎病史，无其他传染病史，预防接种史不详，无过敏药物及食物，无手术史，无重大外伤史，无输血史。

个人史、婚育史、家族史：生于山东省，否认疫区、疫情、疫水接触史，否认吸毒史，否认冶游史，否认吸烟、饮酒史。已婚，结婚年龄适龄，育有 1 子，家人体健。否认遗传家族病史，父母已故，死因不详。

二、体格检查

T：36.2℃，P：88 次 / 分，R：20 次 / 分，BP：90/63mmHg。老年男性，发育正常，营养良好，神志清楚，精神正常。语言正常，表情自如，自主体位，慢性面容，面色晦暗，安静状态，查体合作。皮肤、黏膜颜色正常，皮肤弹性良，无皮下结节，无皮下出血，无肝掌、蜘蛛痣，无皮疹，无水肿，无瘢痕，全身浅表淋巴结未触及肿大。头颅正常，无畸形，毛发分布均匀。眼睑正常，球结膜正常，巩膜无黄染，双侧瞳孔等大等圆，直径左：右约 3mm：3mm，对光反射正常。耳郭外观正常，外耳道无分泌物，乳突无压痛。鼻外观正常，鼻翼无煽动，鼻腔无分泌物。口唇红润，口腔黏膜正常，伸舌居中，咽部正常，咽反射正常，扁桃体无肥大，颈部抵抗无，气管居中，甲状腺未触及肿大，颈动脉搏动正常，颈静脉正常。胸廓对称，无畸形，无隆起，无塌陷，乳房无异常，肋间隙正常，无三凹征，呼吸动度两侧对称，节律规则。触诊无胸膜摩擦感，语音震颤有，叩诊清音，听诊双肺呼吸音清，无干湿性啰音。心前区无隆起，心尖冲动正常，心浊音界正常，心率88次/分，律齐，各瓣膜听诊区杂音未闻及病理性杂音。腹部平坦，呼吸运动正常，无肠胃型蠕动波，无局部隆起，全腹柔软，无压痛、无反跳痛，未触及腹部包块，肝脾肋下未触及，腹部叩诊鼓音，双肾区无叩痛，移动性浊音阴性，肠鸣音正常。肛门、直肠检查未查，外生殖器未查。脊柱生理弯曲存在。双下肢无水肿。腹壁反射正常，膝腱反射正常，跟腱反射正常，巴宾斯基征阴性、脑膜刺激征无。

三、专科检查

双肩关节压痛+；双肘关节肿-，压痛+，屈伸困难；双手近端指间关节压痛+；双腕关节肿+，压痛+；双膝关节肿+，压痛+，起蹲受限，浮髌试验阳性；双踝关节压痛，双跖趾关节压痛+；颈、腰椎棘突压痛+；双直腿抬高试验+（病例39图1，病例39图2）。

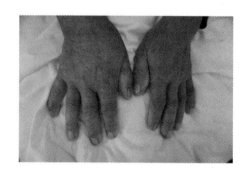 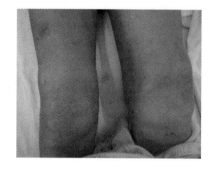

病例39图1　双手近端指间关节，双腕关节肿　　　　病例39图2　双膝关节肿

四、辅助检查

暂无。

五、初步诊断

1. 中医诊断　痹症（风湿痹阻证、瘀血阻络证）。
2. 西医诊断　①类风湿关节炎待诊；②全身性骨关节炎。

六、诊断依据

1. 中医辨证辨病依据　患者多关节肿痛，双膝关节肿大，畸形，活动不利，皮温略高，局部皮肤暗红，口干，二便调，舌暗红苔薄白微黄，舌底脉络迂曲，脉滑。

综合脉证，四诊合参，本病属于中医学"痹症"范畴，辨证为"风湿痹阻　瘀血阻络证"。患者久居潮湿之地，外感风寒湿邪，侵袭机体，痹阻经络关节肌肉，气血运行不畅，瘀阻关节肌肉，则出现关节肿胀，不通则痛、活动受限；久病入络脉，舌脉具为佐证。

2. 西医诊断依据

（1）全身大小关节呈对称性肿痛 3 年，双手掌指关节，指间关节，腕关节，跖趾关节，踝关节肿痛。晨僵大于 2 小时。

（2）查体：双手近侧指间关节、双中指掌指关节、双腕关节、双踝、双足跖趾关节、双膝关节肿，伴有压痛，皮温高。

（3）辅助检查：暂无。

根据 2010 年 ACR/Eular 关于类风湿关节炎的分类诊断标准，患者关节受累以小关节为主，对称性受累，符合类风湿关节炎的临床表现，大于 10 个关节受累，可评 5 分，滑膜炎症状持续时间大于 6 周，可评 1 分，总分等于 6 分，但该诊断需要排除肿瘤、感染和其他自身免疫疾病相关的关节受累。

七、鉴别诊断

1. 类风湿关节炎　部分副肿瘤性风湿病的临床表现与类风湿关节炎相类似，患者表现为多关节的肿痛，炎症指标增高，伴有晨僵；但血清学检查往往正常，无类风湿因子，抗 CCP 抗体阳性。

2. 风湿性多肌痛　也可出现全身疼痛，有滑膜炎的表现，伴有明显的晨僵，血清学无特异性检查。风湿性多肌痛以肌肉受累为主，表现为肩胛带肌、骨盆带肌肌痛，进而出现肢体功能失用，对小剂量激素治疗效果明显。

八、诊疗经过

患者入院时关节肿痛，入院后予对症治疗。予美洛昔康 15mg　1 次 / 日，抗炎止痛；硫酸氨基葡萄糖胶囊 0.628g　3 次 / 日，改善软骨代谢；云克　20ml　1 次 / 日，改善骨代谢、抗炎。入院后完善相关检查：血常规：红细胞计数 $3.11×10^{12}$/L，血红蛋白 108g/L；血沉 74.00mm/h；降钙素原 0.075ng/ml；肝炎筛查：乙肝表面抗体 129.00mIU/ml，凝血机制：纤维蛋白原 5.18g/L，D- 二聚体测定 2.66mg/L；糖化血红蛋白 5.80%；尿常规：红细胞 17.48 个 / μl；肝炎筛查：乙肝核心抗体 7.89S/CO 阳性，生化：总蛋白 52.00g/L，球蛋白 17.00g/L，谷氨酰转肽酶 90U/L，乳酸脱氢酶 520U/L，羟丁酸脱氢酶 388U/L，高密度脂蛋白 1.05mmol/L，低密度脂蛋白 2.23mmol/L；氯 97mmol/L；亮氨酸氨基转肽酶 77.1U/L；C- 反应蛋白 54.88mg/L；抗核抗体核型核颗粒型（1：100）阳性（+）；抗环瓜氨酸肽抗体、类风湿因子、ENA 谱、ANCA、免疫球蛋白、补体等检查无明显异常。肿瘤标志物：癌胚抗原 48.58ng/ml。影像学检查：肺部 CT：双肺结节灶，建议随访；左肺上叶钙化灶；心脏增大；双侧胸膜增厚；肝脏右叶密度不均，结肠肝区肠壁可疑增厚。双肘关节正侧位：双肘关节退行性改变，请结合临床，必要时 CT 进一步检查。甲状腺＋腹部＋泌尿系＋颌下腺＋腮腺彩超：①甲状腺左叶低回声——性质？腺瘤？②右侧腮腺内低回声——淋巴结？③双侧颌下腺未见明显异常；④右肝中高回声——性质？请进一步检查；⑤胆囊偏小、壁增厚——餐后胆囊？⑥前列腺增生并钙化。心脏彩超：①左室壁增厚；②左室舒张功能降低；③主动脉瓣、二尖瓣退行性病变。双膝关节 MRI：嵌骨及胫骨骨软骨损伤；外侧半月板撕裂，内侧半月板前后角 2 级信号；膝关节腔及腘肌滑囊积液；滑膜增厚；滑膜皱襞；软组织水肿，请结合临床及实验室检查。

上级医生详查病情，患者查 CT 示肝脏右叶密度不均，彩超示肝脏中高回声，性质不明，患者查免疫学检查未见类风湿关节炎相关抗体阳性，肿瘤标志物升高，需要警惕副肿瘤综合征导致的风湿症状，嘱进一步完善诊疗，复查全腹 CT，患者双膝关节 MRI 示滑膜炎症，暂时予抗炎止痛等对症治疗。

复查全腹 CT：肝右叶稍低密度灶，建议增强检查；横结肠管壁增厚，周围淋巴结增大，建议进一步检查；左肾结石。请消化内科和肿瘤科会诊，皆建议行电子结肠镜和增强 CT 进一步明确诊断，肿瘤科医师嘱，必要时可行肝脏穿刺。

查增强 CT 示：肝脏 CT：结肠壁厚，周围淋巴结显示，提示占位，请结合临床其他检查；肝脏多发占位，转移首先考虑；双肾囊肿（病例 39 图 3）。电子肠镜示：结肠占位，结肠多发息肉。上级医生复查患者病情，考虑患者肝脏病变为肠转移可能性大，患者关节症状稍有缓解，欲于外院行手术治疗，自动出院。

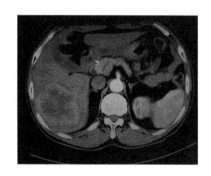

病例 39 图 3　肝脏 CT

九、最后诊断

1. 中医诊断　痹症（风湿痹阻证、瘀血阻络证）。

2. 西医诊断　①癌性多关节炎；②全身性骨关节炎；③结肠恶性肿瘤；④肝脏

继发恶行肿瘤。

十、相关知识

副肿瘤综合征（paraneoplastic syndromes，PNS）是在肿瘤并未转移的情况下，由于肿瘤的因素，累及其他系统的病变一类疾病。副肿瘤综合征的表现多样，以神经、内分泌受累最为常见，也有部分患者的病变以肌肉骨骼的表现为主，出现风湿病类似的症状，称为副肿瘤性风湿病。有调查研究发现，约有10%的肿瘤患者可出现副肿瘤综合征，其中2.65%的肿瘤患者可出现副肿瘤性风湿病，副肿瘤综合征可于肿瘤发病之前或发病之后，也可以同时发病，临床并无特异性。

肿瘤影响关节的方式多样，首先，自身免疫疾病和肿瘤的关系密切，比如干燥综合征患者的淋巴瘤发病率高出正常人的15～20倍，特发性肌病、风湿性多肌痛等患者肿瘤的发病率较正常人也显著升高。肿瘤和免疫疾病的发病有相似的机制，也可以合并出现，如类风湿关节炎合并肿瘤的概率为1%。肿瘤可直接侵袭肌肉骨骼，导致出现关节肌肉症状，部分抗肿瘤药物可诱发肿瘤患者出现风湿症状；也可以因为肿瘤导致的内分泌紊乱，分泌激素、肽、抗体、淋巴细胞及细胞因子等，导致机体免疫功能的紊乱，诱发副肿瘤综合征。

副肿瘤性风湿病的表现多样，常见的类型包括副肿瘤性多关节炎、掌筋膜炎及关节炎、肿瘤相关肌炎、肥大性骨关节病、肿瘤性骨软化症等。不同的临床表现在诊断和治疗上也有较明显的差异，①副肿瘤性多关节炎（paraneoplastic polyarthritis，PP）：多见于老年患者，发病较快，PP发病与肿瘤相关，但无肿瘤直接侵蚀，实验室和影像学检查和组织活检无特异性，主要表现为血清阴性不对称关节炎，也可有类似类风湿关节炎或游走性关节炎的表现。多为双下肢的大关节受累，较少侵犯小关节，同时往往伴有炎症水平的显著增高。有研究发现，部分PP患者可出现类风湿因子和抗CCP抗体增高，考虑可能与瓜氨酸化蛋白这类肿瘤抗原诱导的免疫反应相关。对激素免疫制剂等治疗不敏感；②掌筋膜炎及关节炎（palmar fasciitis and polyarthritis syndrome，PFPAS）：多见手关节对称性的急性炎症，也可见于腕、肘、踝等关节。类似于系统性硬化病，除了滑膜炎的表现，关节活动首先还由于关节肌腱的纤维化，牵拉关节，导致关节拘挛，但是不伴有系统性硬化的系统性病变，PFPAS的滑膜炎往往随着肿瘤治疗而缓解，但是肌腱和筋膜的纤维化不可逆；肥厚性骨关节炎：典型表现为胫骨及股骨疼痛，多见于肺癌；③血清阴性对称性滑膜炎伴凹陷性水肿（remitting seronegative symmetrical synovitis with pitting edema，RS3PE）：发病机制暂不明，主要表现为手足对称性滑膜炎，伴有足背、手背的凹陷性水肿，起病较快，炎症指标显著增高，有人认为RS3PE是副肿瘤综合征的一部分。该病老年人多见，男性多于女性，特发性的 RS3PE 对糖皮质激素非常敏感，小量应用即可起效，如对激素效果不明显者，需考虑合并肿瘤可能。

副肿瘤性关节病往往提示肿瘤的复发和转移，其病程大多也与肿瘤的发病平行，随着肿瘤治疗，患者的风湿症状大多也可以得到缓解。对于已经确诊的副肿瘤综合征患者，以治疗原发病为主，肿瘤切除和放化疗后，激素和免疫抑制药可以停用。

本患者属于副肿瘤性多关节炎，发病时以四肢大小关节受累为主，免疫抑制和抗感染治疗有效，但关节症状难以完全缓解，对于关节炎的患者来说，如果常规的抗风湿治疗效果不明显，且血清学检查无明显异常，须警惕副肿瘤性风湿病可能。入院完善相关检查，肿瘤标志物增高，影像学可见横结肠和肝脏可疑占位，高度怀疑肿瘤导致的关节炎症，行增强 CT 和结肠镜检查进一步确认诊断。此类患者经过抗肿瘤治疗，关节症状往往可以缓解，嘱停用免疫抑制药，于外院行进一步治疗。

参考文献

[1] 刘英 . 副肿瘤性风湿病的研究进展 . 中华风湿病学杂志，2019，23（5）：352-356

[2] 谷俊杰，张冰清，张昀，等 . 副肿瘤相关性风湿综合征 . 中华临床免疫和变态反应杂志，2016，10（1）：57-62

[3] 李宏超，颜淑敏，满斯亮，等 . 以骨关节受累为突出表现的副肿瘤综合征 20 例临床分析 . 中华风湿病学杂志，2019，23（3）：188-192

彩色插图

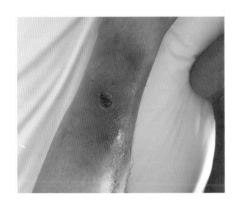

病例 20 图 1　下肢胫前可见红斑

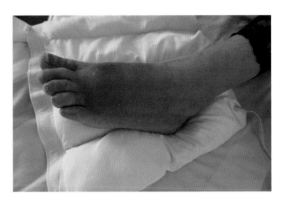

病例 22 图 1　左足检查

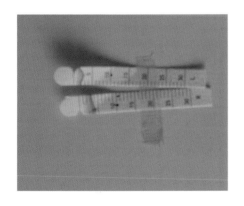

病例 26 图 2　泪液分泌实验阳性

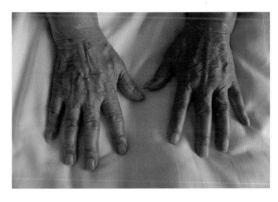

病例 27 图 1　双手远端指间关节、近端指间关节肿痛

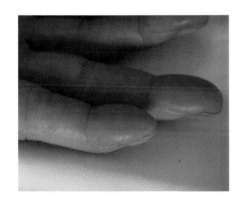

病例 30 图 3　技工手

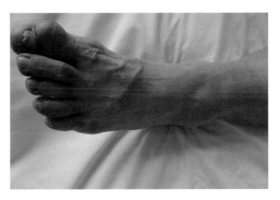

病例 33 图 1　左足跖趾关节可见结节

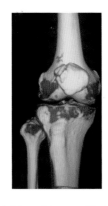

病例 33 图 4　双能 CT

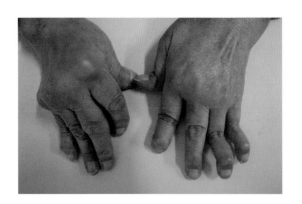

病例 34 图 1　手部改变

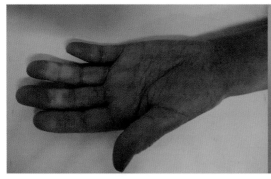
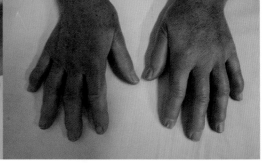

病例 35 图 1　双手雷诺现象，皮肤呈蜡样光泽

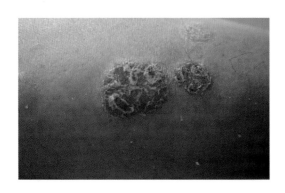

病例 37 图 1　四肢广泛鳞屑样皮疹，有脱屑

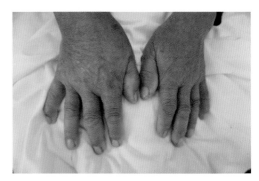

病例 39 图 1　双手近端指间关节，双腕关节肿

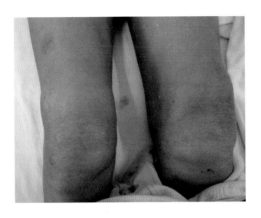

病例 39 图 2　双膝关节肿